Crosslink 理学療法学テキスト

神経障害理学療法学 I

脳血管障害，頭部外傷，脊髄損傷

Neuropathy

編集 **鈴木俊明**
関西医療大学大学院 保健医療学研究科 研究科長／教授

中山恭秀
東京慈恵会医科大学 医学部医学科 リハビリテーション医学講座
准教授／技師長

MEDICAL VIEW

**Crosslink Textbook : Physical Therapy for Neuropathy part I
－Stroke, Brain injury and Spinal cord injury**
(ISBN 978-4-7583-2002-3 C3347)

Editors: Toshiaki Suzuki
　　　　Yasuhide Nakayama

2019. 2.10　1st　ed

©MEDICAL VIEW, 2019
Printed and Bound in Japan

Medical View Co., Ltd.
2-30 Ichigayahonmuracho, Shinjyukuku, Tokyo, 162-0845, Japan
E-mail　ed@medicalview.co.jp

編集の序

 このたび，メジカルビュー社より『Crosslink理学療法学テキスト 神経障害理学療法学 Ⅰ 脳血管障害，頭部外傷，脊髄損傷』を発刊することとなりました。これまでご協力いただきました執筆者の先生方，また，メジカルビュー社編集部 榊原優子氏には編集に関わる多くのご協力をいただき感謝しております。

 脳血管障害，頭部外傷，脊髄損傷の理学療法を行う場合に，疾患の理解，理学療法評価，そして理学療法を関連して実施できているでしょうか？ 疾患の特徴だけを理解して理学療法評価を詳細にせず理学療法を行っている理学療法士，反対に疾患の理解をせずに理学療法評価と理学療法を行っている方々など，現在の理学療法士は多くの問題を抱えていると感じます。

 そこで本書は，脳血管障害，頭部外傷，脊髄損傷という理学療法士が多く経験する疾患の病態，障害の理解，医学的評価と治療，理学療法評価，理学療法に関してまとめております。そのため，執筆者には第一線で活躍されている医師，理学療法士だけでなく，理学療法士として病院，施設で真剣に理学療法を実践している方々にもご協力いただきました。今回の編集を担当した我々が執筆依頼をさせていただいたところ，執筆者全員に快くご理解いただけました。ありがとうございました。

 本書の特徴は，理学療法士を目指している養成校の学生さん，若手の理学療法士が理解できるように，できるだけ図表を用いること，難しい用語には解説をお願いしました。また，基本的な理学療法は臨床場面が想像できるように具体的に解説いただき，最新の理学療法に関してはトピックスとしてまとめていただきました。本書はあくまでも養成校の学生，若手の理学療法士の方々に理解いただけるための書籍を目標にして作成してきましたが，理学療法士になって30年以上になる私が編集しながら読んでも大変勉強になる書籍でした。そのため，多くの年代の理学療法士に有益な書籍になったと自負しております。

 本書が理学療法を行っている多くの患者さんの回復の手助けになれることを祈願しております。

2018年12月

鈴木俊明

中山恭秀

執筆者一覧

編集

鈴木俊明	関西医療大学大学院 保健医療学研究科 研究科長／教授
中山恭秀	東京慈恵会医科大学 医学部医学科 リハビリテーション医学講座 准教授／技師長

執筆者（掲載順）

長谷公隆	関西医科大学 リハビリテーション医学講座 教授
高橋秀寿	埼玉医科大学国際医療センター 運動呼吸器リハビリテーション科 教授
嘉戸直樹	神戸リハビリテーション福祉専門学校 副校長
鈴木俊明	関西医療大学大学院 保健医療学研究科 研究科長／教授
岩月宏泰	青森県立保健大学 健康科学部 理学療法学科 教授
野村　真	日本医科大学 千葉北総病院 リハビリテーション科
松原広幸	医療法人 研医会グループ本部
福本悠樹	関西医療大学 保健医療学部 理学療法学科
文野住文	関西医療大学 保健医療学部 理学療法学科 講師
東藤真理奈	関西医療大学 保健医療学部 理学療法学科
木村文佳	青森県立保健大学 健康科学部 理学療法学科
前田剛伸	神戸リハビリテーション福祉専門学校 理学療法学科
米田浩久	関西医療大学 保健医療学部 理学療法学科 教授
後藤　淳	スミレ会グループ リハビリテーション法人本部 教育部長
松尾英明	福井大学医学部附属病院 リハビリテーション部
内山圭太	金沢赤十字病院 リハビリテーション科部
宮田伸吾	金沢赤十字病院 リハビリテーション科部
淺井　仁	金沢大学 医薬保健研究域 保健学系 リハビリテーション科学領域 理学療法科学講座 教授
山本吉則	三重大学医学部附属病院 リハビリテーション部
光田尚代	医療法人 京進会 整形外科きょうたにクリニック リハビリテーション科
藤本将志	医療法人 徳州会 六地蔵総合病院 リハビリテーション科 係長
赤松圭介	医療法人 徳州会 六地蔵総合病院 リハビリテーション科 係長
大沼俊博	医療法人社団 菫会 園部病院 リハビリテーション科 科長
藤野雄次	順天堂大学 保健医療学部 理学療法学科
畠中泰彦	鈴鹿医療科学大学 保健衛生学部 リハビリテーション学科 教授
渡邊裕文	医療法人 徳州会 六地蔵総合病院 リハビリテーション科 副室長
山口和輝	鈴鹿医療科学大学 保健衛生学部 リハビリテーション学科 理学療法学専攻
後藤圭介	東京女子医科大学東医療センター リハビリテーション部

山口智史	順天堂大学 保健医療学部 理学療法学科 先任准教授
藤原俊之	順天堂大学大学院医学研究科 リハビリテーション医学 主任教授
弓永久哲	関西医療学園専門学校 理学療法学科 臨床教育部長
脇田正徳	関西医科大学 リハビリテーション学部 理学療法学科
木村郁夫	国際医療福祉大学三田病院 リハビリテーション科 医長
松田雅弘	順天堂大学 保健医療学部 理学療法学科 先任准教授
森　公彦	関西医科大学 リハビリテーション学部 理学療法学科
末廣健児	医療法人社団 石鎚会 法人本部 診療事業部 部長
橋本晋吾	関西医科大学 リハビリテーション学部 作業療法学科
今奈良　有	社会医療法人 二和会 りんくう永山病院 リハビリテーション課 副主任
西村　健	社会福祉法人 成晃会 ポート愛ランド。老健 リハビリテーション部 主任
石濱崇史	医療法人社団 石鎚会 法人本部 リハビリテーション部 統括部長
髙崎浩壽	医療法人社団 石鎚会 京都田辺中央病院 リハビリテーション部 主任
西谷源基	医療法人 悠明会 介護老人保健施設 ウェルケア悠 リハビリテーション部
清水貴史	関西医科大学くずは病院 リハビリテーションセンター 副主任
正門由久	東海大学 医学部 専門診療学系 リハビリテーション科 客員教授
吉田隆紀	関西医療大学 保健医療学部 理学療法学科 准教授
中尾哲也	関西医療大学 保健医療学部 理学療法学科 准教授
谷埜予士次	関西医療大学 保健医療学部 理学療法学科 教授
笠原　隆	東海大学 医学部 専門診療学系 リハビリテーション科学 准教授
古賀信太朗	川崎ヒューマンクリニック
児玉三彦	東海大学 医学部 専門診療学系 リハビリテーション科学 准教授
中山恭秀	東京慈恵会医科大学 医学部医学科 リハビリテーション医学講座 准教授/技師長
久保田雅史	金沢大学 医薬保健研究域 保健学系 リハビリテーション科学領域 理学療法科学講座 准教授
山﨑　航	関西医療大学 保健医療学部 理学療法学科
浅田啓嗣	鈴鹿医療科学大学 保健衛生学部 リハビリテーション学科 理学療法学専攻 教授
吉田啓晃	東京慈恵会医科大学附属第三病院 リハビリテーション科 主任
藤田裕子	文京学院大学 保健医療技術学部 理学療法学科
遠藤　敏	社会医学技術学院 非常勤講師
伊藤　陸	医療法人 徳州会 六地蔵総合病院 リハビリテーション科 主任
楠　貴光	医療法人社団 菫会 園部病院 リハビリテーション科 主任
小林啓晋	社会医療法人 スミヤ 角谷リハビリテーション病院 リハビリテーション科 科長
小島佑太	医療法人 徳州会 六地蔵総合病院 リハビリテーション科
戸島歌奏	医療法人 徳州会 六地蔵総合病院 リハビリテーション科
大沼雄海	東京慈恵会医科大学附属第三病院 リハビリテーション科

目　次

略語一覧 ………………………………………………………… xii

第1章　総論 …………………………………………………… 1

1　中枢神経の構造と機能　　　　　　　　　　　長谷公隆　2

1　脳の構造と領域 …………………………………………… 2
神経細胞の構造と機能 ………………………………………… 2
大脳の領域 ……………………………………………………… 2
脳の構造 ………………………………………………………… 2

2　脳における情報伝達 ……………………………………… 6
視覚情報 ………………………………………………………… 6
体性感覚情報 …………………………………………………… 6
記憶・情動などの情報 ………………………………………… 7
情報の統合 ……………………………………………………… 8

3　運動皮質 …………………………………………………… 8
構造と機能 ……………………………………………………… 8
運動出力 ………………………………………………………… 8

4　大脳基底核 ………………………………………………… 13
構造 ……………………………………………………………… 13
機能 ……………………………………………………………… 13

5　小脳 ………………………………………………………… 15
構造 ……………………………………………………………… 15
機能 ……………………………………………………………… 17

6　脊髄神経回路 ……………………………………………… 19
α運動ニューロン ……………………………………………… 19
介在ニューロン・交連ニューロン …………………………… 19
中枢パターン発生器（CPG） …………………………………… 21

●まとめ ………………………………………………………… 22

第2章 各論 ... 25

1 脳血管障害の理学療法 ... 26

1 疾患の病態 　　　　　　　　　　　　高橋秀寿　26
　脳梗塞の分類 ... 26
　脳梗塞の発症リスク ... 28
　脳出血 ... 28
　くも膜下出血 ... 28

2 症候・障害 　　　　　　　　　　　　嘉戸直樹　29
　代表的な症候 ... 29
　その他 ... 31

3 医学的検査 　　　　　　　　　　　　高橋秀寿　32
　画像診断の基礎 ... 32
　錐体路 ... 33
　中心溝の見つけ方 ... 33
　言語野の見つけ方 ... 34
　脳出血 ... 34
　くも膜下出血 ... 35
　脳梗塞 ... 35

4 医師による治療 　　　　　　　　　　長谷公隆　37
　脳血管障害に対する治療の原則 ... 37
　脳梗塞の治療 ... 38
　脳出血の治療 ... 38
　くも膜下出血の治療 ... 39
　障害および合併症に対する治療 ... 41

5 理学療法評価 ... 43
　総論 　　　　　　　　　　　　　　　　鈴木俊明　43
　呼吸器循環機能の評価 　　　　　　　　岩月宏泰　45
　関節可動域(ROM)測定 　　　　野村　真，嘉戸直樹　48
　筋緊張検査，筋力検査 ... 48
　反射検査 ... 50
　感覚検査 ... 51

運動機能評価	松原広幸	52
高次脳機能障害の評価	福本悠樹	55
脳神経の検査	文野住文	59
協調運動の評価	東藤真理奈	63
姿勢・バランスの評価	木村文佳	66
歩行の評価	野村 真	70
脳血管障害の総合評価	前田剛伸	72
日常生活活動（ADL）の評価	米田浩久	76
生活の質（QOL）の評価		79
動作分析	後藤 淳	80

6 理学療法 …… 83

リスク管理	岩月宏泰	83
急性期	松尾英明	85
回復期	内山圭太, 宮田伸吾, 淺井 仁	92
生活期	山本吉則	96
福祉領域（介護老人保健施設）	光田尚代	99
通所リハ（デイケア）	藤本将志	104
在宅	赤松圭介, 大沼俊博	107
高次脳機能障害，認知症に対する理学療法や患者対応	藤野雄次	110
装具療法	畠中泰彦	112
ボバース概念に基づくアプローチ	渡邊裕文	113
ロボットを用いたトレーニング	山口和輝, 畠中泰彦	115
認知神経リハビリテーション	後藤圭介	116
電気刺激療法	山口智史, 藤原俊之	119
促通反復療法	弓永久哲	120
運動学習理論を用いたアプローチ	脇田正徳	122
経頭蓋磁気刺激（TMS）	木村郁夫	123
constraint induced movement therapy（CI）療法	松田雅弘	124

● まとめ …… 126

2 頭部外傷の理学療法 ······ 132

1 疾患の病態 ······ 森 公彦 132
発症と病態生理 ······ 132
病型 ······ 133

2 症候・障害 ······ 末廣健児 134
症候・障害 ······ 134

3 医学的検査 ······ 橋本晋吾 136
第一選択 ······ 136
所見の特徴 ······ 136

4 医師による治療 ······ 長谷公隆 138
初期治療と神経モニタリング ······ 138
頭部外傷の急性期治療 ······ 139
高次脳機能障害に対する薬物療法 ······ 140

5 理学療法評価 ······ 142
総論 ······ 鈴木俊明 142
意識レベル ······ 前田剛伸 142
高次脳機能の評価：記憶障害 ······ 今奈良 有 144
高次脳機能の評価：注意障害 ······ 145
高次脳機能の評価：遂行機能障害 ······ 西村 健 147
高次脳機能の評価：社会的行動障害 ······ 148

6 理学療法 ······ 149
記憶障害の機能改善 ······ 石濱崇史 149
記憶障害の基本動作練習 ······ 151
記憶障害のADL指導（補助具の使用） ······ 152
注意障害とは ······ 髙崎浩壽 152
注意障害に対する具体的なリハの方法 ······ 153
注意障害に対する基本動作練習 ······ 154
注意障害に対するADL練習 ······ 154
遂行機能障害とは ······ 西谷源基 156
遂行機能障害の臨床症状 ······ 156
遂行機能障害に対する問題解決練習 ······ 156
遂行機能障害に対する自己教示法 ······ 157

遂行機能障害に対する基本動作練習 …………………… 157
　　遂行機能障害に対するADL練習 …………………………… 157
　　社会的行動障害とは ……………………………… 清水貴史　158
　　社会的行動障害に対するリハ ……………………………… 159
　　社会的行動障害に対する基本動作練習 …………………… 160
　　社会的行動障害に対するADL練習 …………………………… 160
　●まとめ ………………………………………………………… 161

3 脊髄損傷の理学療法 …………………………………… 164

1 疾患の病態 …………………………………… 正門由久　164
　脊髄損傷とは ……………………………………………… 164
　脊髄損傷の原因と損傷部位による症状 …………………… 164
　症状の経過 ………………………………………………… 164

2 症候・障害 …………………………………… 吉田隆紀　169
　完全損傷と不全損傷 ……………………………………… 169
　脊髄ショック期 …………………………………………… 170
　運動器障害 ………………………………………………… 170
　感覚障害 …………………………………………………… 171
　排尿障害 …………………………………………………… 171
　呼吸障害 …………………………………………………… 173

3 医学的検査 …………………………………… 正門由久　175
　検査の種類 ………………………………………………… 175
　MRI所見の特徴 …………………………………………… 176

4 医師による治療 ……………………………… 正門由久　178
　呼吸障害 …………………………………………………… 178
　循環障害 …………………………………………………… 178
　消化器障害 ………………………………………………… 178
　骨折などの治療 …………………………………………… 178

5 理学療法評価 ……………………………………………… 181
　評価総論 ……………………………………… 鈴木俊明　181
　基本的評価 …………………………………… 中尾哲也　181
　機能障害に対する評価 ………………………… 谷埜予士次　183

ADLの評価 ……………………………………………… 笠原　隆　186

評価尺度 ………………………………… 古賀信太朗，児玉三彦　187

動作分析 ……………………………………………… 中山恭秀　191

6 理学療法　193

急性期の理学療法動作分析 …………………………… 久保田雅史　193

脊髄損傷の理学療法(回復期)動作分析 ……………… 山﨑　航　200

回復期の理学療法(基本動作：寝返り・起き上がり)…… 浅田啓嗣　202

回復期の理学療法
　(基本動作の練習：座位バランス・プッシュアップ) …… 吉田啓晃　206

回復期の理学療法(基本動作の練習：移乗) ……………………… 209

回復期の理学療法(基本動作の練習：車椅子操作) ……………… 214

回復期の理学療法(基本動作の練習：立位・歩行) ……………… 216

回復期の理学療法
　(ADLの練習：食事・整容・更衣・排泄・入浴) …… 藤田裕子　220

生活機能の向上と社会参加
　(自動車運転，障がい者スポーツなど) ……………… 遠藤　敏　224

不全損傷の理学療法 ……………………… 伊藤　陸，楠　貴光　227

脊髄損傷の合併症 ……………………………………… 小林啓晋　228

電気刺激療法 ……………………………… 山口智史，藤原俊之　230

装具・自助具の適応 …………………………………… 中山恭秀　231

● まとめ ……………………………………………………………… 235

症例集　239

脳血管障害① ……………………………… 赤松圭介，小島佑太　240

脳血管障害② ……………………………… 藤本将志，戸島歌奏　243

頭部外傷① ……………………………………………… 石濱崇史　246

頭部外傷② ……………………………………………… 髙崎浩壽　248

脊髄損傷 …………………………………… 大沼雄海，吉田啓晃　250

索引 ………………………………………………………………… 255

本書では，「訓練」を意味する表現について日本理学療法士協会の推奨する「練習」や「トレーニング」といった用語にて表現しております。また，「リハビリテーション」という用語については，本来正式に記載すべきですが，文章が長くなることを避けるため，初出の場合以後は「リハ」として略式記載しております。その点を何卒ご理解のうえお読みいただければ幸いです。

略語一覧

A

ABMS	ability for basic movement scale	
ADL	activities of daily living	日常生活活動
AFO	ankle foot orthosis	短下肢装具
AIT	anterior inferotemporal	
Alb	albumin	アルブミン
ALP	alkaline phosphatase	アルカリホスファターゼ
APT	attention process training	
ASIA	American Spinal Injury Association	米国脊髄損傷協会
ATIS	atherothrombosis	アテローム血栓症

B

BAD	branch atheromatous	分枝粥腫型梗塞
BADS	behavioural assessment of the dysexecutive syndrome	
BBS	Berg balance scale	ベルグ（バーグ）バランススケール
BCR	bulbocavernosus reflex	球海綿体筋反射
BFO	balanced forearm orthosis	
BI	Barthel index	バーセル（バーサル）インデックス
BIT	behavioural inattention test	
BLS	Burke lateropulsion scale	
BMI	brain machine interface	
BRS	Brunnstrom recovery stage test	ブルンストローム回復ステージテスト
BWSTT	body weight-supported treadmill training	体重免荷式トレッドミル

C

CAS	clinical assessment for spontaneity	標準意欲評価法
CAT	clinical assessment for attention	標準注意検査法
CCAS	cerebellar cognitive affective syndrome	
CCCD	crossed cerebello-cerebral diaschisis	
CCD	crossed cerebellar diaschisis	
CIC	clean intermittent catheterization	清潔間欠自己導尿
CIT	central inferotemporal	
CKC	closed kinetic chain	閉鎖運動連鎖
CM	centromedian nucleus	中心正中核
CPF (= PCF)	cough peak flow (= peak cough flow)	
CPG	central pattern generator	脊髄中枢パターン発生器
CPK	creatine phosphokinase	クレアチンキナーゼ
CPP	cerebral perfusion pressure	
CPT	continuous performance task	
CRP	C-reactive protein	C反応性タンパク
CSD	cortical spreading depolarization	広汎性脱分極
CT	computed tomography	コンピュータ断層撮像法

D

DA	dopamin	ドーパミン
DOAC	direct oral anticoagulants	直接阻害型経口抗凝固薬
DSD	detrusor sphincter dyssynergia	排尿筋-外尿道括約筋協調不全
DTR	deep tendon reflex	深部腱反射
DWI	diffusion weighted image	拡散強調画像

E

E-FAP	Emory functional ambulation profile	エモリー機能的歩行能力評価
EHC	extensor half center	
ENK	enkephalin	
ERD	event-related desynchronization	事象関連脱同期

F

FES	functional electrical stimulation	機能的電気刺激
FHC	flexor half center	
FIM	functional independence measure	機能的自立度評価表
FLAIR	fluid-attenuated inversion recovery	
FMA	Fugl-Meyer assessment	フューゲルマイヤーアセスメント
FRT	functional reach test	

G

GABA	γ-aminobutyric acid	γアミノ酪酸
GC	gait cycle	歩行周期
GCS	Glasgow coma scale	グラスゴーコーマスケール

H

HDS-R	Hasegawa dementia scale-revised	長谷川式簡易知能評価スケール
HQOL	health-related QOL	健康関連QOL
HR	heart rate	心拍数

I

IADL	instrumental activities of daily living	手段的日常生活活動
IBITA	International Bobath Instructors Training Association	国際ボバース講習会講師会
ICF	international classification of functioning, disability and health	国際生活機能分類
ICP	intracranial pressure	
IN	interneuron	介在ニューロン
INR	international normalized ratio	国際標準比
IP	interphalangeal (joint)	
IT	inferior temporal	
IVES	integrated volitional control electrical stimulator	随意運動介助型電気刺激装置

J

JCS	Japan coma scale	
JSS	Japan stroke scale	

K

KAFO	knee ankle foot orthosis	

L

LD	lateral dorsal nucleus	背側外側核
LTD	long term depression	

M

MAC	manually assissted coughing	徒手による咳介助
MAPT	modified attention process training	
MARS	moss attention rating scale	
MAS	modified Ashworth scale	アシュワース スケール(変法)
MAS	motor assessment scale	運動機能評価スケール
MBCP	model of Bobath clinical practice	ボバース臨床実践モデル
MI	motricity index	
MI	myocardial infarction	心筋梗塞
MI-E	mechanical innsufflation-exsufflation	機械による咳介助
MLR	midbrain locomotor region	中脳歩行誘発野
MMAS	modified motor assessment scale	
MMSE	mini mental state examination	
MMT	manual muscle testing	徒手筋力検査
MP	metatarsophalangeal (joint)	
MRA	magnetic resonance angiography	MR血管撮像法
MRI	magnetic resonance imaging	核磁気共鳴画像法
mRS	modified Rankin Scale	
MSS	motor status scale	運動機能スケール
MT	middle temporal	
MTP	metatarsophalangeal (joint)	
MWST	modified water swallowing test	改訂水飲みテスト

N

NBS	norm-based scoring	国民標準値に基づいたスコアリング
NIHSS	National Institutes of Health Stroke Scale	
NMDA	N-methyl-d-aspartate	
NPPV	noninvasive positive pressure ventilation	非侵襲的陽圧換気

O

OKC	open kinetic chain	開放運動連鎖
OPLL	ossification of posterior longitudinal ligament	

P

PAD	peripheral arterial disease	末梢動脈疾患
PASAT	paced auditory serial addition tasks	
PASS	postural assessment scale for stroke patients	
PC	Purkinje cell	プルキンエ細胞
PCF (= CPF)	peak cough flow (= cough peak flow)	
PPN	pedunculopontine tegmental nucleus	脚橋被蓋核
PT	prothrombin time	
PTD	preventable trauma death	防ぎうる外傷死

Q

QOL	quality of life	生活の質

R

RBMT	Rivermead behavioral memory test	リバーミード行動記憶検査
ROM	range of motion	関節可動域
RSD	reflex sympathetic dystrophy	反射性交感神経性ジストロフィー
RSST	repetitive saliva swallowing test	反復唾液嚥下テスト
rt-PA	recombinant tissue plasminogen activator	遺伝子組み換え組織プラスミノゲン・アクティベータ
rTMS	repetitive transcranial magnetic stimulation	反復性経頭蓋磁気刺激

S

S-M 社会生活能力検査	social maturity scale	
SC	sensory consequence	感覚的結果
SCIM	spinal cord independence measure	脊髄障害自立度評価法
SCP	clinical assessment scale for contraversive pushing	
SCU	stroke care unit	脳卒中ケアユニット
SDMT	symbol digit modalities test	
SF-36®	MOS (medical outcome study) short form 36 -item health survey	
SHB	shoe hone brace	プラスチック製短下肢装具
SIAS	stroke impairment assessment set	脳卒中機能評価法
SIS	stroke impact scale	

SLR	straight leg raising	
SLTA	standard language test of aphasia	標準失語症検査
SNRI	serotonin and norepinephrine reuptake inhibitors	セロトニン・ノルアドレナリン再取り込み阻害薬
SP	substance P	P物質
SPL	superior parietal lobule	上頭頂小葉
SpO_2	saturation of percutaneous oxygen	経皮的動脈血酸素飽和度
SSFS	sinking skin flap syndrome	sinking skin flap症候群
SSRI	selective serotonin reuptake inhibitors	選択的セロトニン再取り込み阻害薬

T

TANs	tonically active neurons	
TBI	traumatic brain injury	外傷性脳損傷
TES	therapeutic electrical stimulation	治療的電気刺激
TIA	transient ischemic attack	一過性脳虚血発作
TMS	transcranial magnetic stimulation	経頭蓋磁気刺激
TMT	trail making test	
TMT-A	trail making test part A	
TPM	time pressure managemen	
TUG	timed "up & go" test	

V

VA	ventral anterior nucleus	前外側腹側核
VAP	ventilator-associated pneumonia	人工呼吸器関連肺炎
VAS	visual analogue scale	
VI	ventral intermediate nucleus	中間腹側核
VIP	ventral intraparietal area	
$\dot{V}O_2max$	maximal oxygen consumption	最大酸素摂取量
VPL	ventral posterolateral nucleus	後外側腹側核
VPM	ventral posteromedial nucleus	後内側腹側核

W

WAB	western aphasia battery	
WAIS	Wechsler adult intelligence scale	ウェクスラー成人知能検査
WBC	white blood cell	白血球
WCST	Wisconsin card sorting test	
WIQ	walking impairment questionnaire	歩行障害質問票
WISC	Wechsler intelligence scale for children	ウェクスラー児童用知能検査
WMS-R	Wechsler memory scale-revisted	ウェクスラー記憶検査
WST	weight support treadmill	

第1章

総論

1章 総論

1 中枢神経の構造と機能

1 脳の構造と領域

- シナプスを介して情報伝達を行う神経細胞の環境を神経膠細胞が構築する
- 頭頂・側頭・後頭連合野は後連合野と総称され，感覚情報を統合する
- 前頭連合野は前頭前野と一次運動野を除く運動関連領野で構成される
- 大脳髄質には，投射線維，連合線維，交連線維が走行する

神経細胞の構造と機能

- **神経細胞**は，細胞体，樹状突起，軸索，神経終末に分けられ，細胞体および樹状突起には多数の神経終末がシナプス結合している（**図1a**）。脳では，神経細胞の約9倍の**神経膠細胞**（グリア）（星状膠細胞，稀突起膠細胞，小膠細胞，上衣膠細胞）が神経細胞を取り囲み（**図1b**），神経回路網の構造的な支持，神経細胞相互の隔離と絶縁，神経細胞への栄養補給と代謝，神経組織の修復と再生，神経栄養因子の分泌などの機能を果たす。

> **補足**
> 神経膠細胞の情報伝達における機能や中枢神経再生に適したグリア環境構築が研究されている。

脳の構造

- 脳は，終脳，間脳，中脳，橋，延髄，小脳に分けられる（**図2a**）。終脳と間脳は左右に分かれて大脳半球を構成する。**大脳半球**は脳溝・裂によって前頭葉・頭頂葉・後頭葉・側頭葉・島に分けられ，言語中枢のある側を優位半球という。間脳は，嗅覚以外の感覚伝導路である視床，自律神経系の中枢である視床下部，ホルモン分泌器官である脳下垂体，松果体を含む。中脳，橋，延髄を合わせて脳幹という。

大脳の領域

- **大脳皮質**には神経細胞の細胞体があり，領域ごとに異なる機能を果たす（**図2b**）。**頭頂連合野・側頭連合野・後頭連合野**（後連合野と総称）は感覚情報を統合する（後述）。**前頭連合野**は，背外側前頭前野（遂行機能や作動記憶などの認知的機能：Brodmann 8, 9, 46野），前頭葉眼窩皮質（情動や欲動に関連した行動制御：47, 11, 13野），内側前頭前野（体内環境や自己の感情のモニタリング：9, 10野）からなる**前頭前野**と，一次運動野を除く**運動関連領野（高次運動野）**（p.9〜）で構成される。

- **大脳髄質**は白質とよばれ，神経線維が集積して走行する。大脳白質は，皮質下の部位と連

> **実践!! 臨床に役立つアドバイス**
>
> **脳画像に基づく診察のコツ**
> 脳損傷患者の診療は，前頭葉・頭頂葉・後頭葉・側頭葉の皮質機能を理解したうえで（**図3**），各領域が損傷を受けた場合に現れる症状を評価することに始まる。皮質下が損傷を受けている場合には，連合線維や交連線維による情報伝達が障害された場合に起こり得る症状を考えながら診察しよう（p.6〜）。

図1 神経細胞の構造

a 神経細胞（ニューロン）

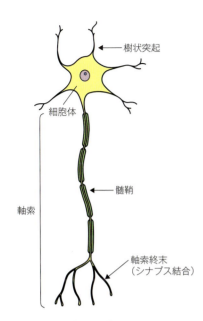

b 神経細胞と神経膠細胞

図2 脳，大脳の区分

a 脳の区分

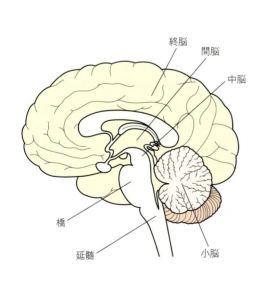

b 大脳皮質の領域（大脳の左半球を外側から見た図）

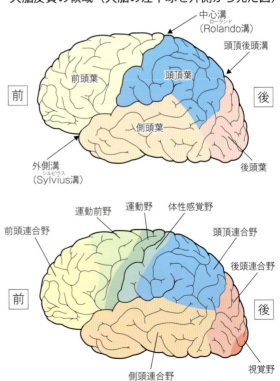

絡する**投射線維**（皮質脊髄路，皮質橋路など），大脳半球内の異なる皮質間を連絡する**連合線維**（上縦束，下縦束，脳弓など），両側の大脳半球間を連絡する**交連線維**（脳梁など）で構成される（**図4**）。

- 間脳は大脳半球の中心部に位置する灰白質で，視床は大脳皮質への中継核として機能する（**図5**）。視床下部は自律神経系と内分泌系の中枢として機能する。

図3　大脳の機能局在

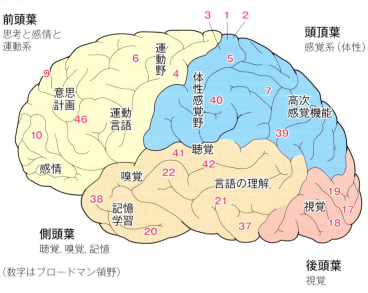

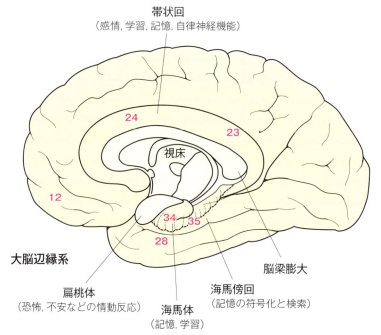

図4 大脳髄質

上縦束（→）はⅠ，Ⅱ，Ⅲに分けられる。
中縦束（→）：中側頭回―下頭頂小葉
下縦束（→）：後頭葉―側頭葉・海馬
帯状束（→）はⅠからⅤに分けられる。
弓状束（直接路：→）：上側頭回後部―下前頭回後部
鉤状束（→）：前頭葉―側頭葉の前端
下前頭後頭束（→）：前頭葉―頭頂葉・後頭葉
側頭・後頭・頭頂束（→）：
　　上側頭回後部―上頭頂小葉―中後頭回

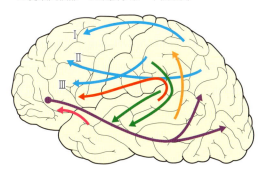

神経線維の走行
（大脳の右半球を内側から見た図）

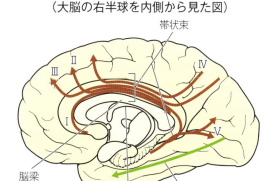

図5 視床の区分と線維連絡

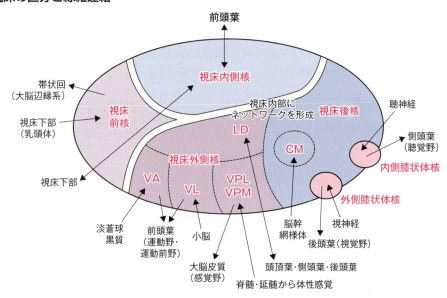

LD：背側外側核　VA：前外側腹側核　VL：外側腹側核
VPL：後外側腹側核　VPM：後内側腹側核　CM：中心正中核

＊LD：lateral dorsal nucleus　＊VA：ventral anterior nucleus　＊VI：ventral intermediate nucleus
＊VPL：ventral posterolateral nucleus　＊VPM：ventral posteromedial nucleus　＊CM：centromedian nucleus

2 脳における情報伝達

- 視覚情報は，腹側経路（what経路）と背側経路（where経路）とで並列的に処理される
- 体性感覚情報は，頭頂連合野で統合されて総合的認知情報として行動に利用される
- 前頭前野は，後連合野・傍辺縁系連合野からの情報を統合して一次運動野に伝達する行動発現の統合的処理系である

視覚情報

- **視覚情報**は，網膜の視細胞でさまざまな視覚属性に分けられ，外側膝状体を経由して後頭葉の一次視覚野（V1）へ並列階層的に伝達される。その後，二次視覚野を経て下部側頭葉（側頭連合野）へ伝達する腹側経路と頭頂葉（頭頂連合野）に伝達する背側経路とで並列的に情報が処理されることで認識される（図6）。

①**腹側経路（what経路）**：高次視覚野（V4）での色・輪郭選択性，下側頭葉後下部での複雑な色・形の組み合わせ，下側頭葉前下部での二次元，三次元の物体認識に特徴づけられ，物体の色や形，三次元的な局面の凹凸や奥行き知覚の情報が処理される[1]。

②**背側経路（where経路）**：中側頭野（MT）での動きの方向選択性・両眼視差選択性，上側頭溝における自発運動や追跡運動，下頭頂小葉での動きに対する物体の情報の処理で特徴づけられる。複数の物体や背景の位置関係の把握（空間視），動く物体の方向や速度の把握（運動視）によって立体感を形成する（空間認知）とともに，動作イメージを形成して頭頂連合野で保持し，動作の構成や企画に利用される。

> **補足**
> 側頭葉が障害されると，形・色・模様に基づく物体の弁別が困難になるが，空間位置の知覚や対象物を手で操作するなどの視覚誘導性の行動は可能である。頭頂連合野が障害されて体性感覚情報の統合がうまく行われなくなると身体失認（asomatognosia）となる。

体性感覚情報

- **頭頂連合野**は，上頭頂小葉（ブロードマン5野

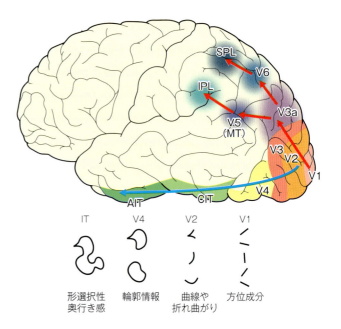

図6 視覚情報の伝達経路

腹側経路：V1細胞は，物体の局所的な方位成分に反応するのに対し，V2やV4では局所的な方位成分を組み合わせた曲線や折れ曲がりに反応し，複雑な輪郭の形を情報として伝達する。
下側頭葉皮質（IT）には図形の特徴に反応する細胞がある。例えば顔に対して選択的に反応する。
小領域がパッチ状に局在し（顔パッチ），それらは解剖学的に強く結びついて顔の視覚像を処理する特有のシステムを形成する。
背側経路：視覚対象が空間のどこにあるのかを理解する空間認識にかかわる。

* MT：middle temporal　* IT：inferior temporal　* AIT：anterior inferotemporal
* CIT：central inferotemporal　* SPL：superior parietal lobule　* IPL：inferior parietal lobule

と7野）と下頭頂小葉［39野（角回）と40野（縁上回）］からなる。感覚野（3野・1野・2野）で処理された**体性感覚**の局在情報は，頭頂葉5野で，身体のどの部位にどのような形状と性質の物体に触っているかという情報に，手足の位置や動き，体幹の位置などの肢位・姿勢に関する情報が統合される。その情報に視覚情報が7野で付与され，身体と外界の相互関係が把握される。さらに，下頭頂小葉で一般化，抽象化が進められて総合的な認知情報となる[2]。

・平衡感覚受容器（三半規管と耳石器）からの情報は前庭神経を介して前庭神経核（一部は小脳）へ送られる。その後，視床の後外側腹側核を経て，頭頂一島前庭皮質やVIP野など複数の大脳皮質領域に前庭感覚情報を送るが，**前庭皮質**の局在は明らかになっていない[3]。

記憶・情動などの情報

・**大脳辺縁系**（海馬体と扁桃体）で生成された記憶や情動などの自己情報は，大脳半球の内側面および底面に位置する**傍辺縁系連合野**（帯状回，海馬傍回，脳梁膨大後方領域など）を介して前頭前野や頭頂・側頭連合野に送られる（図3）。

図7　半側空間無視

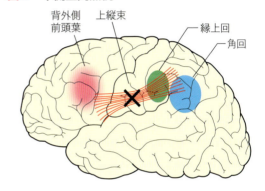

> **臨床に役立つアドバイス**
>
> **半側空間無視の病巣**
> 　頭頂葉での視覚情報処理が障害されると視覚入力に基づいた動作が行えず，半側空間無視を呈する。この症状は，連合線維である上縦束が障害され，皮質間の情報伝達が障害されても起こりえる。すなわち半側空間無視は，頭頂葉で処理した自己と外界の認知情報を前頭葉での行動制御に活用できない状態と理解される[2]（図7）。

図8　行動の発現と制御にかかわる大脳ネットワーク

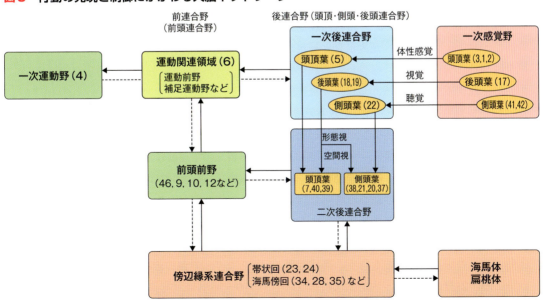

前頭前野は後連合野・傍辺縁系連合野からの情報を統合して，それらを運動関連領野を経由して一次運動野に伝達する。

（文献4）より引用）

＊VIP：ventral intraparietal area

情報の統合

- 後連合野で統合された感覚情報は，連合線維によって前頭連合野に伝達される。**前頭前野**は，後連合野・傍辺縁系連合野からの情報を統合し，外界に対する選択的注意，感覚情報の受容と修飾，短期記憶の収集と保存，記憶情報の読み出しと操作などの動機づけ，期待，予測，判断など，認知機能のさまざまな局面に深く関与する（**図8**）[4]。運動皮質への脊髄，小脳，大脳基底核からの皮質下入力は，視床の腹側基底核を介して投射される。

3 運動皮質

- 運動皮質は，一次運動野，運動前野，補足運動野，帯状回運動野で構成される（後三者が運動連合野）
- 近位筋群を支配して姿勢や協調運動を管理する内側運動制御系と，対側の遠位筋群を支配して四肢の独立した運動（特に手指）を管理する外側運動制御系がある
- 一次運動野は高次運動野からの感覚情報を統合して皮質脊髄路を介して随意運動を制御する
- 運動前野，補足運動野は網様体脊髄路を介して体幹と両上下肢近位筋の協調運動や姿勢を制御する

構造と機能

- 運動出力系として中心的役割を担う**一次運動野**（ブロードマン4野）と，脊髄へ投射する錐体細胞を有し，一次運動野との連絡をもつ**運動前野**（premotor cortex），**補足運動野**（supplementary motor area），**帯状回運動野**を運動皮質という（**図9**）。運動前野と補足運動野はブロードマン6野に相当し，それぞれの顔・上肢・下肢支配領域からは，一次運動野の同じ体部位支配領域へ出力が送られる。**運動前野**は，頭頂連合野からの感覚情報（動作イメージ）を動作の選択や構成，発現に利用し，動作のプランを形成する。**補足運動野**は，ある運動と別の運動の時間の長さを特定し，複数の運動の流れにおける運動要素の順序を規定する。その前部に位置する**前補足運動野**は運動プランの切り替えなどを行う。**帯状回運動野**は23・24野に相当し，内的欲求に基づいた自発的な行動に寄与するとともに，運動におけるエラーの検出，予測に反した結果の情報処理などのモニタリングを行う。

> **補足**
> 運動前野は，機能的に背側と腹側に区分される。背側運動前野（dorsal premotor area）は，運動とは関係のない感覚入力（光刺激など）に対して，特定の運動を関係づける連想学習（associative learning）に関与する。腹側運動前野（ventral premotor area）は，他者の動作や視覚情報をコードするミラーニューロン（mirror neuron）として，模倣に基づく観察学習（observation learning）に関与する（**図10**）。

運動出力

- 大脳皮質の錐体細胞（pyramidal cell）の軸索は，皮質を出て運動に必要な出力を供給する（投射線維）。運動出力は，内側運動制御系と外側運動制御系に大別される[5]。

①**外側運動制御系**（**図11a**）：外側皮質脊髄路，赤核脊髄路と橋外側被蓋域からの網様体脊髄路からなり，対側の遠位筋群を支配する。錐体路の90〜95％は対側に交叉して側索を下行する。線維の一部は赤核に側枝を送り，赤核脊髄路を

動員する。

②**内側運動制御系**（**図11b**）：前皮質脊髄路（皮質脊髄路の5〜10％）や前庭脊髄路と視蓋脊髄路，中間脊髄路，橋および延髄内側被蓋域からの網様体脊髄路からなり，頸部・体幹筋，上下肢近位筋群を支配する。伸張反射や屈曲反射（脊髄），緊張性頸反射（延髄），迷路反射や前庭動眼反射（延髄〜橋），立ち直り反射（中脳）などの姿勢反射にも関与する。

・**皮質脊髄路**（**図12a**）は，脊髄運動ニューロンに直接達する線維よりも，脊髄**介在ニューロン**（p.19）へ接続する線維のほうが多い。脳で皮質脊髄路が障害されると，延髄で交叉して対側を制御する線維（**外側皮質脊髄路**）のほかに，延髄で交叉しない線維が頸髄レベルで交叉して対側の灰白質に向かう線維（病巣側と反対側），および，延髄で交叉せずに同側の運動ニューロンに投射する線維と延髄で交叉後に再び頸髄レベルで交叉する線維（病巣側と同側）が影響を受ける。また，皮質脊髄路は基底核，脳幹・脊髄内の多髄節に側枝を出している。脊髄内の多髄節支配は，近接する髄節への分枝が多いが，頸髄・腰髄の双方を支配する場合もある。歩行動作の開始や障害物の回避な

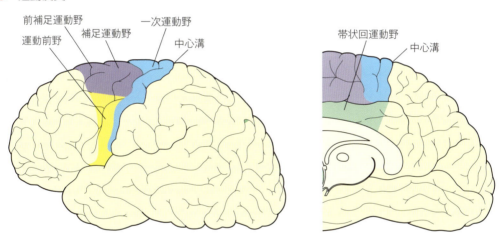

図9　運動皮質

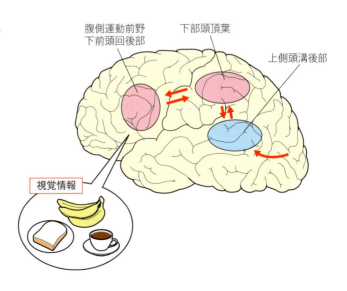

図10　ミラーニューロンシステム

ミラーニューロンシステムは上側頭溝後部から高次視覚表象に関する入力を受け，後頭頂皮質で処理された視空間情報が下部前頭葉で動作へと変換される。運動の模倣コマンドは「efference copy」として上側頭溝後部に送り返されて，模倣のための動作のプランと観察された動作の視覚表現の比較が行われる。これらの機構は，模倣に基づく観察学習，メンタルリハーサルの場となる。

ど随意性の高い動作において，皮質脊髄路は重要な役割を担う。

- **網様体脊髄路**（図12b）は，脊髄全長の灰白質に両側性に軸索側枝を送り，内側運動制御系において，体幹と両上下肢近位筋の協調的な運動や姿勢制御に重要な役割を担う（同側性に屈筋促通，伸筋抑制，対側性に屈筋抑制，伸筋促通）。補足運動野や運動前野は豊富な皮質-網様体投射を介して網様体脊髄路を動員し，予測的姿勢制御などを管理する。6野が損傷されると，姿勢制御困難やすくみといった症状が観察される。

- 橋由来の網様体脊髄路は同側の前索～前側索を一側性に下行，延髄由来のものは一部の軸

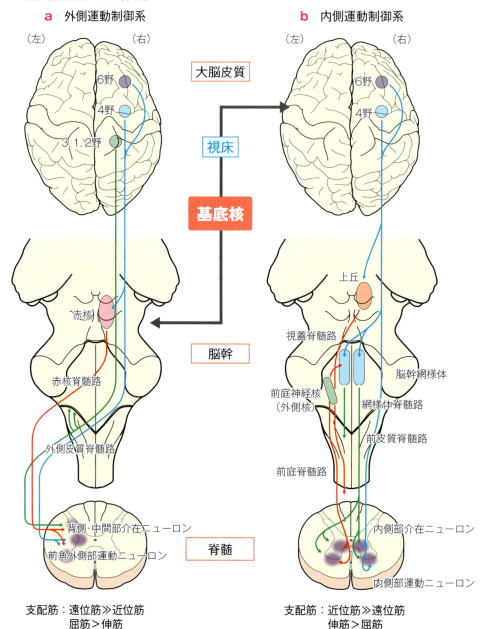

図11　錐体細胞軸索の運動出力

索が延髄で反対側に交叉するため，同側と反対側の前索〜前側索を両側性に下行するが，一部の軸索が脊髄内で反対側に側枝を投射することから，いずれも両側性投射を基本とする。同一軸索由来の軸索側枝は髄節レベルが異なっても同様な前角領域に投射し，歩行運動など四肢の協調が必要とされる運動に寄与する。中枢性歩行リズム発現時には，網様体脊髄路から単シナプス性入力を受ける交連ニューロンはそのほとんどがリズム性に発射する。

臨床に役立つアドバイス

運動および感覚神経路と脳画像
　運動および感覚皮質から内包へ至る上肢・体幹・下肢の運動・感覚神経線維束の配列を理解しよう（図13）。

図12　皮質脊髄路と網様体脊髄路・前庭脊髄路

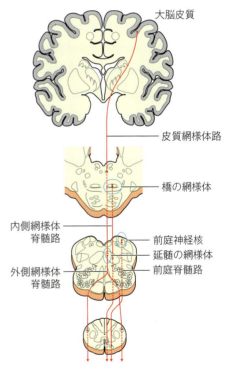

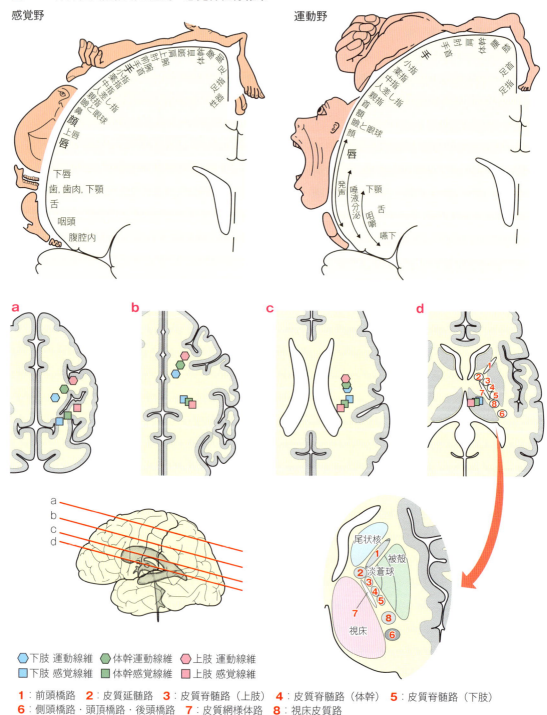

図13 体部位支配領域と運動・感覚神経線維束

4 大脳基底核

- 大脳基底核は入力核である線条体（尾状核と被殻），および淡蒼球，黒質，視床下核で構成される
- 解剖学・神経生理学的に独立した大脳皮質−大脳基底核ループが運動制御の機能をもつ
- 基底核出力は抑制性であり，投射先の視床・大脳皮質ニューロンを直接路によって脱抑制（促通），ハイパー直接路，間接路によって抑制性に作用する
- 脳幹への投射によって歩行・姿勢・筋緊張制御に関与する

構造

- **大脳基底核**は，大脳深部に存在する**尾状核**と**被殻**（両者を**線条体**とよぶ）および**淡蒼球**，中脳に存在する**黒質**と**視床下核**で構成される。淡蒼球は内節と外節に，黒質は緻密部と網様部に分けられる（図14）。

機能

- 基底核系の入力部である線条体は大脳皮質の広い範囲から投射を受けて情報を処理した後に，出力核である淡蒼球内節部・黒質網様部から，その多くは視床を介して前頭葉を中心に出力する。この**大脳皮質−大脳基底核−視床−大脳皮質ループ**は複数存在し，それぞれが独立して機能する（図15）。線条体への大部分の感覚および運動皮質からの入力は，γアミノ酪酸（GABA）作動性の介在ニューロンに富む

> **補足**
> 側坐核を含む線条体は機能的に，運動野，運動前野，感覚野からの投射を受ける**感覚運動領野**（sensorimotor sector），前頭葉，側頭葉，頭頂連合野からの投射を受ける**連合領野**（associative sector），海馬，扁桃，傍海馬，眼窩前頭皮質からの投射を受ける**辺縁領野**（limbic sector）に分類される。大脳基底核−前頭葉ループの各神経回路は，①被殻−前頭前ループ：四肢の順序運動パターンの自動化と運動技能の潜在記憶学習，②尾状核−前頭前ループ：新しい順序運動の学習，課題解決，運動の選択，③黒質−側坐核−前頭前ループ：報酬刺激に対する運動パターンの学習に関係する[7]。

図14　大脳基底核への主要な入力と出力

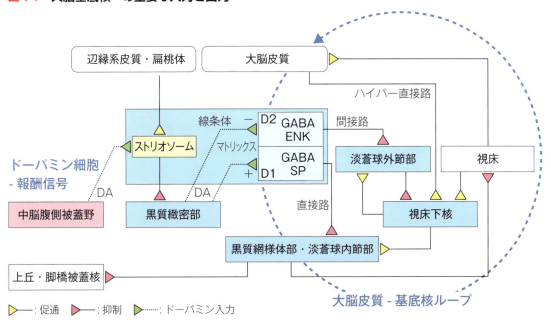

※GABA：γ-aminobutyric acid　※ENK：enkephalin　※SP：substance P　※DA：dopamin

マトリックスに投射している．これに対して，opiate受容器に富むストリオソームがモザイク状に存在し，主に辺縁系からの入力を受ける[6]．

- 線条体の投射ニューロンである有棘細胞は，細胞体に近接してシナプスを形成する黒質緻密部および中脳腹側被蓋野からのドーパミン入力やコリン作動性介在ニューロンなどによって修飾作用を受ける（図16）．ストリオソームとマトリックスは両者ともにドーパミン入力を受けるが，黒質緻密部へ投射するのはストリオソームからのニューロンのみである[6]（図14）．黒質緻密部から線条体への入力は，興奮性（D1受容器）と抑制性（D2受容器）であり，前者が直接路，後者が間接路を形成する．

> **補足**
> 線条体における介在ニューロンの10〜20%を占めるコリン作動性ニューロンは，約5Hzで持続的に活動（TANs）しており，線条体における情報処理に重要な役割を担う[7]．

図15　大脳皮質—大脳基底核回路

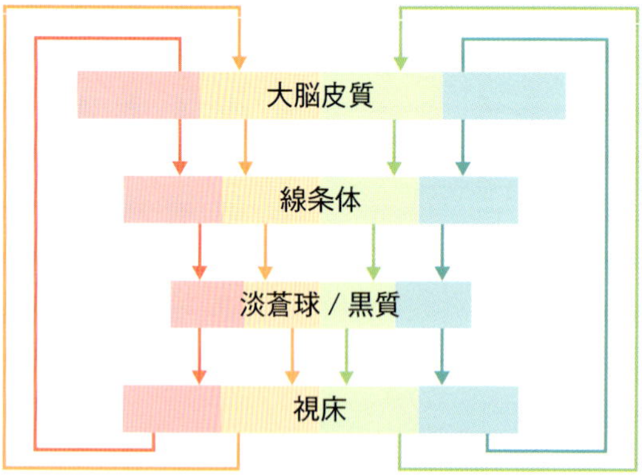

辺縁系領域　連合野領域　感覚領域　運動領域

大脳皮質 → 線条体 → 淡蒼球／黒質 → 視床

辺縁領野を介するループ回路：情動や恐怖に関する情報に基づいた動機付けや報酬刺激に対する運動パターンの学習
連合領野を介するループ回路：新しい指示や報酬に関する情報の記憶，課題解決，運動の選択
感覚運動領野を介するループ回路：一定の行動様式の自動化と運動技能の潜在記憶学習
これらのループにおける情報の統合が，線条体—黒質—線条体ネットワークなどで行われると考えられている．

- 基底核内での経路には，①ドーパミンD1受容体，GABA，P物質（substance P）をもつニューロンが淡蒼球内節・黒質網様部に投射する**直接路**，②ドーパミンD2受容体，GABA，エンケファリン（enkephalin）をもつニューロンが淡蒼球外節に投射し，視床下核を経由して多シナプス性に淡蒼球内節・黒質網様部に至る**間接路**，③大脳皮質から入力を受けた視床下核ニューロンが淡蒼球内節・黒質網様部に投射する**ハイパー直接路**，がある[8]（図14）．

- 出力部である淡蒼球内節／黒質網様部の神経活動は，高頻度（60〜100Hz）の持続性発射に特徴づけられる．GABA作動性であり，視床や脚橋被蓋核，上丘に抑制性に作用する．前頭前野や運動前野で遂行することが決定された運動プログラムは，線条体および視床下核に送られ，直接路を介して抑制性の基底核出

図16　線条体投射ニューロン（有棘細胞）

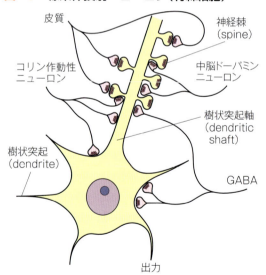

線条体の投射ニューロンである有棘細胞（medium-sized spiny neuron）へは，皮質全体からの入力に加え，視床，辺縁系，扁桃体から興奮性入力がある．皮質，扁桃体からの興奮性入力の終末はspineの頭部に，黒質緻密部および腹側被蓋野からのドーパミン入力はspine neckあるいはdendritic shaftに，近接する有棘細胞や線条体介在ニューロンの終末はdendriteの近位部に位置する．

* TANs：tonically active neurons

力が抑制されることで視床／皮質系が脱抑制され，必要な運動の最終的な出力が供給されるとともに，視床下核を介したハイパー直接路，間接路によって，不必要な運動が抑制される。

> **補足**
> 随意運動において，大脳基底核細胞は運動の開始後に発火頻度が変化する特徴をもつことから，運動皮質からの入力に反応してすでに行われている運動に関する複数の制御を同時に行っていると考えられている。大脳基底核には直接の感覚入力はなく，運動を遂行するうえでの文脈(context)を制御している[6]。

- 中脳には，歩行を誘発する領域[中脳歩行誘発野（MLR）]と筋緊張抑制に関与する**脚橋被蓋核**（PPN）が存在する。大脳基底核の出力核である黒質網様部からのGABA作動性ニューロンの投射は，歩行誘発野の活動抑制および伸筋および屈筋の筋緊張レベルを高めて歩行運動を抑制する（停止する）。

- 黒質緻密部のドーパミンが減少すると，淡蒼球内節部・黒質網様部から視床腹外側核への抑制性出力が増強する。結果として視床から皮質への絶対的な興奮性出力は減少し，運動は緩徐化し寡動（bradykinesia）となる。一方，視床下核から淡蒼球内節部への抑制性出力が低下すると，皮質への視床出力が脱抑制されて**不随意運動**（バリスムや舞踏病）を引き起こす。

- 中脳ドーパミン細胞は，予期していなかった報酬が与えられると活動を増し，予測された報酬が得られないと活動が減少する。運動学習において大脳基底核系は，報酬信号に基づく**強化学習**の場として捉えられている。

5 小脳

- **POINT**
  - 小脳は，縦断的に正中部に位置する虫部と外側の半球部，機能的に前庭小脳，脊髄小脳，皮質小脳に区分される
  - 運動皮質からの情報と運動に関する末梢からの感覚情報を統合して運動を適正化する
  - 視覚，聴覚，深部感覚などの感覚情報に基づく誤差学習の場である
  - 小脳は認知機能や精神疾患にも関与する

構造

- **小脳**は，ひだ構造によって横断的に10小葉に分けられ，縦断的に正中部に位置する虫部，外側の半球部，両者の間の中間部に区分される（**図17a**）[9]。**小脳半球**は，第1裂，後外側裂によって，前葉，後葉，片葉小節葉に分かれる。小脳皮質・白質・小脳核（前庭核の一部を含む）で構成され，小脳核を囲む小脳深部白質が上・中・下小脳脚となって脳幹に連結する。

- **小脳皮質**は，表層から分子層，Purkinje（プルキンエ）層，顆粒層の3層構造を呈する。小脳の唯一の出力細胞である**プルキンエ細胞**は2種類の興奮性入力を受ける（**図17b**）。1つは運動に必要な外界や身体に関する情報であり，大脳皮質からは橋核―中小脳脚を経て，固有感覚情報は下小脳脚を経て，**苔状線維**（mossy fiber），**平行線維**（parallel fiber）を介して入力される。もう1つの重要な興奮性入力は，**下オリーブ**

> **補足**
> 下オリーブ核からの登上線維による入力は脳電位のなかで最も強力であり，プルキンエ細胞にさまざまな感覚信号を供給する平行線維のシナプス伝達効率を持続的に抑制する（LTD）。小脳に誤差信号を伝達する役割を担っており，運動学習において極めて重要な役割を担う(p.17)。

---

* MLR：midbrain locomotor region * PPN：pedunculopontine tegmental nucleus
* LTD：long term depression

図17 小脳皮質への主要な入力と出力

a

小脳の機能的構造は，小脳皮質から核への投射のパターンによって分類され，虫部は室頂核へ，中間部は中位核（栓状核と球状核）へ，半球部は歯状核へ出力する。

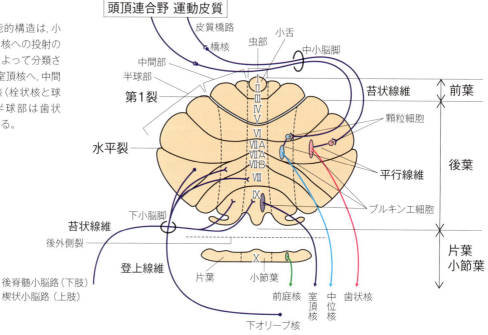

b

球形のシナプス終末をもつ苔状線維は小脳糸球体（cerebellar glomerulus）というシナプス複合体において顆粒細胞（Gr）とゴルジ細胞（Go）を興奮させる。ゴルジ細胞は反回性ループをつくり顆粒細胞を抑制する。
PC：プルキンエ細胞，IN：介在ニューロン

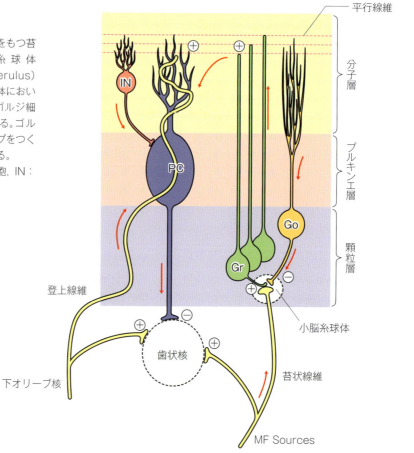

＊PC：Purkinje cell　＊IN：interneuron

核を介した**登上線維**(climbing fiber)によってもたらされるエラー信号である(**図17a**)。
- プルキンエ細胞は，小脳核，視床を経由して，運動皮質や前頭前野に抑制性出力を送る。

機能

小脳は機能的に，前庭小脳(片葉小節葉)，脊髄小脳(片葉と第Ⅵ～Ⅶ小葉を除く虫部と中間部の大部分)，皮質小脳(半球部と第Ⅵ～Ⅶ小葉の虫部・中間部)に区分される。

①**前庭小脳**：苔状線維から前庭系情報，登上線維から視覚(視野全体における物体の移動の情報)および前庭系情報を受ける。プルキンエ細胞の軸索は前庭神経核へ投射し，片葉は**反射的眼球運動**(前庭動眼反射，視運動性反射)，小節葉は反射的眼球運動，空間での頭・身体の姿勢と動きの認識と制御にかかわる。

②**脊髄小脳**：脊髄，副楔状束核，外側網様核に由来する体性感覚系入力，および橋核と前庭神経核からの苔状線維入力を受け，**室頂核**を経て前庭神経核(内側前庭脊髄路)や延髄毛様体(網様体脊髄路)を経由して脊髄に出力する。虫部の第Ⅰ～Ⅴ小葉は歩行，姿勢保持，体幹・上下肢の複合運動制御にかかわる。第Ⅶ小葉は，橋核や下オリーブ核経由で中脳上丘あるいは大脳視覚系入力を受け，室頂核の尾腹側を経由して**随意的眼球運動**(サッケード眼球運動や追従性眼球運動，輻輳)の制御に関係する(眼球運動虫部)。虫部第Ⅸ小葉は苔状線維・登上線維からの前庭系入力，苔状線維からの肩・頸部の深部感覚入力を受け，室頂核の腹側部を経由して延髄網様体，前庭神経核，眼球運動系に投射し，身体の平衡と姿勢および頭位制御に関与する。

③**皮質小脳**：第Ⅲ～Ⅴ小葉およびⅥ小葉の中間部・半球部のほとんどは同側の運動制御に関与する。体性感覚系からの苔状線維入力(脊髄，三叉神経，外側網様核)は中間部に多く，半球部には少ない。大脳系の入力は主に運動野に由来し，橋核を介して，内側・前方(Ⅳ小葉)が下肢，中間(Ⅳ～Ⅵ小葉)が上肢，外側・後方(Ⅵ小葉)が頭部という体部位局在がある。プルキンエ細胞の主要な投射先は中間部からは**栓状核**(前中位核)，半球部からは**歯状核**背側部であり，出力は主として赤核を経由して，また視床から大脳運動野を経由して体性運動系に合流する。この部分の病変で下肢・上肢の**運動失調**，**構音障害**が生じる。両側小脳半球外側部は，随意的・意図的に行う単一の運動要素を円滑な複合運動として組み立てる役割を担い，その障害によって**運動の分割**(decomposition)が起こる。

- 小脳は，随意運動の制御において，筋収縮のタイミングの調節(timing device)，多関節運動の協調(coordinator)，運動の学習(learning device)に関与する。歯状核の障害は**測定障害**や反応時間延長，中位核の障害は3～5 Hzの**企図振戦**，室頂核の障害は麻痺側への転倒を伴う立位・歩行障害を呈し，それぞれ随意運動の開始，遂行中の運動制御，姿勢調節に関与する。前庭核は，片葉小節葉と虫部，前・後葉から投射を受け，その障害によって**平衡障害**，**眼振**が出現する。

- 運動皮質からの運動指令は錐体路を介して出力されると同時に，その運動指令の信号が皮質橋小脳路を介して小脳半球にコピーされて(efference copy)，運動モデルが記憶される(**フォワードモデル**：forward model)(**図18**)[10]。この運動モデルの実現によって得られるであろう感覚的結果(SC)は，小脳核から**下オリーブ核**に送られる。一方，実際に出力された運動に由来するSCは，脊髄オリーブ小脳路によって下オリーブ核に伝達され，ここで意図した運動の感覚(predicted-SC)と実際の運動に

---

*SC：sensory consequence

よるSCが照合される。照合によって検出された誤差信号（error signal）が登上線維を介して小脳にフィードバックされると，苔状線維を経由した平行線維-プルキンエ細胞シナプスの伝達効率が長期抑圧を受けて，コピーされた運動のモデルが書き換えられる。それは，視床を介して運動皮質にフィードバックされるとともに，赤核脊髄路を介して運動出力に関与しうる。小脳は，実行された運動の軌道や結果に関するさまざまなSCを受けて，それが意図していたパフォーマンスと異なる場合に，その誤差を修正して運動指令を書き換えるフィードバック誤差学習を行う場である。

> **補足**
> **順モデルと逆モデル**
> 小脳回路には，意図していたパフォーマンスと実際の運動出力との誤差を検出するために，他のシステムの動特性をコピーしたモデルが形成される。これを内部モデルと称し，「ある運動指令がどのような動作を引き起こすか」（順モデル）あるいは「ある動作を行いたいときに，どのような運動指令を出せばよいか」（逆モデル）を誤差信号に基づいて学習することで，感覚フィードバックに頼らなくても速くて正確な運動制御が可能となる。

> **補足**
> 小脳前葉は深部感覚情報に基づいた運動実行系として機能し，自転車に乗る，スキーを滑る，という無意識的な運動スキルの習得（手続き学習）に関与する。課題に慣れた段階で運動スキルを自動化する役割を担い，右小脳前葉（外側）は両手協調動作課題での運動記憶の場と考えられている。両側小脳半球外側部は予期しない感覚刺激に対して実行中の運動を制御し，新たな課題における運動のタイミングを獲得する段階で機能する。

* 前頭葉皮質からの出力線維は脳幹の橋核と下オリーブ核でシナプスを形成し，橋核ニューロンは苔状線維として，下オリーブ核ニューロンは登上線維として小脳皮質に投射する。小脳皮質で処理された情報はプルキンエ細胞に集約され，そこから小脳核に送られる。小脳核は複数の核で構成されているが，主に歯状核と中位核が視床を介して前頭葉皮質に出力する。認知・情動にかかわるのは，後葉（Ⅵ葉，第Ⅰ・Ⅱ脚を含むⅦ葉），Ⅸ葉とされ，小脳障害による高次脳機能障害は cerebellar cognitive affective syndrome（CCAS）[11]とよばれる。小脳の損傷部位によって以下のように異なる認知機能障害が起こる。

* オリーブ橋小脳核→遂行機能，注意機能障害
* 小脳虫部→意欲や感情，社会的行動の調節
* 左小脳→視空間認知機能障害
* 右小脳→言語機能障害（言語性学習障害，構音障害，無言，失文法）

図18 小脳におけるフィードバック誤差学習

① 運動指令は皮質脊髄路を介して実行器官（end-effector）へと伝達されると同時に，その運動指令が実現されることで期待される感覚的結果が「efference copy」として皮質橋小脳路を介して小脳へ送られる。
② フォワードモデルとして「efference copy」は記録されている。
③ 実際の運動の結果に基づくSCと期待された運動によるSCとが下オリーブ核において照合される。
④ 照合の結果，登上線維を介して誤差信号が小脳に伝達されてフォワードモデルが書き換えられる。

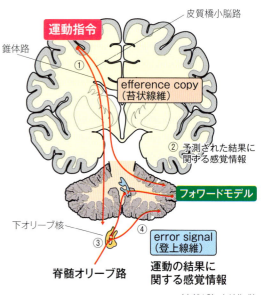

（文献10）より作成）

臨床に役立つアドバイス

運動学習における皮質・皮質下構造の機能的役割

Doya[12]は，小脳・大脳基底核・大脳皮質が行う運動学習の役割分担を以下のように分類している。
①大脳皮質：「教師なし学習」―外界の統計的性質を反映する学習。
②大脳基底核：「強化学習」―入力に対応すべき明確な出力の目標は与えられず，実際の出力がどの程度よかったかを報酬によって提示する学習。
③小脳：「教師付き学習」―ある入力に対して目標となる出力が提示されており，実際の出力との誤差信号に基づいて行われる学習。

補足

神経線維連絡の障害によって離れた場所の神経細胞の抑制が起こり，遠隔領域の代謝や血流が低下するという概念があり，テント上病変により病変のない反対側小脳半球の血流低下（CCD），小脳からの遠心性線維によって大脳皮質の血流低下（CCCD）が報告されている[11]。

6 脊髄神経回路

POINT
- 脊髄前角のα運動ニューロンは運動系の最終共通路（final common pathway）である
- 介在ニューロン・交連ニューロンが冗長性に富む神経制御システムを管理している
- 脊髄中枢パターン発生器（CPG）の役割はリズム生成，肢内の主動筋―拮抗筋協調，肢間協調である

α運動ニューロン

- 脊髄前角のα運動ニューロンは，神経筋接合部を介して筋収縮を導く運動系の**最終共通路**（final common pathway）であり，随意運動や歩行・呼吸のようなリズム運動，反射を含めたすべての運動はα運動ニューロンの発火によって起こる。

ニューロンの種類と脊髄の解剖
運動・感覚・自律神経の特徴と機能を整理し（**表1**），主な脊髄路の解剖を理解しよう（**図19**）。

介在ニューロン・交連ニューロン

- 手指を支配するα運動ニューロンは，**皮質脊髄路**から直接的入力を受けるが，その割合は10％以下であり，皮質脊髄路からの投射の大部分は**介在ニューロン**を制御している[13]。介在ニューロンはさまざまな入力を統合し，冗

表1　ニューロンの種類

種類（太さ）	直径（μm）	伝導速度（m/秒）	髄鞘	種類（感覚神経）	対象
Aα	12～20	60～120	有髄	―	体性運動（α運動神経線維）
				Ⅰa群	体性感覚（筋紡錘）
				Ⅰb群	体性感覚（腱受容器）
Aβ	8～10	30～80	有髄	Ⅱ群	体性感覚（皮膚の触圧覚）
Aγ	2～8	15～30	有髄	―	体性運動（γ運動神経線維）
Aδ	1.5～3	6～30	有髄	Ⅲ群	体性感覚（冷，鋭い痛覚）
B	1～3	3～15	有髄	―	交感神経／副交感神経の節前線維
C	0.2～1	0.3～2	無髄	Ⅳ群	体性感覚（温，鈍い痛覚）

＊CCD：crossed cerebellar diaschisis　＊CCCD：crossed cerebello-cerebral diaschisis
＊CPG：central pattern generator

長性（redundancy）を有する運動指令を管理（reduce）して必要な出力を決定する役割を果たす。

- **網様体脊髄路**は軸索側枝を分岐しながら脊髄全長を比較的緩く支配する。網様体脊髄路の投射領域には正中を越えて反対側に投射する**交連ニューロン**が多数分布し，その軸索は対側に侵入すると，大多数が白質内を上行または下行しながら，複数の軸索側枝を分枝して，限局した1～数髄節を集中的に支配し，左右の脊髄神経制御を統合する。

> **補足**
> 冗長性とは「余分な部分が付加されていること」という意味であるが，コンピュータネットワークシステムでは，情報をさまざまな方法で表現することで安定的に情報伝達を行う技術を表す言葉として用いられる。運動制御系においては，ある結果を得るためにさまざまなやり方で達成可能なことであり，例えば関節をまたぐ筋肉は複数あるため，ある関節トルクを実現するうえでの各筋の貢献度の組み合わせは多数存在する。裏を返せば，ある筋肉が関節運動に寄与できなくなっても，残っている筋肉でそれを補うことが可能，ということを意味する。

図19 主な脊髄路

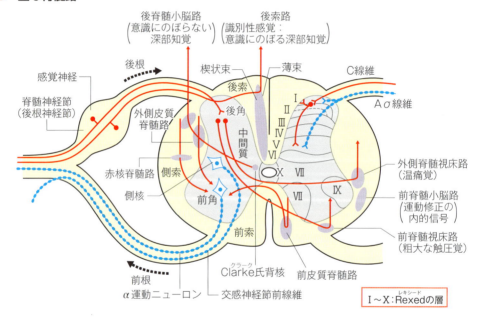

図20 half center仮説

EHC，FHCはそれぞれ，伸筋，屈筋運動ニューロン（Ex MN, Flx MN）に投射する介在ニューロン群で，相互に抑制性結合をもつことで屈曲伸展の交互運動を生み出す。FHC同士も相互に抑制性の結合をもつことで，左右の周期的な運動出力を行う。

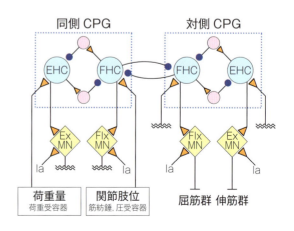

＊EHC：extensor half center ＊FHC：flexor half center

中枢パターン発生器（CPG）

- 歩行運動の基本となる屈筋-伸筋間の周期的な運動出力は，上位中枢とα運動ニューロンの間で脊髄に位置する**CPG**からもたらされる。伸筋・屈筋への運動指令を司る介在ニューロン群が相互に抑制性結合を有し，屈曲伸展の交互運動を生み出す(half center仮説)（**図20**）。
- 興奮性末梢性入力：筋紡錘からのⅠaおよびⅡ群求心線維は運動ニューロンに興奮性入力を直接もたらす。姿勢制御課題における抗重力筋からのⅠa群求心性入力は最も強く影響し，運動課題に依存して変化する。また，皮膚，関節，筋Ⅲ群求心性線維がα運動ニューロンの促通に関与する。
- 抑制性末梢性入力：抑制性入力には，**主動筋**（agonist）の活動時に**拮抗筋**（antagonist）を抑制する相反性抑制（reciprocal inhibition），Renshaw細胞を介する反回抑制，Golgi腱器官からのⅠb抑制がある。

①**相反性抑制**：相反性抑制にはシナプス前抑制とシナプス後抑制がある。伸筋に伸張反射が起こると，その結果として屈筋が伸張され，拮抗筋である屈筋に伸張反射が誘発されることになるが，屈筋Ⅰa群求心性入力は相反性に抑制されて伸張反射が連続して起こることはない（シナプス前相反性抑制）（**図21a**）。歩行などのリズム運動においては，Ⅰa介在ニューロンは拮抗筋α運動ニューロンをシナプス後抑制し，協調運動に寄与する（**図21b**）。

②**反回抑制**：α運動ニューロンは，**レンショウ細胞**とよばれる介在ニューロンを介して自身を抑制する機構を有する。反回抑制は精緻なスキル動作には機能せず，姿勢・歩行制御での近位筋群の姿勢制御においてα運動ニューロン群活動(burst)を終了させるのに重要な役割を果たす

図21 相反性抑制

a シナプス前抑制

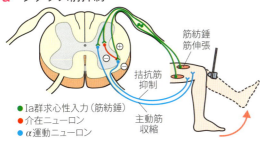

- Ia群求心性入力（筋紡錘）
- 介在ニューロン
- α運動ニューロン

b シナプス後抑制

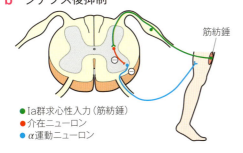

- Ia群求心性入力（筋紡錘）
- 介在ニューロン
- α運動ニューロン

図22 反回抑制

a 反回抑制（レンショウ細胞）

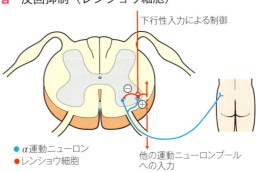

- α運動ニューロン
- レンショウ細胞

b Ib抑制（ゴルジ腱器官）

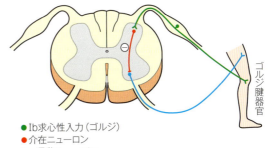

- Ib求心性入力（ゴルジ）
- 介在ニューロン
- α運動ニューロン

（図22a）。

③ Ｉｂ抑制：筋への高度な張力が加わると，ゴルジ腱器官からのＩｂ群求心性入力によってα運動ニューロンは抑制される。過度の張力に対して筋を保護する機能をもち，逆伸張反射あるいは「autogenic reflex」ともよばれる（図22b）。一方で，Ｉｂ介在ニューロンは複数の入力を受け，課題に応じて脱抑制，あるいは逆に促通性に作用する。

- 歩行運動におけるCPGは**荷重受容器**と股関節運動に伴う末梢求心性入力によって影響を受ける。股関節への荷重と股関節運動は，CPG活動を制御して立脚期から遊脚期への移行を管理する。また，歩行運動における下腿三頭筋ゴルジ腱器官からのＩｂ群求心性入力は，張力正帰還作用（positive force feedback），すなわちフィードバック回路における張力増幅機構が機能することで，立脚期における下腿三頭筋の筋活動の約50％を制御している[14]。

臨床に役立つアドバイス

CPG促通による歩行リズム練習に必要な感覚入力

二足歩行において最も重要な荷重受容器は下腿三頭筋からのＩｂ群求心性活動である。従って立脚中期から後期における足関節背屈を歩行練習で再現することが大切になる。歩行運動の立脚後期に下腿三頭筋が促通されることで，身体の重心は落ち込むことなく水平位に保持され，前方推進力（いわゆるプッシュオフ）が得られる。加えて，立脚後期の股関節伸展に伴う股関節屈筋群のIa群求心性活動は，CPGの「flexor half center」を促通する。ゆえに，振り出しの練習は随意的に下肢を前に出す（ステップ練習）のではなく，股関節伸展をしっかりと促して，屈曲運動への切り替えを行う練習をする必要がある。

まとめ

- 中枢神経の神経細胞にはどのような種類があるか（→p.2）。試験
- 大脳皮質の情報伝達を行う神経線維にはどのような種類があるか（→p.2〜3）。実習 試験
- 視覚情報の2つ径路と役割は何か（→p.6）。実習 試験
- 行動の発現における前頭前野の役割は何か（→p.7）。実習 試験
- 運動皮質の種類と役割は何か（→p.8）。実習 試験
- 錐体細胞の機能的な2つの径路は何か（→p.8〜10）。実習
- 脳画像における運動および感覚神経径路の特徴は何か（→p.12）。実習 試験
- 大脳基底核を構成しているのは何か（→p.13）。試験
- 大脳基底核で報酬信号を伝達する役割を果たしているのは何か（→p.13）。試験
- 小脳の解剖学的特徴は何か（→p.15）。試験
- 小脳の病変でみられる症状は何か（→p.17〜18）。実習 試験
- 小脳で誤差信号を伝達する役割を果たしているのは何か（→p.17〜18）。試験
- 運動学習における大脳皮質・基底核・小脳の機能は何か（→p.18）。実習 試験
- CPGのhalf center仮説とは何か（→p.20〜21）。実習 試験
- 歩行リズム形成に必要な感覚情報は何か（→p.22）。実習 試験

【引用文献】
1) 稲垣未来男, 藤田一郎：側頭連合野の視覚情報処理—形, 顔, 色, 質感, 奥行きの処理. Brain and Nerve, 68 (11)：1363-1370, 2016.
2) 丹治　順：頭頂連合野と運動前野はなにをしているのか？その機能的役割について. 理学療法学, 40 (8)：641-648, 2013.
3) Khan S, Chang R: Anatomy of the vestibular system: a review. NeuroRehabilitation, 32 (3)：437-443, 2013.
4) 高田昌彦：前頭連合野の神経解剖学. Brain and Nerve 68 (11)：1253-1261, 2016.
5) 高草木　薫：大脳基底核による運動の制御. 臨床神経学, 49 (6)：325-334, 2009.
6) Rothwell J：Control of human voluntary movement 2nd ed, 449-501, Chapman & Hall, 1994.
7) Brooks DJ：Imaging basal ganglia function. J Anat, 196 (Pt4)：543-554, 2000.
8) 南部　篤：臨床に役立つ大脳基底核の解剖と生理. 神経治療, 28 (1)：19-23, 2011.
9) Roostaei T, et al.：The human cerebellum; a review of physiologic neuroanatomy. Neurol Clin, 32 (4)：859-869, 2014.
10) 長谷公隆：運動学習理論に基づくリハビリテーションの実践 第2版, 13-31, 医歯薬出版, 2016.
11) Bodranghien F, et al.: Consensus Paper: Revisiting the Symptoms and Signs of cerebellar syndrome. Cerebellum 15 (3)：369-391, 2016.
12) Doya K：Complementary roles of basal ganglia and cerebellum in learning and motor control. Curr Opin Neurobiol, 10 (6)：732-739, 2000.
13) Maguire CC, et al.: The influence of walking-aids on the plasticity of spinal interneuronal networks, central-pattern-generators and the recovery of gait post-stroke. A literature review and scholarly discussion. J Bodywok Move Ther, 21 (9)：422-434, 2017.
14) Nielsen JB：Motoneuronal drive during human walking. Brain Res Rev, 40 (1-3)：192-201, 2002.

第2章

各論

2章 各論

1 脳血管障害の理学療法

1 疾患の病態

- 脳梗塞は，ラクナ，アテローム，心原性に分類され，アテロームは動脈硬化，心原性は心房細動が主な原因である
- 脳出血の原因は高血圧が多く，その好発部位は，被殻，視床，小脳などが挙げられる
- 側脳室の脈絡叢動脈で産生され，脳表のくも膜顆粒で吸収される脳脊髄液の流れを理解して，くも膜下出血の合併症である水頭症の原因を理解する

脳梗塞の分類

脳血管障害（脳卒中）の分類を，図1に示す。そのなかで脳梗塞の分類は以下のとおりである。

①ラクナ梗塞：ラクナ梗塞の発症機序は，高血圧が原因で，脳動脈の穿通枝の末端が硝子変性を起こして閉塞することで生じる。大きさは直径1.5 cm以下である。好発部位は，大脳基底核，内包，視床，橋などの穿通枝領域で，軽度の運動障害，感覚障害，構音障害などを呈する。わが国で最も多い脳梗塞で，症状は比較的軽い場合が多いが，繰り返し起こると脳血管性認知症やParkinson（パーキンソン）症候群を起こすことがある。

②アテローム血栓性脳梗塞：アテローム硬化は，高脂血症，糖尿病，高血圧など，成人病（生活習慣病）が危険因子となって生じる。その成立機序を図2に示す。アテローム血栓性脳梗塞とは内

図1 脳卒中の分類

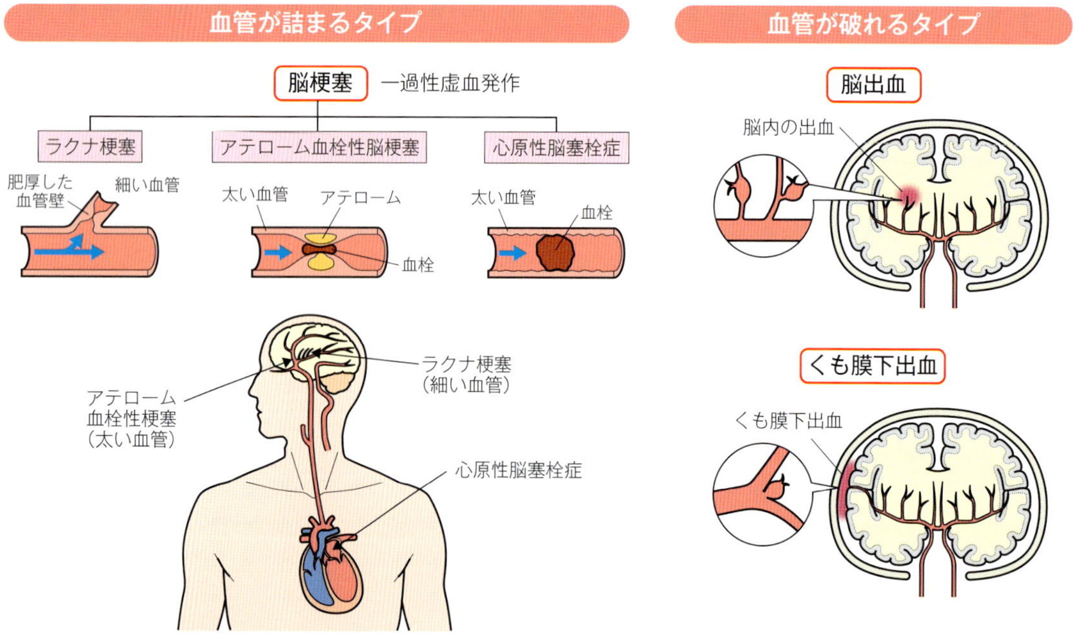

頸動脈や頭蓋内の比較的大きな動脈のアテローム硬化が原因で，そこに血栓ができて完全に詰まったり，その血栓がはがれて流れ出し，先のほうで詰まったりするために起こる。わが国では脳梗塞の約20％を占めている。

③心原性脳塞栓症：心原性脳塞栓症の発症機序は，心臓にできた血栓が脳の動脈に流れ込んで血管が詰まることで生じる。心臓に血栓を作りやすい疾患としては心房細動が最も多い。心房細動になると，肺から戻ってきた血液が左心房のなかでよどんで，血栓ができやすくなる。心原性脳塞栓症では突然大きな脳血管が詰まるため梗塞を起こす範囲が広く，命にかかわるだけでなく，仮に一命を取りとめても，失語症や半側空間失認などの高次脳機能障害や重度の片麻痺を生じることが多い。脳梗塞のうち20～25％を占める。

> **基礎へのフィードバック**
>
> **心房細動**
>
> 脳梗塞の原因の1つとして重要なのが心房細動の合併である。心房細動は加齢に伴い発症率が高くなり，また女性よりも男性に多く発症する。わが国では70万人以上が罹患していると推定されている。心房細動は高血圧，糖尿病，心筋梗塞・弁膜症などの心臓病や慢性の肺疾患のある患者に発症しやすく，またアルコールやカフェインの過剰摂取，睡眠不足，精神的ストレス時にも発症する。

図2　アテローム血栓症（ATIS）の成立

ATISは，アテローム硬化性のプラークの破綻を契機に，血小板に富む血栓が集積し虚血または閉塞を招く疾患である。これはやがて不安定狭心症，心筋梗塞（MI），脳梗塞などを引き起こす。

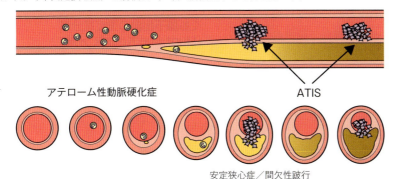

（文献1）より作成）

> **実践!!　臨床に役立つアドバイス**
>
> **分枝粥腫型梗塞（BAD）**
>
> 脳動脈の穿通枝の母動脈からの分岐部の近傍のアテロームプラークを基盤とした血栓により穿通枝全域に及ぶ梗塞を，分枝粥腫型梗塞という（図3）。ラクナ梗塞よりも大きな範囲が梗塞になり，入院してから，リハビリテーション（以下，リハ）を開始した直後に運動麻痺が急激に悪化することが多いため，注意が必要である。好発部位は，放線冠を灌流するレンズ核線条体動脈，内包後脚を灌流する前脈絡叢動脈，橋底面を灌流する傍正中橋動脈である。MRIでは，レンズ核線条体動脈の梗塞の場合水平断像で3スライス以上に及ぶ頭尾方向に長い高信号が認められる。

図3　分枝粥腫型梗塞（BAD）

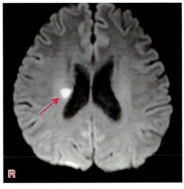

右放線冠に高信号を認め，血栓による梗塞を起こしていることがわかる。

＊ATIS：atherothrombosis　＊MI：myocardial infarction　＊TIA：transient ischemic attack
＊PAD：peripheral arterial disease　＊BAD：branch atheromatous disease

脳梗塞の発症リスク

脳梗塞の発症リスクの指標として，チャッズツー（CHADS₂）スコアがある（図4）。これは脳梗塞の危険因子［心不全（C），高血圧（H），年齢（A；75歳以上），糖尿病（D）］があると各1点，脳梗塞やTIAの既往（S）を2点として足し算し，合計6点満点として計算する。この点数が高いほど脳梗塞の危険性が高い。以前は一般的にCHADS₂スコアが2点以上の心房細動患者は，脳梗塞の予防として抗凝固薬の使用が推奨され，1点の場合にはどちらでもよいと考えられていたが，近年相次いで新しい抗凝固薬が発売となり，1点の患者に対しても使用したほうがよいとされている。

脳出血

高血圧が主な原因で，脳内の細い動脈に絶えず高い圧力がかかり，ついには破れて脳出血を起こす。好発部位は被殻，視床，小脳などで，多くは片麻痺，感覚障害を伴い，重症例では意識障害をきたす。

図4　CHADS₂スコア

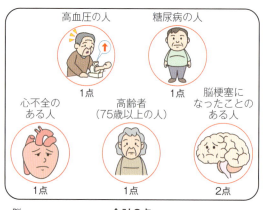
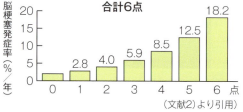

（文献2）より引用）

くも膜下出血

脳動脈にできた動脈瘤が破れて，くも膜下腔に出血する。発症直後，猛烈な頭痛と吐き気，嘔吐を伴い，多くはそのまま意識を失う。出血が軽い場合意識は回復するが，出血量が多いときや脳内に破れ込んだ場合は重症化する。くも膜下出血の重症度分類には，Hunt and Kosnik 分類（表1）が頻用され，グレードが高いほど予後不良である。根治的な治療は，破裂脳動脈瘤に対して，**クリッピング手術**または**コイル塞栓術**（図5）を行う。

合併症

- 脳血管攣縮による脳梗塞：くも膜下出血発症後の合併症として，4〜14日目に生じる**脳血管攣縮による脳梗塞**である。この脳血管攣縮は，くも膜下出血の30〜70％に生じる。特に重篤

表1　くも膜下出血の重症度分類（Hunt and Kosnik 分類）

Grade 0	未破裂の動脈瘤
Grade I	無症状か最小限の頭痛および軽度の項部硬直をみる
Grade Ia	急性の髄膜あるいは脳症状をみないが，固定した神経学的失調のあるもの
Grade II	中等度から強度の頭痛，項部硬直をみるが，脳神経麻痺以外の神経学的失調はみられない
Grade III	傾眠状態，錯乱状態，または軽度の巣症状を示すもの
Grade IV	昏迷状態で，中等度から重篤な片麻痺があり，早期除脳硬直および自律神経障害を伴うこともある
Grade V	深昏睡状態で除脳硬直を示し，瀕死の様相を示すもの

図5　クリッピング手術とコイル塞栓術

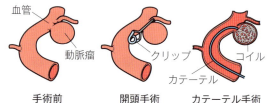

な後遺症を引き起こす大きな脳梗塞は15〜20％に生じるので，発症後14日までは，リハは脳卒中ユニット内にてベッドサイドで行うことが望ましい。

- 水頭症：もう1つの合併症は，1〜2カ月後に生じる**水頭症**である。この水頭症の症状は，歩行障害，尿失禁，健忘や無気力である。その発生機序は以下のとおりである。正常な髄液は，側脳室の脈絡叢動脈から1日500mL産生される。そして図6に示すように，最終的に脳表面のくも膜顆粒で吸収され静脈に還流される。しかし，くも膜下出血では，血腫がこのくも膜顆粒を閉塞して脳脊髄液の流れが遮断されるために水頭症が生じる。従って，治療としては，側脳室内と腹腔内（腸管が存在する空間）をチューブで繋ぎ，間のチューブは皮下を通す**V-Pシャント術**や，腰椎くも膜下腔と腹腔を繋ぐ**L-Pシャント術**が行われる。

図6　脳脊髄液の循環

- 脳脊髄液は脈絡叢動脈にて1日500mLが産生される。
- 脈絡叢動脈→側脳室→Monro孔（モンロー）→第3脳室→中脳水道→第4脳室→Magendie孔（マジャンディ）/Luschka孔（ルシュカ）→くも膜顆粒→静脈洞へ

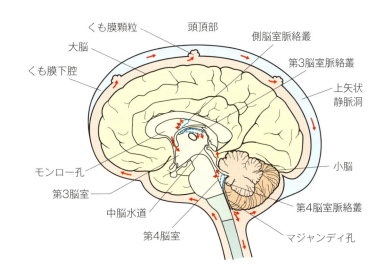

2　症候・障害

- 損傷部位と症候との関連を理解する
- 代表的な症候として運動障害，感覚障害，高次脳機能障害が挙げられる
- 運動障害や感覚障害によって立ち上がりや歩行といった基本動作は困難となる

代表的な症候

　脳では特定の機能を担うネットワークが特定の場所に存在している。このため，脳血管障害では病巣部位に対応する症候が出現する。脳血管障害の代表的な症候である運動障害，感覚障害，高次脳機能障害は以下のとおりである。

運動障害

　運動障害には，錐体路の損傷による運動麻痺，小脳の損傷による運動失調，視床や大脳基底核の損傷による不随意運動がある。

- **運動麻痺**は，運動野から筋線維までのどこかに損傷があり，随意運動が困難な状態である。

一次運動野から延髄錐体を走行する錐体路が損傷されると対側上下肢に麻痺（片麻痺）が生じる。一般的に発症直後は弛緩性麻痺であり，その後，痙縮を伴う痙性麻痺が出現する。運動が可能となっても定型的パターンの病的共同運動や連合反応を認める。

> **補足**
> 非麻痺側の神経機構も健常者とは異なることが報告されている[3]。理学療法評価では麻痺側だけでなく非麻痺側も含め全身をみる必要がある。

- **痙縮**は，伸張反射の亢進の結果として生じる筋伸張速度に依存した受動運動に対する抵抗感の増大を特徴とする[4]。一方，**筋緊張**とは，骨格筋の硬度や弾力の程度であり，痙縮だけでなく筋や皮膚の短縮も含まれる。

> **補足**
> 痙縮は錐体路徴候に含まれるが，錐体路が選択的に遮断されても痙縮は出現しない[5]。錐体路だけでなく錐体外路の損傷により痙縮が生じると考えられている。

- 病的共同運動は，単一の運動を独立して行うことができず，常に他の運動と共同して，定まったパターンでしか行うことができない状態である。
- 連合反応は，一肢の筋群から他肢の筋群に作用する緊張性反射で，麻痺側上下肢の特有なパターンを強調させる。非麻痺側の上肢や下肢に力を入れたときなどに生じる。
- **運動失調**は，小脳の損傷により運動を正確に

> **基礎へのフィードバック**
> **錐体路**
> 主に大脳皮質の運動野から起こり，脊髄前角細胞（皮質脊髄路）や脳幹の運動核（皮質核路）に至る神経路である。皮質脊髄路は，主に中心傍小葉の前部と中心前回の上部から起こり，内包後脚，大脳脚，橋底部の橋縦束，延髄錐体を経て，大部分の線維が錐体下端で交叉（錐体交叉）する。

効率よく行うことが困難な状態であり，四肢の測定障害，変換運動障害，運動の協調障害などがみられる。深部感覚に障害がある場合にも失調（感覚性失調）がみられる。

感覚障害

- **感覚障害**は，損傷される神経路に対応した体性感覚（表在感覚・深部感覚）や特殊感覚（嗅覚・視覚・味覚・聴覚・平衡覚）の障害を示す。内側毛帯から視床を経て一次体性感覚野に至る神経路が損傷されると，対側の表在感覚や深部感覚が障害される。

高次脳機能障害

高次脳機能障害は，大脳の器質的病変に伴って生じる認知や行動の障害であり，失認，失行，失語，注意障害，遂行機能障害，記憶障害が含まれる。

- **失認**（**表2**）は，感覚に異常がないにもかかわらず，ある感覚を介して対象を認識できない状態である。

> **補足**
> 手指失認，左右識別障害，失書，失算の4徴候からなる症候群をGerstmann（ゲルストマン）症候群とよぶ。主な病巣は左角回である。4徴候のみが出現することや，すべての症候が同時に出現することはまれである。

- **失行**（**表3**）は，運動障害がなく行為についての知識を有しているにもかかわらず，行為ができなくなる状態である。
- **失語**（**表4**）は，正常な言語の習得後，脳の組織が損傷を受けたために，言語の理解，発語，読解，書字に障害がみられる状態である。
- 注意障害は，注意の選択，持続，選び換え，分配などが障害され，適切に注意を向けられない状態である。
- 遂行機能障害は，前頭葉の障害により，目標の設定，計画の立案と実行，効率的な行動が障害された状態である。
- 記憶障害は，海馬などの障害により，記銘，保持，想起のいずれかが困難となる状態である。

用語解説 **錐体路徴候** 古典的には痙性麻痺，深部反射亢進，Babinski（バビンスキー）反射陽性，腹壁反射消失が挙げられ，上位運動ニューロンの障害でみられる。

その他

構音障害，嚥下障害，半盲，眼症状，意識障害といった症候がみられる。

- 運動障害，感覚障害により，立ち上がり動作や歩行動作といった基本動作は困難となる。また，運動障害や感覚障害の改善により基本動作が獲得できても，高次脳機能障害により社会復帰が困難になるケースも多い。

> **学習の要点**
> **症候と病巣をセットで覚える**
> 脳血管障害の症候は主たる病巣とともに覚えておこう。コンピュータ断層撮像法（CT）や核磁気共鳴画像法（MRI）の画像から損傷された部位を同定し，どのような症候が出現するのかを想定できるようになる必要がある。

表2 失認の種類・症状・病巣

種類	症状	病巣
触覚失認	触覚により物品などを認知することができない	左右頭頂葉
聴覚失認	音は聞こえるが環境音の音源を認知することができない	左右側頭葉
視覚失認	視覚により物品を認知することができない	左右後頭葉
相貌失認	知っている人の顔を認知することができない	右後頭葉・側頭葉（紡錘状回）
視空間失認	視覚を利用して空間関係を把握することができない	右頭頂葉・後頭葉
半側空間無視	空間の半側を認知できない（左側を無視することがほとんど）	右頭頂葉（広範な領域）
地誌的失見当	知っているはずの道に迷ってしまう	右側頭葉・後頭葉
身体失認	自己の身体に対する空間的な認識が障害される	右頭頂葉
手指失認	指示された指を呼称したり，指し示したりすることができない	左頭頂葉・後頭葉
左右識別障害	左右の概念の弁別障害で，左右の識別ができない	左頭頂葉・後頭葉
病態失認	自分の病態を否定する	右頭頂葉

表3 失行の種類・症状・病巣

種類	症状	病巣
肢節運動失行	病巣と対側の手指などの動作が拙劣になる	左右中心前回・中心後回
観念運動失行	自発的には行えるが模倣や指示による動作ができない	左頭頂葉
観念失行	物品や道具を使用する一連の動作ができない	左頭頂葉・後頭葉
構成失行	図形や形態の構成が再現できない	左右頭頂葉
着衣失行	着なれた衣服を着用することができない	右頭頂葉
運動維持困難	閉眼，開口，舌を出すなどの動作を維持できない	右前頭葉・側頭葉・頭頂葉

表4 失語の種類・症状・病巣

種類	症状	病巣
Broca失語（ブローカ）	自発語は非流暢で復唱も障害されているが，言語理解は比較的保たれる	左前頭葉
超皮質性運動性失語	自発語は乏しく非流暢だが，復唱と言語理解は可能である	左前頭葉
Wernicke失語（ウェルニッケ）	言語理解と復唱は障害されており，自発語は流暢で錯語が目立ちジャーゴンを呈する	左側頭葉
超皮質性感覚性失語	言語理解は障害されているが，復唱は可能，自発語は流暢で錯語がみられる	左側頭葉
伝導失語	言語理解は可能で自発語は流暢だが，音韻性錯語が目立ち復唱が障害される	左側頭葉・頭頂葉下部
健忘失語	名詞が出にくいが，その他の言語機能の障害はほとんどない	さまざまな部位
全失語	言葉の表出，言語理解，復唱が重度に障害される	左前頭葉・側頭葉

用語解説
ジャーゴン（Jargon） 流暢だが意味不明な言葉のこと。
音韻性錯語 音の選択の誤りで，「やま」を「かま」のように誤って言うこと。

*CT：computed tomography　*MRI：magnetic resonance imaging

3 医学的検査

POINT
- 脳出血，くも膜下出血の診断にはCTを用いる
- 脳梗塞の早期診断には，MRIの拡散強調画像を用いる
- 脳の血管異常にはMR血管撮像法(MRA)を用いる
- 錐体路は，放線冠，内包後脚，大脳脚を通り，延髄下部で交叉する
- 逆Ωサインを見つける
- 中心前回は，上部から足，手，顔の順に並んでいる(小人が逆立ち)
- 一次聴覚野，ウェルニッケ野は左側頭葉上部にある
- 角回，縁上回は頭頂葉にある
- ブローカ野は前頭葉にある
- 脳出血の好発部位は，被殻，視床，皮質下，小脳，脳幹の順に多い
- 視床出血は，感覚障害だけでなく，高次脳機能障害を合併する
- 被殻出血は，症状によっては手術適応がある
- くも膜下出血では「ダビデの星」を見つける
- 脳動脈瘤の同定は，3次元CT(3DCT)で同定する
- 心原性脳塞栓症では，大脳皮質を含む広範な梗塞になる
- アテローム血栓性脳梗塞では，MRAで主幹動脈の狭窄，閉塞所見を認める

画像診断の基礎

- **CT**はX線を多方向から照射して，その計算値から画像を合成したものである．脳血管障害では主に急性期の脳出血，くも膜下出血の診断に利用される．正常では，脳脊髄液は低い吸収域(黒く映る)，出血部位は高い吸収域(白く映る)，脳実質は中間色に映る．

- **MRI**は，磁気を用いてCTと同様にその計算値から画像を合成したものである．画像の種類には，T1強調画像，T2強調画像，fluid-attenuated inversion recovery (FLAIR)画像，拡散強調画像(DWI)がある．このなかで，DWIは脳梗塞発症1時間後から脳梗塞の部位が高信号に映るので，脳梗塞の超早期診断に有効である．

- **MRA**は，MRIを再度合成して造られた血管抽出法で，信号強度は，血流速度が速いほど高信号になる(白く映る)．従って，血管が狭窄しているところは低信号(黒く映る)となり，血管が詰まると描出されないので，血管が閉塞した部分が同定できる．図7に，健常者の脳MRA画像を示す．

図7 MRA

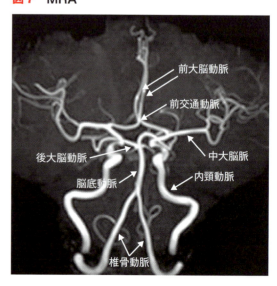

前大脳動脈
前交通動脈
後大脳動脈
中大脳動脈
脳底動脈
内頸動脈
椎骨動脈

＊CT : computed tomography　＊MRI : magnetic resonance imaging　＊DWI : diffusion weighted image
＊MRA : magnetic resonance angiography

錐体路

- 脳画像をリハ治療に役立てるためには、まず、脳の局在を知ることが重要である。脳血管障害で最も重要な運動麻痺を脳画像で判断するには、錐体路の走行を知ることが必要である。錐体路では、一次ニューロンの細胞体が前頭葉の最上部の中心前回にあり、そこから、軸索が下行して放線冠を形成し、やがて基底核部で内側の視床と外側の被殻の間の内包後脚を通過する。その後中脳の大脳脚から脳幹部に入り、橋縦束（腹側）を通過して延髄錐体に到達し、そこで交叉して脊髄の側索を下行し、目的の脊髄運動ニューロン（二次ニューロン）に達する。脳梗塞のうち、ラクナ梗塞の好発部位はこの錐体路上にあるため、片麻痺を生じる。図8に、錐体路とラクナ梗塞の画像を示す。

中心溝の見つけ方

- 中心溝は大脳半球の前頭葉と頭頂葉を分ける大きな境界であり、さらにその前方には運動野、後方には感覚野があるため、リハ医療にとって最も重要な場所である。この中心溝をCTやMRIで同定するには、逆Ωサインを見つけ出すことが最も容易である。図9のように、中心溝の一部はΩを引っくり返したような形になっている。また、その前方には中心前溝が平行に走り、さらにその前方には上前頭溝が垂直に走っているので、見つけやすい。また、中心溝が同定されれば、その前方が中心前回でおおむね一次運動野にあたりさらにその中心前回の中央部が足部、中間部の逆Ω形で丸くなっている部分が手部、外側部が顔面部となり、いわゆる「小人が逆立ちした状態」に運動ニューロンが局在している（図10）。感覚野は中心溝の後部、中心後回に局在している。運動野や感覚野にラクナ梗塞が生じると、その場所に限局した症状が生じる。例えば、右の運動野の足部に梗塞が生じると、左下肢の単麻痺を生じることがある。

図8　錐体路とラクナ脳梗塞のMRI所見

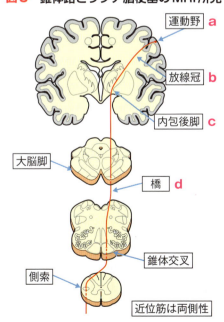

a　運動野

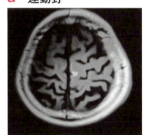

b　放線冠

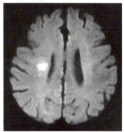

c　内包後脚

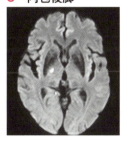

d　橋

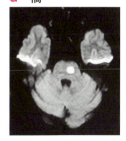

言語野の見つけ方

- 言語野は，主に左大脳半球に存在する。図11に示すように，内耳からの情報が視床後部の内側膝状体を経由して，大脳皮質，側頭葉の上側頭回前部の一次聴覚野に達する。そのなかで，言語に関する音声が，側頭葉の上側頭回後部のウェルニッケ野に達して，言語が理解される。ここが障害されると感覚性失語（言語が理解できない失語症）を生じる。また，言語の発声は，前頭葉後部外側にあるブローカ領域で形成される。ここが障害されると運動性失語（言語を表出できない失語症）を生じる。島皮質は外側溝の内側に位置していて，隠れていて外からは見えない。島皮質も左側が障害されると失語症を呈する。CTやMRIでこれらの言語野を同定する方法を図12に示す。一方，ウェルニッケ野の後上部の頭頂葉にある角回は，書字，計算などの機能を司っていて，ここが障害されるとGerstmann症候群を生じる。

脳出血

- 脳出血の好発部位は，被殻，視床，皮質下，小脳，脳幹の順で多く，特に被殻と視床で70～80％を占めている（図13, 14）。被殻は錐体路の内包後脚の外側，視床は内側にあり，出血が内包後脚に及ぶことで片麻痺を生じる。
- 視床出血は，側脳室に接しているため，内側に広がれば脳室穿破をきたす。また，視床は脳幹と大脳皮質の重要な中継地点であり，視床前部では記憶障害，視床内側部では注意障害・意識障害，視床外側部では感覚障害や運動失調，視床後部では失語症（左視床の場合），半側空間失認（右視床の場合）などの高次脳機

図10　運動野・感覚野の局在

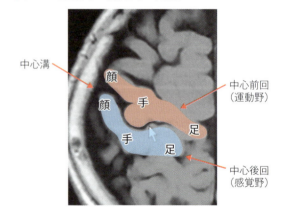

図9　中心溝の見つけ方

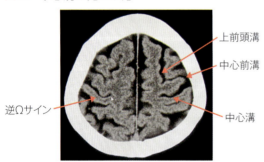

図11　言語中枢の局在

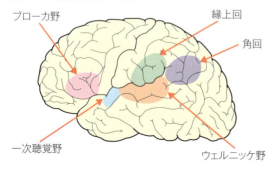

図12　ブローカ野, ウェルニッケ野, 島皮質の局在

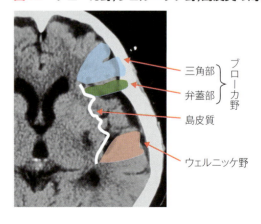

能障害を呈するので注意が必要である。
- 被殻出血は外側に広がると言語野を圧迫することになり，失語症を呈する場合がある。また，出血量が多くなった場合には，脳ヘルニアを回避するために血腫除去，脳減圧手術（頭蓋骨を一時的にはずす）などを行う場合がある。

くも膜下出血

- くも膜下出血のCTでは，脳底部くも膜下腔（トルコ鞍上部）が高吸収域（白色）であり，「ダビデの星」や「ペンタゴン（五角形）」といわれる特徴的なサインが認められる（図15）。また，3次元CT（3DCT）で脳動脈瘤を同定することができる。図16は，脳底動脈先端部および前交通動脈の脳動脈瘤の画像である。

脳梗塞

- 心原性脳塞栓症では，主幹動脈に心臓由来の血栓が流れ込んで，皮質を含む広範な脳梗塞になることが多い。図17は，右中大脳動脈領域の広範な脳梗塞のMRI拡散強調画像を示す。
- アテローム血栓性脳梗塞は，主幹動脈の動脈硬化性変化により，狭窄・閉塞をきたして脳梗塞となる，複数箇所で大小さまざまな梗塞が多発することがある。図18はMRAで内頸動脈がアテローム血栓によって狭窄しているところを示している。

図13　脳出血の好発部位

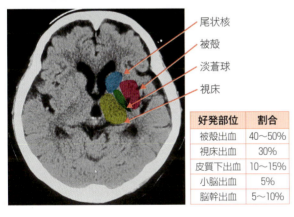

図15　くも膜下出血のCT所見

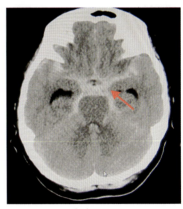

ダビデの星

図14　脳出血の好発部位のCT所見

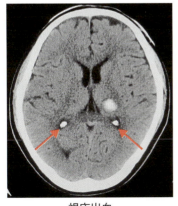

視床出血

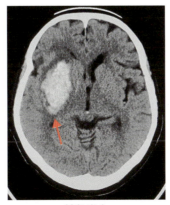

被殻出血

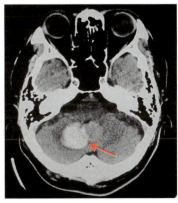

小脳出血

図16　脳動脈瘤の3DCT所見

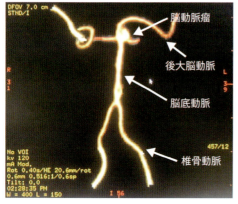

脳底動脈先端部の脳動脈瘤

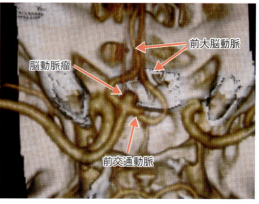

前交通動脈の脳動脈瘤

図17　心原性脳塞栓症（右中大脳動脈）

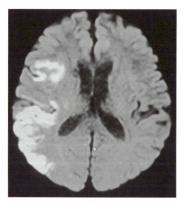

MRI拡散強調画像

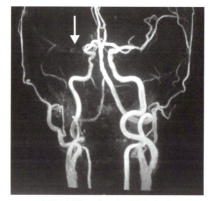

MRA画像。右MCA閉塞（→）

図18　アテローム血栓性脳梗塞

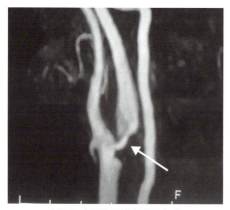

MRA。内頸動脈狭窄所見（→）

> **実践!!　臨床に役立つアドバイス**
>
> **救急現場ではまずCT**
>
> 　救急現場では，基本的にはCTが優先される。CTは出血に対して反応がよく，撮影時間も短い。MRIが優先されない理由は，救急では脳出血も疑われている点や，患者の情報が少ないためにペースメーカーなどの金属が埋め込まれている可能性が否定できない，といったリスクの面などにある。

4 医師による治療

- 脳血管障害の病型診断を行う
- 全身管理の下で脳障害を最小限にする治療を展開する
- 嚥下障害および排尿障害の診断と治療
- 疼痛の管理
- 痙縮治療

脳梗塞の治療
- 血栓溶解療法や血管内治療による急性期治療
- 再発予防のための抗凝固療法および抗血小板療法を含む薬物療法

脳出血の治療
- 頭蓋内圧亢進の管理
- 脳出血の病態に応じた治療

くも膜下出血の治療
- 再破裂の予防
- 遅発性脳虚血の予防と治療

脳血管障害に対する治療の原則

- 医師は脳血管障害の病型を診断し，全身管理を行いながら脳障害を最小限に抑える急性期治療を行う。並行して機能回復・活動再建のためのリハを処方し，チーム医療を統率しながら短期的目標と長期的目標に分けて治療計画を立てる。嚥下障害や排尿障害の管理，機能回復を目指した治療用補装具処方やニューロモデュレーションなどの治療，肩手症候群やうつなどの合併症予防とその治療，痙縮治療などを統合する。これらの病態や治療法，予後などを患者・家族に提示するとともに，社会復帰に向けた治療プログラムを管理する。
- 脳血管障害後は140/90mmHg未満での血圧管理が基本となる。糖尿病やタンパク尿合併患者には130/80mmHg未満，後期高齢者には150/90mmHg未満を目標とすることを考慮する[6]。
- 脳血管障害急性期には**深部静脈血栓症**や**肺塞栓症**予防のために**間欠的空気圧迫療法**が勧められる。**てんかん発作**は，脳血管障害発症後1～2週間で発症する早期発作とそれ以降に発症する遅発発作がある。前者は局所的な代謝変化や血液分解産物による大脳皮質の直接的刺激が原因のため再発リスクは低いが，後者は器質化機転が始まった皮質のグリオーシスなどでてんかん原性焦点が形成されて，再発の可能性が高いので抗てんかん薬投与が考慮される[7]。

> **補足**
> ニューロモデュレーションとは電気刺激や磁気刺激もしくは薬剤を用いて神経機能制御を試みる治療法である。

> **補足**
> 急性期治療において脳卒中について専門的知識をもつ複数の診療科や多職種による学際的チーム医療を行う脳卒中ケアユニット（SCU）は，死亡率や再発率の低下，在院期間の短縮，自宅退院率の増加，長期的なADLの改善に寄与する。

用語解説
活動再建 リハを含む包括的アプローチによって生活に必要な活動を再構築することであり，リハ治療の主たるアウトカムである。
グリオーシス（神経膠症） 膠細胞増多症ともよばれ，中枢神経組織における一種の瘢痕（グリア瘢痕）である。

*SCU：stroke care unit

脳梗塞の治療

- **急性期治療**：発症から4.5時間以内の虚血性脳血管障害で痙攣や出血などの所見や血液・画像所見などで除外基準に当てはまらない場合，**遺伝子組み換え組織プラスミノゲン・アクティベータ（rt-PA）** の静脈内投与による**血栓溶解療法**が推奨される。合併症として起こりうる頭蓋内出血への対応といった集中治療が実施可能な施設要件が提案されている。内頸動脈または中大脳動脈M1部閉塞と診断された急性期脳梗塞では，rt-PA療法を含む内科治療に追加して，主にステントリトリーバーを用いた**血管内治療**（機械的血栓回収療法）（**図19**）を発症6時間以内に行うことが勧められる[6]。中大脳動脈領域を含む広範囲脳梗塞や小脳梗塞で脳圧迫所見を認め重度の意識障害をきたす場合に**開頭外減圧術**が実施される。
- 脳保護薬エダラボン（ラジカット®）は，脳神経細胞の障害抑制を目的として病型を問わず投与される。
- **心原性脳塞栓症**では心内血栓の形成を防ぐ**抗凝固療法**が基本となる。ワルファリンに比較して直接阻害型経口抗凝固薬（DOAC）は，特定の凝固因子に作用し，頭蓋内出血を含めた出血合併症を減らすことが期待できるため，非弁膜症性心房細動をもつ脳梗塞およびTIAの二次予防で推奨される[6]。
- **抗血小板療法**として，**非心原性脳梗塞**の急性期にトロンボキサンA2合成阻害薬であるオザグレルナトリウム（カタクロット®）点滴静注，シロスタゾール（プレタール®）経口薬，非心原性脳梗塞あるいはTIAの急性期〜亜急性期の再発予防にクロピドグレル（プラビックス®），アスピリンなどの投与が行われる。非心原性脳梗塞の慢性期再発予防は，前述の薬剤やチクロピジン（パナルジン®）による抗血小板療法が中心となる。

脳出血の治療

- 高血圧性脳出血の急性期では，**カルシウム拮抗薬**などで収縮期血圧140mmHg未満に管理する。頭蓋内圧亢進患者には，脳浮腫改善を

図19　機械的血栓回収療法

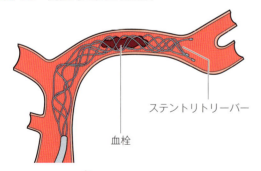

ステントリトリーバー
血栓

基礎へのフィードバック
てんかん
大脳ニューロンの過剰な発射に由来する反復性の発作で，脳血管障害や脳外傷，髄膜炎などの脳の障害を原因とする症候性てんかんと，明確な原因がない特発性てんかんがある。発作は全般発作と部分発作に大別される。

実践!! 臨床に役立つアドバイス
脳梗塞薬物療法の管理と副作用
運動療法を行ううえで，経口薬の管理法や副作用を知っておくことは重要である。**ワルファリン療法**では，国際標準比（INR）の定期的なモニタリング（出血性合併症はINR 2.6を超えると急増するので2.0〜3.0に維持，70歳以上の高齢者では1.6〜2.6で管理）に基づいて投与量が調節される。ビタミンKを多く含む納豆や青汁などの食事制限が必要になる。機械人工弁をもつ患者では，ワルファリンが第一選択薬である。頭蓋内出血などの出血合併症は，ワルファリンに比較してDOACにおいて明らかに少ない[8]。脳梗塞再発予防における1年以上の抗血小板薬2剤併用は出血性合併症を増加させるために推奨されていない[6]。高血圧，高血糖，過度の飲酒，喫煙といったコントロール可能な頭蓋内出血の危険因子の管理は徹底されなくてはならない。シロスタゾールは出血合併症が少ないことが利点だが，血管拡張作用による頭痛と心臓刺激作用による動悸，脈拍数増加による狭心症症状に留意する。降圧薬であるカルシウム拮抗薬や高脂血症治療薬であるシンバスタチン（リポバス®）と同様にグレープフルーツジュースの同時服用を避ける必要がある。

＊rt-PA：recombinant tissue plasminogen activator
＊DOAC：direct oral anticoagulants　＊TIA：transient ischemic attack　＊INR：international normalized ratio

期待して高張グリセロールの静脈内投与などが行われる。上半身を30°挙上した体位での管理や，8〜10日間体温を35℃に保つ低体温療法が考慮される。また，出血傾向を認める患者には血液製剤の投与が考慮される。
- **高血圧性脳出血**では，血腫量や神経学的所見に応じて，被殻出血や皮質下出血，小脳出血に開頭血腫除去術が施行される。血腫の脳室内穿破を伴う視床出血・脳幹出血，急性水頭症が疑われるものは脳室ドレナージが考慮される[6]。神経内視鏡を用いた血腫吸引法などの低侵襲手術による治療効果が期待される。
- **脳動静脈奇形**（図20）では再出血が多く，てんかん発作軽減などを目的とした外科的摘出術，塞栓術，定位放射線治療が行われる。**硬膜動静脈瘻**（図21）に対する血管内治療，外科的治療，定位放射線治療，**海綿状血管腫**に対する外科的治療，定位放射線治療が病態に応じて考慮される[6]。

くも膜下出血の治療

- 初期治療の目的は再破裂の予防である。再出血予防のための鎮痛，鎮静，降圧管理とともに，脳血管造影によって未破裂脳動脈瘤を含めた全血管の検索が行われる。再出血予防の治療には，開頭による外科的治療と血管内治療がある（図22）。外科的治療は原則的に出血後72時間以内に行われ，脳動脈瘤頸部**クリッピング術**が基本的治療となる。特殊な場合には，動脈瘤の前後2カ所で親動脈を閉塞する動脈瘤トラッピング術や動脈瘤壁を補強する動脈瘤被包術（コーティング術，ラッピング術）が選択される。また，動脈瘤閉塞に伴って周囲血管に対する血行再建が必要な場合にはバイパス術が併用される。脳底動脈瘤などの解剖学的に直達手術が困難な場合や高齢者では，

図20 脳動静脈奇形

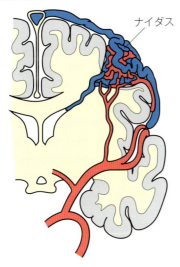

動脈と静脈が短絡する奇形。とぐろを巻くような血管の塊（ナイダス）を形成。

図21 硬膜動静脈瘻

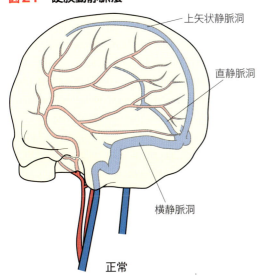

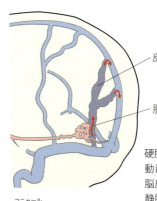

（Cognard分類：type Ⅳ）

硬膜に生じる後天性の動静脈シャント疾患。脳皮質静脈への逆流は静脈性梗塞や脳出血の原因となる。

動脈瘤内にプラチナ製のコイルを詰める**コイル塞栓術**が選択される。**血管内治療**では術後の認知機能低下は開頭手術群に比べて少ない[7]。術後はくも膜下出血の除去と頭蓋内圧管理を目的としてドレーンが留置されることが多い。

- くも膜下出血発症72時間後から14日後の間には，脳血管攣縮や微小血栓形成，微小血管収縮などの多因子が複雑に関与して生じる**遅発性脳虚血**（図23）の予防が重要となる[9]。遅発性脳虚血は，意識レベルの低下［Glasgow coma scale（GCS）スコア2点以上の低下，national institutes of health stroke scale（NIHSS）2点以上の増加］もしくは新たな神経局所所見が出現して1時間以上持続し，全身の合併症や水頭症など，別の病態では説明できないものと定義される。

- **遅発性脳血管攣縮**の予防として，Rhoキナーゼ阻害薬であるファスジル（エリル®）やオザグレルナトリウムが投与される。遅発性脳血管攣縮と診断されたら脳灌流改善を目的に循環血液量増加（hypervolemia）・血液希釈（hemodilution）・人為的高血圧（hypertension）を組み合わせたtriple H療法，血管造影で血管攣縮が指摘されれば脳血管形成術や血管拡張薬選択的動注療法が考慮される[6]。

- 受傷後のカテコラミン過剰分泌による血管透過性亢進を原因とする神経原性肺水腫や心機能低下に伴う心原性肺水腫，たこつぼ型心筋症といった合併症を起こすことがある。抗利尿ホルモン分泌異常症候群や中枢性塩類喪失症候群による低ナトリウム血症には循環血液量を保ちながら水分・ナトリウム補正が行われる。

- 続発性正常圧水頭症は機能帰結不良の独立した因子であり，脳室と腹腔を管でつなぐV-Pシャント，腰椎くも膜下腔と腹腔を管でつなぐL-Pシャントが施行される（図24）。

図22 脳動脈瘤の治療

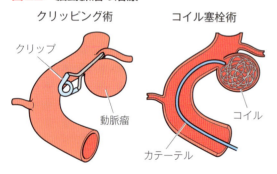

> **補足**
> 広汎性脱分極（CSD）
> 大脳皮質への機械的，電気的，化学的刺激によって神経細胞やグリア細胞の脱分極が発生し，カリウムイオンやグルタミン酸の拡散によって灰白質を同心円状に伝播する脱分極波で，微小循環障害や二次的脳障害の原因となる。

図23 遅発性脳虚血の機序

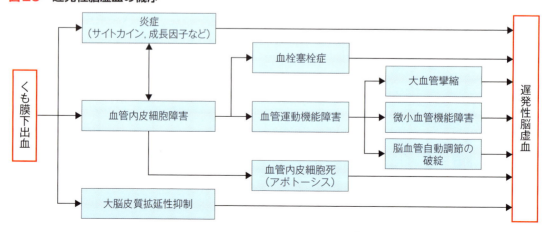

＊CSD：cortical spreading depolarization

障害および合併症に対する治療

- **嚥下障害**に対しては，スクリーニング検査，嚥下造影検査，内視鏡検査などに基づいて栄養摂取経路（経管・経口）を管理し，食形態の調整を含めて多職種による包括的治療を行う。発症から1カ月後以降も経口摂取が困難な場合には胃瘻での栄養管理が勧められる[6]。
- 尿失禁や尿閉などの**排尿障害**については，排尿パターンの観察，残尿測定，尿水力学的検査などに基づいて薬物療法や時間誘導・行動療法などの治療を行う。
- 重度の麻痺側肩に合併しやすい**肩関節痛**には，非ステロイド性抗炎症薬の経口投与や肩峰下滑液包内へのステロイド注射を行う（**図25**）。肩手症候群の疼痛に対しては低用量の経口ステロイドや抗うつ薬を投与する。**中枢性疼痛**にはプレガバリンなどの神経障害性疼痛治療薬を投与するが，無効例などに反復経頭蓋磁気刺激療法や外科的手術による電気刺激療法が検討される。

図24 水頭症の治療

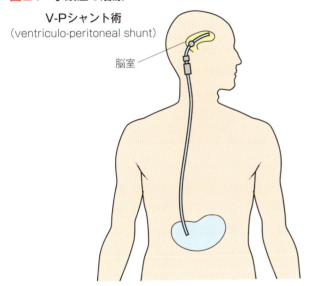

V-Pシャント術
(ventriculo-peritoneal shunt)

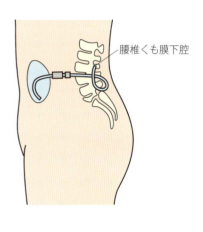

L-Pシャント術
(lumbo-peritoneal shunt)

図25 肩峰下滑液包への注射

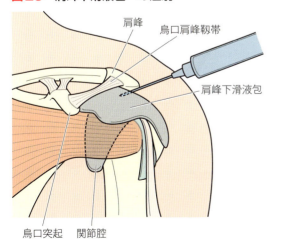

図26 痙縮の治療法の種類と特性

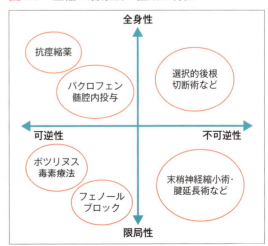

- 麻痺肢の随意性低下や異常肢位の原因となる痙縮に対して，抗痙縮薬の経口投与，ボツリヌス毒素やフェノール，エチルアルコールによるブロック療法を行う。経口薬投与は全身性に作用するのに対して，ブロック療法は局所性に高い効果が期待できる（図26）。神経筋接合部でアセチルコリン放出を阻害するボツリヌス療法の治療効果は約3カ月間継続するので，その期間に可動域改善や神経筋促通などのリハ治療をしっかりと行う。神経破壊薬であるフェノールによるブロックでは，感覚神経に及ぶと異常感覚を招くので電極針を用いて運動神経にできる限り近づける手技が必要になる。痙縮が著しい場合にはバクロフェン髄注を検討する。
- 麻痺側で生じやすい骨粗鬆症に対する薬物療法，うつ状態の診断ならびに抗うつ薬投与が行われる。

基礎へのフィードバック

神経筋接合部

運動神経の活動電位は神経筋接合部（図27）を介して筋線維に伝達される。神経筋接合部に到達した活動電位による電圧変動によって電位依存性カルシウムチャンネルが開き，カルシウムイオンがシナプス前終末内へ流入すると，シナプス小胞の膜癒合が促されてアセチルコリンがシナプス間隙に放出される。シナプス後膜のアセチルコリン受容体にアセチルコリンが結合するとチャンネルが開きナトリウムイオンが流入すると電位変化が生じて活動電位が発生する。これがT管を伝わり，筋原線維と平行に存在する筋小胞体からカルシウムイオンが放出されて筋収縮が起こる。

臨床に役立つアドバイス

ボツリヌス毒素療法のための評価

ボツリヌス毒素療法では，着衣や手指衛生などの介護場面で問題となる痙縮を治療する場合（passive function）とつまみや歩行動作の改善を目的とする場合（active function）とに分けて，ボツリヌス毒素を施注筋する筋を選定する。理学療法士（PT）や作業療法士（OT）は，施注筋選定からボツリヌス毒素による痙縮治療にかかわる必要がある。

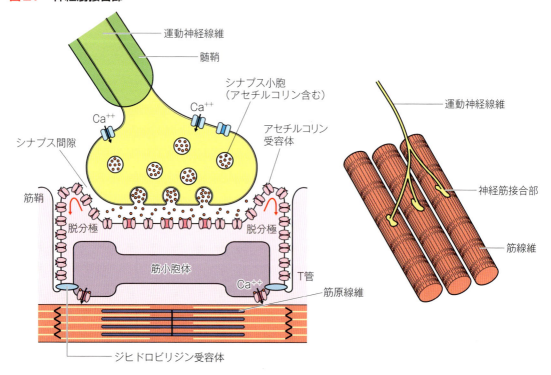

図27　神経筋接合部

5 理学療法評価

POINT
- 呼吸器循環機能の評価
- 関節可動域(ROM)測定
- 筋緊張検査，筋力検査
- 反射検査
- 感覚検査
- 運動機能評価
- 高次脳機能障害の評価
- 脳神経の検査
- 脳神経の検査
- 協調運動の評価
- 姿勢・バランスの評価
- 歩行の評価
- 脳血管障害の総合評価
- 日常生活活動(ADL)の評価
- 生活の質(QOL)の評価
- 動作分析

総論

- 理学療法評価は，患者のもつ症状や障害を把握しそれらの情報を分析して，日常生活を困難にしている原因を追求していく過程である。具体的には，「患者の生活を把握すること」，いわゆる **ADL** を把握することから始まる。まず，カルテからの情報収集，直接患者から聴き出す医療面接によってADLを理解しようとすることが大切である。問診から問題点となるADLが抽出できれば，ADLの実用性がどのように低下しているかを把握できる。次に「その動作は，どのような関節運動をしているか」，「どのようなROMがあれば運動できるか」といった，生活に必要な運動機能を知ることが必要になる。要するに患者の全体的な障害に対する的確な理解が大切である(図28)。

- PTは **基本動作** を改善させる職種であるため，理学療法評価では，基本動作の障害把握を行う。基本動作は，身の回り動作および生活関連動作の基盤となる。具体的には，背臥位，腹臥位，座位，立位などの姿勢とそれらをつなぐ動作として寝返り，起き上がり，立ち上がり，歩行などである。基本動作の能力は，それ自体が合目的な動作ではなく(「寝返るために寝返る」，「座るために座る」，「立つために立つ」ということではない)，身の回り動作能力や生活関連動作に役立つことが重要となる。具体的には，「トイレに行くために起き上がって座り，立って歩行する」，「通勤するために歩く」というように，PTは患者のADLの困難な要因である基本動作における障害把握を行う。

理学療法評価は「**ボトムアップ過程の評価**」と「**トップダウン過程の評価**」の大きく2つに分類できる。

- ボトムアップ過程の評価とは，疾患の障害部位について関連した検査項目をすべて挙げて検査する方法である。例えば，脳血管障害片麻痺患者は片麻痺という症状を確認するために，麻痺側上下肢・体幹の機能障害に対する検査を行い，その結果を統合することになる。しかし，この作業は，理学療法評価に莫大な時間を要するために，現実的には難しい。そこで，実際の臨床現場では「トップダウン過程の評価」が重要となる(図29)。

- トップダウン過程の評価では，問診により情報収集した内容から推測される患者の能力障害の問題点を挙げる。それらが正しいか否かを証明するために問題となった能力障害に関連した動作観察を行う。動作観察の結果から原因となる機能障害は何かということについて仮説を立て，その仮説を証明する作業とし

---

*QOL：quality of life

て理学療法検査を行う。

- トップダウン過程の評価の利点としては，第1に，機能障害に対する理学療法検査項目が限定的になり，検査の目的がより明確になることが挙げられる。第2に，能力障害と機能障害の関係や，複数の機能障害間の関係が理解しやすいことも利点である。第3に，患者の問題となるADLの構成要素としての基本動作と問題になる機能障害がつながりやすいことも挙げられる。欠点としては，脳血管障害発症直後の急性期のように，患者を動作観察できない状況では，この評価は使用できないことである。その場合は，「仮想トップダウン評価」という方法を提案する。これは，患者に対して最初にどの基本動作を獲得させることが必要かを考慮し，その動作を獲得するために必要な機能を考えて検査することである。具体的には，座位保持の獲得を目的とする患者の場合には，単に股関節屈曲可動域が必要なだけでなく，腰椎伸展を伴った股関節屈曲可動域であることが必要である。そういった必要な機能を踏まえて検査する。

以上のように，動作観察から予想できる機能障害レベルの問題点を検査して決定することが基本であるが，この過程のなかでは脳血管障害よりみられる症状を推論しながら行う必要がある。患者個々により障害される脳の部位や障害の程度が異なるため，脳神経検査や

図28 理学療法評価の流れ

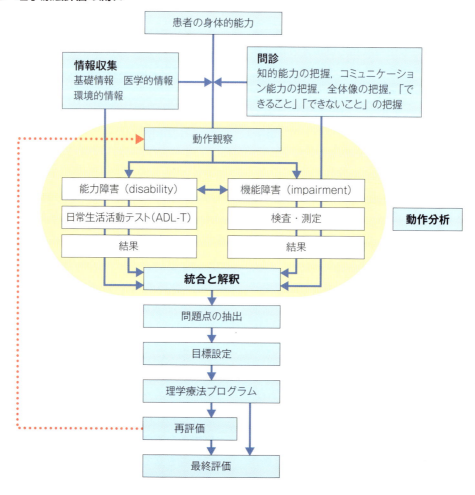

図29　トップダウン過程の評価

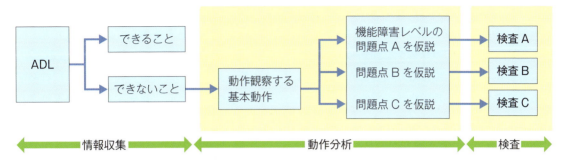

高次脳機能検査が必要な場合が多い。また、脳卒中機能評価法（SIAS）のような脳血管障害に特徴的な検査も実施する必要がある。

呼吸器循環機能の評価

『脳卒中治療ガイドライン2015』（日本脳卒中学会）では脳血管障害の呼吸循環機能の管理について，超急性期と急性期でのみ推奨項目がある。また，同ガイドラインでは「有酸素運動トレーニングもしくは有酸素運動と下肢筋力強化を組み合わせたトレーニングは有酸素能力，歩行能力，身体活動性，QOL，耐糖能を改善するので，強く勧められる」としている。脳血管障害の運動耐容能の評価は運動処方やADL向上を目指す運動療法の重要な指標としているため，運動負荷方法や運動強度の表し方を理解しておく必要がある。

超急性期

- 呼吸器では「意識障害の原因の1つが呼吸障害と考えられる場合には，気道確保（図30）や人工呼吸管理を行うよう強く勧められる」としている。そのため，**人工呼吸器装着患者**には換気能や酸素化能の評価に加えて，心拍出量や血圧，肺の圧損傷なども継時的に調べる。さらに，人工呼吸器からの離脱時には，血圧，心拍数，呼吸パターン，経皮的酸素飽和度，精神症状を評価する。循環器では「血栓溶解療法を予定する患者では収縮期血圧185 mmHg以上または拡張期血圧110 mmHg以上の場合に，静脈投与による降圧療法を行うよう勧められる」としている。

図30　気道確保

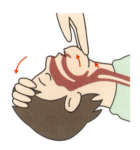

気道が開いている

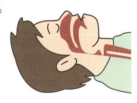

気道がふさがっている

基礎へのフィードバック

自然呼吸と人工呼吸の違い
　自然呼吸では胸腔内圧は陰圧だが，人工呼吸器で肺内を陽圧にすると，静脈還流が妨げられ，結果として心拍出量や血圧が低下する。

臨床に役立つアドバイス

降圧薬の副作用
　Ca拮抗薬やβ遮断薬のなかには運動時でも心拍数が増加しないものや，立ちくらみを生じさせるα遮断薬などもあるため，運動療法前に薬剤の効能と副作用について確認することは必須である。

---

*SIAS：stroke impairment assessment set

急性期

- 「脳卒中患者では一般に**呼吸器感染，尿路感染，転倒，褥瘡などを合併**する頻度が高いため，入院時から合併症のリスクを評価し，積極的に合併症予防と治療に取り組むよう勧められる」，「急性期から理学療法や呼吸リハビリテーションなどを積極的に行うことは，肺炎の発症を少なくするため勧められる」という同ガイドラインの2つの推奨事項から，脳卒中患者は急性期において市中肺炎を罹患しやすく（図31），局所症状（咳嗽，痰など）や全身症状（発熱，全身倦怠感など）が急激に出現する特徴がある。そのため，肺炎罹患時には原則として運動療法を中止する。また，緩解期の運動療法時には呼吸数，脈拍，血圧および経皮的酸素飽和度のモニタリングは欠かせない。

図31 脳卒中後の肺炎

急性期には市中肺炎に罹患しやすい。

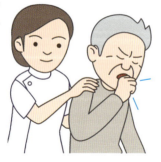

- 米国心臓協会と米国脳卒中協会によるアメリカの脳梗塞ガイドラインでは，「気道閉塞や誤嚥の危険性のある症例や，頭蓋内圧亢進している症例では**頭位を15〜30°に挙上する**こと，体位変動の際には気道，酸素化および神経症状の変動を観察し，対処することが推奨されている」としている。

- 誤嚥には顕性（食物の誤嚥）（図32）と不顕性（鼻腔・口腔の分泌物の誤嚥）の2種類があるが，これらは球麻痺や仮性球麻痺だけでなく意識水準低下や口腔内の不衛生で生じ，いずれも嚥下機能低下を引き起こす。誤嚥性肺炎に必要な評価は他職種と協力して行うが，PTは体温，血圧，脈拍，呼吸および経皮的酸素飽和度に加えて酸素化能や意識状態，胸部画像の確認，身体運動機能やADLを評価する。また，嚥下機能のスクリーニングテストとして，質問紙，反復唾液嚥下テスト（RSST），改訂水飲みテスト（MWST）などを実施し，嚥下障害の特徴や重症度を確認する。

運動耐容能の評価

- 『脳卒中治療ガイドライン2015』（日本脳卒中学会）では「脳卒中患者において最大下負荷で求められる最高酸素摂取量，予測最大酸素摂取量，乳酸性作業閾値，換気性作業閾値および

図32 誤嚥

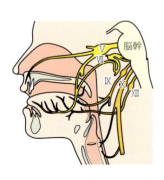
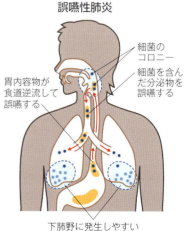

（文献10）より作成）

* RSST : repetitive saliva swallowing test　　* MWST : modified water swallowing test

心拍酸素係数は健常者と比べて低い」と提言している。運動耐容能は運動負荷試験で判定できるが，その際使用される指標には**最大酸素摂取量**（$\dot{V}O_2\,max$）（運動時に達した酸素摂取量の最大値）と**最高酸素摂取量**（最大努力の運動時に達した酸素摂取量）がある。脳血管障害では高齢で虚血性心疾患を併存する患者も多いことから，運動耐容能の指標には最高酸素摂取量を採用する場合が多い。

- また，同ガイドラインでは運動負荷方法として，「脳卒中片麻痺の体力の評価として，最大下負荷で求めうる指標が用いられる。一方，負荷として運動障害の重症度に応じて，トレッドミル，エルゴメータ，反復運動を用いることが勧められる。通常の負荷をかけることのできない運動障害を呈する場合，片側上肢エルゴメータ，ベッドサイド基本動作，反復起立動作，体幹前後屈運動，骨盤挙上負荷などが工夫されている」としている。トレッドミル，エルゴメータは運動負荷強度を定量化で

表5　Borg（ボルグ）スケールと修正ボルグスケール

ボルグスケール (rating of perceived exertion)		%心拍数(HR)	%最大酸素摂取量（$\dot{V}O_2\,max$）
6			
7	非常に楽である		
8			
9	かなり楽である		
10			
11	楽である	55	40
12			
13	ややきつい	65	50
14			
15	きつい	75	65
16			
17	かなりきつい	85	80
18			
19	非常にきつい	95	93
20			

修正ボルグスケール (Borg category ratio scale)	
0	何も感じない
0.5	非常に軽い
1	ほんの少し
2	少し
3	中程度
4	いくらかひどい
5	ひどい
6	
7	かなりひどい
8	
9	
10	非常にひどい
10<	最大

（文献11，12）より作成）

ボルグスケールは運動強度の感覚を表現するもので，修正ボルグスケールは呼吸困難感や痛みを表現する際に用いられる。

補足
ボルグスケールは脈拍数の1/10で，修正ボルグスケールは100%で表した目盛になっている。NRSやVASと同じように捉えよう。

表6　心拍数による運動強度の算出とメッツ（METs）からの消費エネルギー量の算出

①心拍数による運動強度の算出
最大心拍数（回/分）＝220－年齢
予備心拍数（回/分）＝最大心拍数（回/分）－安静時心拍数（回/分）
上昇心拍数（回/分）＝運動時心拍数（回/分）－安静時心拍数（回/分）
%予備心拍数＝上昇心拍数（回/分）/予備心拍数（回/分）×100

②メッツ（Mets）からの消費エネルギー量の算出
メッツとは身体活動強度の指標で，運動時代謝量を安静時代謝量で除して算出する。メッツに身体活動時間を乗じたメッツ・時はエネルギー消費量を示す。
1メッツ・時のエネルギー消費量（kcal）
　　　　　　　＝0.0035（L/kg/分）×体重（kg）×60（分）×5（kcal/L）＝1.05（kcal/kg）×体重（kg）

＊$\dot{V}O_2\,max$：maximal oxygen consumption　　＊HR：heart rate

きるが脳血管障害では長時間の歩行や座位保持が困難な場合もある。その際は上述した反復運動を適用し，反復回数，心拍数の増加率，主観的疲労度（表5）などから判定する。なお，運動耐容能の評価結果から，運動処方する際の運動の強度やエネルギー消費量について，通常心拍数（または脈拍数）から算出する（表6）。

ROM測定

- 脳血管障害におけるROM障害の要因は，脳血管障害の一次的障害である弛緩，痙縮，強剛痙縮の筋緊張異常が持続することで生じた筋短縮によるものや，活動性低下など二次的障害が原因で生じた皮膚や結合組織の弾性低下によるものがある。臨床的に，ROM障害を認める場合，これらの要因が混在していると考えるべきである[13]。ROM測定には他動運動によるものと自動運動によるものがあるが，脳血管障害の運動様式は病的共同運動の影響を受けるため，単関節の自動運動によるものは正確に評価できない。自動運動によるROM測定に代わるものとしてはFugl-Meyer assessment（FMA）の随意運動能力検査やBrunnstrom回復ステージテスト（BRS）がある。

- 脳血管障害のROMは筋緊張の亢進による影響を受ける。そのため，他動運動によるROM測定を行う場合は，筋緊張をできるだけ正常化させたうえで測定する必要がある。脳血管障害の筋緊張異常の分布はさまざまであり，ある筋の筋緊張の亢進はそれ自体だけでなく遠隔筋の筋緊張も亢進させることがある。そのため，遠位部のROM測定を行う場合は，近位筋の筋緊張を十分に抑制することが必要である。筋緊張の亢進を認める部位へROM測定を行う前には，最大限の関節可動性を引き出すために，測定する部位だけでなく全体的に持続的筋伸張を行うことが大切である[14]。

筋緊張検査，筋力検査

脳血管障害における筋緊張異常は，弛緩，痙縮（図33），強剛痙縮のような一次的障害として生じたものと，二次的障害として生じた筋短縮，皮膚短縮が混在している。そのため，徒手による筋緊張検査によってその筋の筋緊張が亢進していることがわかっても，その原因が一次的障害なのか，二次的障害なのかはわからない。徒手による筋緊張検査では，一次的障害と二次的障害を総合して評価していると考えたほうがよい[13]。

> **実践!!**
>
> **臨床に役立つアドバイス**
>
> **脳血管障害による体幹部の可動性低下**
> 脳血管障害では，手指や足趾など上下肢遠位部の関節拘縮を伴う患者が多いことはよく知られているが，体幹部の可動性低下が問題となることもある。そのため，胸腰部のROMの測定は重要な項目の1つである。

図33 折りたたみナイフ現象

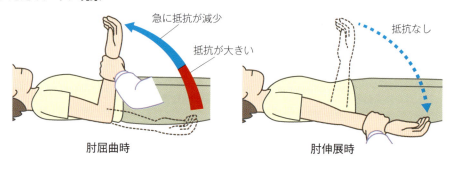

肘屈曲時 — 急に抵抗が減少／抵抗が大きい
肘伸展時 — 抵抗なし

* BRS：Brunnstrom recovery stage

筋緊張異常の検査には、静止時筋緊張検査（図34）、他動運動による筋緊張検査（図35）、動作時筋緊張検査、深部腱反射（図36）による検査がある。これらの評価のうち、動作時筋緊張検査および深部腱反射による検査は一次的障害である弛緩、痙縮、強剛痙縮の影響が大きい。静止時筋緊張検査および他動運動での筋緊張検査の結果には一次的障害だけでなく二次的障害が含まれていることに留意すべきである。他動運動での筋緊張検査の代表的なものにはアシュワーススケール（変法）（MAS）[15]（表7）がある。

> **補足**
> 動作時筋緊張とは、歩行時に（連合反応の出現により）麻痺側上肢の筋緊張が亢進する場合のように、動作中の麻痺側の筋緊張変化について表現したものである[13]。

脳血管障害には筋力は必ず低下する。しかし、徒手筋力検査（MMT）は筋力低下を検査しにくい場合がある。その理由は、脳血管障害患者の動きは個々の関節の動きではなくパターンとし

図34　静止時筋緊張検査
静止時の筋緊張を観察する。

麻痺側股関節は外旋している。

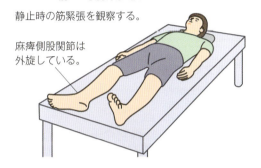

図35　他動運動による筋緊張検査
麻痺側下肢を持ち上げて股関節と膝関節を屈曲させると不安定となり股関節が外旋してしまう。

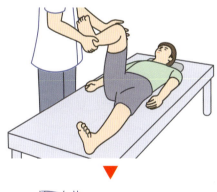

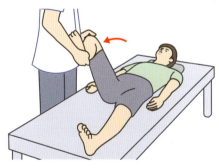

図36　深部腱反射
骨格筋の腱を打腱器で叩打すると一瞬遅れて筋が収縮する。

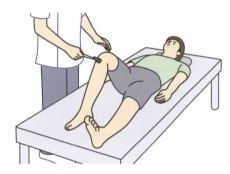

表7　MAS

0	筋緊張の増加なし
1	筋緊張は軽度増加し、患部を伸展や屈曲したとき、引っかかるような感じの後にその引っ掛かりが消失するか、または、可動域の終わりにわずかの抵抗感を感じる
1+	筋緊張は軽度増加し、可動域の1/2以下の範囲で引っかかるような感じの後に、わずかに抵抗感を感じる
2	可動域のほとんどで筋緊張は増加しているが、患部は容易に動かすことができる
3	筋緊張が著しく増加し、他動的に動かすことが困難な状態
4	患部は屈曲や伸展を行っても固く、動かない状態

（文献13)より引用）

用語解説
静止時筋緊張検査 ある姿勢を保持した状態（背臥位など）での筋緊張を、視診、触診にて観察するものである。
他動運動による筋緊張検査 筋を他動的に伸展させてその抵抗感から筋緊張の状態を検査するものである。
動作時筋緊張検査 動的な場面で筋の状態を評価するものである。

＊MAS：modified Ashworth scale

ての動きであり，筋緊張は患者の姿勢変化で変化するため，MMTの検査肢位はとりにくいからである。脳血管障害患者には筋力低下を認めるが，麻痺側随意運動機能が不十分な場合，MMTは用いにくい場合がある。そこで，筋緊張検査のほうが筋機能を適切に表現する可能性がある。急性期は弛緩性麻痺のために筋力低下していることをMMTで判断できる。しかし，生活期の患者で，例えば肘関節屈筋の筋緊張が亢進している場合には肘関節伸展MMTは低下するが，肘関節屈筋筋緊張亢進が問題となる。

反射検査

深部腱反射

深部腱反射は，**伸張反射（stretch reflex）** に由来する反射であり，筋緊張の程度とよく相関するとされている。深部腱反射の判定方法は，反射出現の程度によって消失（−）から高度亢進（＋＋＋＋）まで6段階に分けられる。判定にはさまざまな方法がある[16]が，筆者らの用いている判定方法[13]を**表8**に示す。

表在反射

表在反射の代表的なものとして**腹壁反射**がある。一般的に，錐体路障害があると腹壁反射は消失する。

> **補足**
> 伸張反射は，伸張された筋の筋紡錘に由来するIa群線維の活動がα運動細胞を興奮させ，その筋自身（同名筋）の収縮を起こす反射活動である。動的伸張反射は，速い筋伸張により生じる筋紡錘からのIa群線維の活動が，脊髄内で直接もしくは介在ニューロンを介してα運動ニューロンに興奮性に結合して起こる反射であり，臨床的には深部腱反射が該当する。静的伸張反射は筋のゆっくりした伸張により生じる反射であり，臨床的には筋緊張検査が該当する。静的伸張反射の反射経路は動的伸張反射と同様であるが，静的伸張反射の求心性神経はIa群線維だけでなくII群線維も関与することが特徴である。

図37　ホフマン反射

被験者の第3指を検者の第1指と第2指（または第3指）で手掌側にはじく。

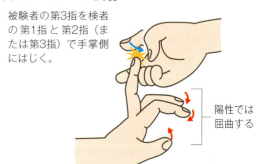

陽性では屈曲する

図38　トレムナー反射

ホフマン反射の検査と逆向きにはじく。

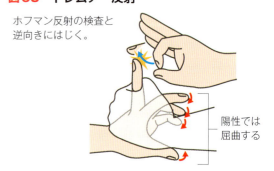

陽性では屈曲する

> **基礎へのフィードバック**
> **反射**
> 反射とは，統合された神経活動の最も基礎的な単位であり，一般的に入力，統合，出力という要素で成り立っている。入力は感覚受容器と求心性神経線維からなり，出力は遠心性神経線維と効果器からなる。統合は反射中枢により行われる。

表8　深部腱反射の判定方法[13]

判定	所見
消失（−）	まったく腱反射が出現しない
減弱（±）	腱反射が出現するが，程度は減弱している。基本的には出現するが，ときに出現しない
正常域（＋）	腱反射の程度は正常である
軽度亢進（＋＋）	腱反射の程度は亢進するが，筋腱移行部における叩打刺激での反射は亢進しない
中等度亢進（＋＋＋）	腱反射だけでなく筋腱移行部への叩打刺激での反射も亢進する
高度亢進（＋＋＋＋）	腱反射，筋腱移行部，筋腹中央部での反射がすべて亢進する。クローヌスも出現し，明らかに異常である

病的反射

病的反射の出現は，錐体路障害の特徴である。上肢の病的反射にはHoffmann反射（図37），Tromner反射（図38），Wartenberg反射，Wartenberg徴候があり，陽性であれば母指が内転・屈曲する。下肢の代表的な病的反射にはBabinski反射（図39）があり，陽性であれば母趾は伸展し，他の4趾には開扇徴候を認める。

図39 バビンスキー反射

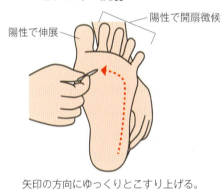

矢印の方向にゆっくりとこすり上げる。

感覚検査

表在感覚検査

- 表在感覚検査では，与えた刺激の「部位」，「種類」，「程度」の3項目について判別可能であるかを検査する。「部位」と「種類」の判定に関して，例えば「触れられた感触はあるが，どこを触れられているかはわからない」や「与えられた刺激とは違う感触がある」といった反応は重要な問題点となる。「程度」の判定に関して，基本的には非麻痺側を正常の10としたときに，麻痺側の同じ部位の程度を数字で表現させる。例えば，回答が10であれば正常，10より大きければ過敏，9,8,7は軽度鈍麻，6,5,4は中等度鈍麻，3,2,1は重度鈍麻，0は消失として判定

図40 VAS

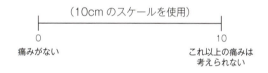

図41 深部感覚検査

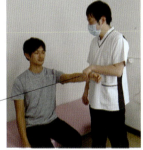 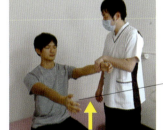

麻痺側を一方向に他動的に運動させる　　麻痺側と同じ肢位を非麻痺側で模倣させる

模倣法

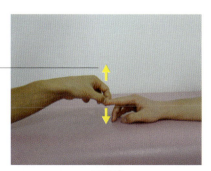

①麻痺側の関節を一方向に他動的に運動させる
②どちらに運動しているか被験者に答えさせる

口頭法

する。
- 疼痛を有する場合の評価方法として，代表的なものにvisual analogue scale（VAS）（図40）がある。

深部感覚検査

深部感覚の検査では，関節覚が代表的である。関節覚は位置覚と運動覚に分けられる。関節覚の検査方法には，**模倣法**と**口頭法**（**図41**）がある。脳血管障害の位置覚を検査する場合，模倣法では評価者が麻痺側の関節を一方向に他動的に運動させた後に，それと同じ肢位を非麻痺側で模倣させることで行う。口頭法ではある肢位を基準にして評価者が麻痺側の関節を一方向に他動的に運動させたときにどちらに運動しているかを答えさせることで行う。模倣法は，大きな関節で検査するのに適しており，口頭法は小さな関節で検査するのに適している。

複合感覚検査

複合感覚は**2点識別覚**，**立体認知覚**，**皮膚書字覚**などがある。

- 2点識別覚：コンパスなどで身体部位の2点を同時に触れ，2点が触れられたことを当てさせる。2点間の距離を短くしていき，2点の識別可能な最小の距離を左右で比較する。
- 立体認知覚：閉眼下でマッチ箱や鍵，腕時計など日常でよく使っているものを手に持たせて，それが何かを当てさせる。
- 皮膚書字覚：手掌・前腕・下腿前面・足背などの皮膚上に棒状のもので数字やひらがななどの簡単な文字や図形を書いてそれを当てさせる。10回程度行い正解率を左右で比較する。

> **補足**
> 複合感覚は視床より上位，特に頭頂葉が関与している。刺激部位の表在感覚や深部感覚がほぼ正常であるのに複合感覚が低下している場合，視床レベルより上位の頭頂葉の障害と考えられる。逆に，表在感覚や深部感覚の障害が高度である場合，複合感覚が障害されるため検査する必要はない。

運動機能評価

運動の制御は，大脳皮質から始まる上位運動ニューロン，脳神経運動核や脊髄前角細胞から始まる下位運動ニューロン，骨格筋の働きで制御される。さらに，運動を円滑に行うためには，小脳と大脳基底核による運動調整が必要である。運動障害には，筋力低下を特徴とした運動麻痺が生じる**運動遂行の障害**と，筋緊張異常，運動失調，不随意運動が生じる**運動調整の障害**がある。これらの運動機能の評価には特定の検査と測定があり，すべての介入に先立って行われる。

運動機能評価スケール（MAS）

- MASは，運動機能を測定することを目的とした**8項目**と，麻痺側の筋緊張に関連する**1項目**から構成される評価である。運動機能に関しては，「背臥位から側臥位，背臥位からベッドサイド座位への起き上がり，座位バランス，座位から立位，歩行，上肢機能，手の運動，高度な手の機能」が評価項目である。筋緊張に関しては，**筋緊張の亢進または，低下**を確認するための項目である。各項目は，**0～6点の7段階**で評価され，筋緊張の項目以外は6点が最高の運動機能であることを示す。筋緊張については，**4点が正常**な反応であることを示す。**4点より上では筋緊張亢進**を示し，**4点より下では筋緊張低下**であることを示す。実際に評価を行う際には，各検査を繰り返し行うことで動作が変わる可能性があるので，その場合は2回行って高いほうの結果を採用する。
- MASの修正版（modified motor assessment

> **実践!! 臨床に役立つアドバイス**
>
> **MASの有用性**
> 病期に影響されることなく評価を行え，各項目とも課題と判定基準を明確に設定しているため臨床的に有用である。しかし，MASの評価項目にある筋緊張は，信頼性が低いとの意見もあるため考慮が必要である。

*MAS：motor assessment scale

scale；MMAS）も開発されている。MMASでは項目の概要が修正され，筋緊張のテストが主観的性質の強いテストであるため，項目全般から除外された。この修正版も0〜6点の7段階で評価される。

運動機能スケール（MSS）

麻痺側上肢（肩，肘，前腕，手部，手指）の分離した関節運動の評価である。また，静止肢位を保持する能力も測定する（**表9**）。

- 肩と肘の評価は **6段階**，手部と手指の評価は **3段階**，静止肢位を保持する能力に関しては **2段階** で評価される。
- 肩と肘の評価は **最大40点** であり，手部と手指の評価は **最大42点** である。

Chedoke-McMaster stroke assessment

機能障害，活動の項目から構成 される評価である。機能障害の項目は，一般的な機能障害とその重症度を測定することを目的としている。

また，適切な治療の選択とその効果を評価する指針が書かれており，脳卒中発症から6カ月以内の帰結予測に使用される。活動の項目は，臨床的に重要な身体機能の変化である機能的帰結の測定を目的としており，評価と治療の効果測定のために使用される。機能障害の項目と6つの細項目からなり，それぞれ **1（重度）〜7（正常）の7段階** で評価され，運動機能の回復を評価する。6つの細項目は，肩の痛み，姿勢制御，腕，手，脚，足である。活動の項目は，粗大運動機能と歩行の2つの指標から構成されている。粗大運動機能の指標は10の細項目，歩行の指標は5つの細項目からなる。項目の最高合計得点は100点で正常な機能を意味する。

Brunnstrom stage

- 中枢神経損傷による運動麻痺の回復過程で発現する連合反応（**図42**）や病的共同運動（**図43**）に焦点を当てた評価である（**表10**）。この

表9 MSS

肩と肘の評価 （最大40点）	0：随意的な運動も筋収縮も認めない
	−1：運動開始のわずかな動きと筋収縮を認める
	1：部分的で不完全な運動を認めるが運動は制御されていない
	＋1：運動を認めるが最終域での運動が困難
	−2：全範囲の運動が可能であるが制御またはタイミングが減少している
	2：完全な運動が可能，制御された運動を行える
手部と手指の評価 （最大42点）	0：随意的な運動も筋収縮も認めない
	1：部分的な運動を認める
	2：完全な運動が行える
静止肢位を保持する能力	0
	1

（文献17）より引用）

臨床に役立つアドバイス

Chedoke-McMaster stroke assessmentの有用性

Chedoke-McMaster stroke assessment は，評価者にかかわらず再現性が高く，信頼性と妥当性があり臨床的に用いられている。また，運動機能障害の客観的指標として研究にもしばしば用いられている。

臨床に役立つアドバイス

Brunnstrom stage使用の際の留意点

Brunnstrom stageは一般的に臨床で利用されているが，順序尺度として分類が少なく，信頼性と妥当性が十分でない。また下肢の関節運動においては評価の分類がなされていないなどの問題もあるため，考慮したうえで評価を行う必要がある。Brunnstrom recovery stageと記載することもある。

＊MSS：motor status scale

評価は，発症からの回復過程を継時的に評価するために用いられる．特に急性期においてはBrunnstrom stageの変化が大きいので，毎回評価をする必要がある．急性期においても，

図42 連合反応

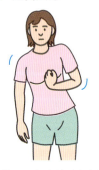

歩行に伴って左上肢（麻痺側）に屈曲運動がみられた．

図43 病的共同運動

伸筋の病的共同運動
一般的に上肢の場合は屈曲，下肢の場合は伸展がより容易であるといった特性がある．

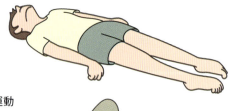

上肢屈筋の病的共同運動
右下肢（非麻痺側）の屈曲を行ったときに左下肢（麻痺側）に伸展運動がみられた．

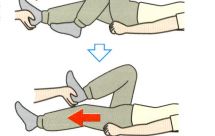

表10 Brunnstrom stage

内容	検査課題		
	上肢 ステージⅢ以降は座位で施行	手指	体幹と下肢 ステージⅢ以降は座位もしくは立位で施行
Ⅰ．随意運動がみられない	弛緩性麻痺	弛緩性麻痺	弛緩性麻痺
Ⅱ．共同運動が一部出現し連合反応が誘発される	わずかな病的屈筋共同運動 わずかな病的伸筋共同運動	全指屈曲がわずかに出現	わずかな病的屈筋共同運動 わずかな病的伸筋共同運動 非麻痺側股関節内転・外転抵抗運動によるレイミステ現象
Ⅲ．十分な共同運動が出現	明らかな関節運動を伴う病的屈筋共同運動 明らかな案説運動を伴う病的伸筋共同運動	全指屈曲で握ることが可能だが，離すことができない	明らかな関節運動を伴う病的屈筋共同運動
Ⅳ．分離運動が一部出現	腰の後ろに手をもっていく 肘関節伸展位で肩関節屈曲90°運動 肘関節屈曲90°での前腕回内・回外	不十分な全指伸展 横つまみが可能で母指の動きで離せる	膝関節を90°以上屈曲して，足を床の後方にすべらせる（座位） 踵接地での足関節背屈運動（座位）
Ⅴ．分離運動が全般的に出現	肘関節伸展回内位で肩関節外転90° 肘関節伸展位で手を頭上まで前方挙上 肘関節伸展位，肩関節屈曲位90°での前腕回内・回外	対向つまみ 随意的指伸展に続く円柱または球握り 全可動域の全指伸展	股関節伸展位での膝関節屈曲運動（立位） 踵接地での足関節背屈運動（立位）
Ⅵ．分離運動が自由にできる（やや巧緻性に欠ける）	ステージⅤまでの課題がすべて可能で，非麻痺側と同程度にスムーズに動かせる	ステージⅤまでの課題すべてと個別の手指運動が可能	下腿内旋・外旋が，足の内・外返しを伴って可能（座位） 股関節外転運動（立位）

回復段階の判定：1つ以上の課題が可能な最も高いステージ

（文献18）より引用）

意識障害が軽度であれば，ある程度予後予測が可能とされている．しかし，意識障害がなくとも高次脳機能障害や精神機能障害がある場合には，一度の評価ですべてを把握することが困難な場合もある．

- **6段階評価**で上肢，下肢，手指それぞれの検査がある．すべての症例がこの回復過程に従っているのではなく，病変部位によってさまざまな段階にとどまっている．また，発症後2週間以内に上肢，手指がステージⅣ以上であれば実用手，1カ月の時点でステージⅢ以下であれば廃用手となる可能性が高いといわれている．Brunnstrom stageの検査に対して，信頼性と妥当性，判別性の高いものにするため12段階片麻痺機能検査も考案されている．

motricity index（MI）

- Brunnstrom stageやMMTに基づいて，上肢，下肢，手指の動きを6段階評価し，得点の合計で表す評価である（**表11**）．

高次脳機能障害の評価

　高次脳機能障害は，学術的な定義として，脳血管障害や頭部外傷により，失語，失行，失認，記憶障害などを呈している状態のことをいう．すでにMRIやCTが撮影されているのであれば，その画像所見を頭に入れたうえで患者の評価を進めていくことが望ましい．また，評価者の手元に十分な画像所見が揃っていないこともありうる．その際は，高次脳機能障害の症状に基づき，大まかに病巣部位を推定することも1つの手段であろう．

失語

- 運動性失語（ブローカ失語）：**言語理解は比較的良好**なものの，**流暢な発語が困難**であり，**復唱も困難**である．**換語困難**であり，**音韻性錯語**も多く認める．病巣部位は，下前頭回〜

臨床に役立つアドバイス

MMTの解釈
MIの評価にMMTを用いているが，痙性麻痺の評価であり，臨床場面では分離した関節運動が困難な場合には，その解釈に注意が必要である．

表11 motricity index

上肢テスト	下肢テスト
①母指と示指で1インチ（約2.54cm）の箱を握る ②肘関節を屈曲 ③肩関節を外転	④足関節を背屈 ⑤膝関節を伸展 ⑥股関節を屈曲
テストの得点	
①について 　00＝動かない 　33＝把握の始まり 　56＝重力なしで箱を握る 　65＝重力に抗して箱をつかむ 　77＝引っ張りに抗して握る 　100＝正常	②〜⑥について 　00＝動かない 　28＝収縮はみられるが動かない 　42＝重力なしで動く 　56＝重力に抗して動く 　74＝抵抗に逆らって動くが弱い 　100＝正常
得点の合計	
上肢得点＝［①＋②＋③の合計］／3 下肢得点＝［④＋⑤＋⑥の合計］／3 総合得点＝［上肢＋下肢］／2	

（文献18）より引用）

用語解説
換語困難　言いたい語が出てこない症状であり，例えば「好きな食べ物は何ですか？」との問いに，「あの赤いやつです．木にできて，丸くて甘いやつで…」と適切な表現が出にくい．「りんごですか？」と聞くと，「そう，それです」と言う．
音韻性錯語　「りんご」を「りえご」のように，音の一部を誤る．発語失行とは別で，構音の計画以前の選択に問題があるとされている．

＊MRI：magnetic resonance imaging　＊CT：computed tomography

中前頭回の後部（**ブローカ野**）と，中心前回下部を含む比較的広範囲の損傷となる。
- 感覚性失語（ウェルニッケ失語）：**言語理解が不良**であり，**流暢に発語**するものの，新造語を話し，頻繁な錯誤（ジャルゴン失語）を認め，**復唱は困難**である。**語性錯誤**を多く認める。病巣部位は，上側頭回後半部（ウェルニッケ野）や左側頭葉後上部から頭頂葉にかけての損傷となる。

失行
- 観念失行（**図44**）：日常的に使用している道具の使用や，日常的に行っているような**一連の動作を順序正しく行うことが困難**となる。例えば，体温計を手渡してもその使い方がわからない。病巣部位は，左角回の障害による。
- 観念運動失行（**図45**）：**自発的な動作は可能**であるが，「〜してください」と**口頭指示を与えると動作は行えず**，模倣を要求してもそれが行えない。例えば，自発的に体温は測れるが，「体温を測ってください」と口頭指示すると，体温は測れない。病巣部位は，左縁上回の障害による（**表12**）。

失認
- 身体部位失認：自身の体の一部を触られた場合，または身体の一部の名称を呼ばれた場合それがどこなのかがわからない。例えば，麻痺側の頬を触られたとき，触られていることは理解しているものの，どこを触られているのかは答えられない。病巣部位は，右頭頂葉を含む広範な領域の障害で生じる。
- 病態失認：自身に病気があるにもかかわらずそれを否定する。例えば，左片麻痺であるにもかかわらず，それを否定し，自身は健康であるとし，杖も使わずに1人でトイレまで歩いて行こうとする。病巣部位は，右頭頂葉を含む広範な病変で生じる。
- 半側身体失認：**身体の半分を自分の身体であると認識できず**，まるで半側が存在しないように扱う。例えば，左半身のみ髭が剃れていない場合などはその可能性がある。病巣部位は，主に右（まれに左）頭頂葉後方の障害による。

> **補足**
> 左角回が障害されることにより，手指失認・左右失認・失書・失算の4症候を認めるものをゲルストマン症候群という。

遂行機能障害
前頭連合野の障害によって，目標の設定，計画の立案（目標達成までの手段の選択），計画の実行（正しい順序での計画遂行），効率的な行動（自己の行動の評価および修正）が障害され，**物事を効率よく進めることが困難**となった状態である。遂行機能障害は，言語・行為・知覚のリハの計画や実施に支障をきたしやすい。そこで，behavioural assessment of the dysexecutive syndrome（BADS）という評価スケールを用いる

臨床に役立つアドバイス

SLTAとWAB失語症検査

言語の各側面に対し網羅した評価を可能とするものとして，標準失語症検査（SLTA）とwestern aphasia battery（WAB）失語症検査が広く用いられている。しかし，これらの検査の実施は，1〜2時間を要し，さらにある程度のトレーニングも必要とするため，言語聴覚士による実施が望ましい。

臨床場面では，以下のような簡単な質問のなかで，大まかな評価を行うことができる。

まず，患者と挨拶や自己紹介を行うなかで，"発話"の状態を確認する。次に，「目を閉じてください」などと指示を与え，"聴覚的理解"が可能かを確認する。可能なようであれば，目の前に物品を並べ，ペンで手帳に触れてくださいなどと二段階命令を行ってみるとよい。次に，時計や靴などを指差し，「これは何ですか」と問いかける。答えられるようであれば"呼称"に問題はない。さらに，「今日はいい天気ですね」などと文章を与え，復唱が可能であれば"復唱"に問題はない。最後に，新聞を読めるか，時計と書けるか，などから"読みと書字"を確認することができる。

 語性錯誤「りんご」を「パンダ」のように，ほかの言語と誤る。

*SLTA：standard language test of aphasia

図44 観念失行

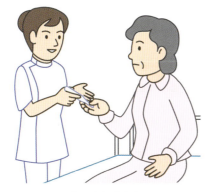
体温計を手渡す

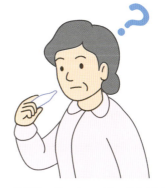
体温計の使い方の一連の動作が困難

図45 観念運動失行

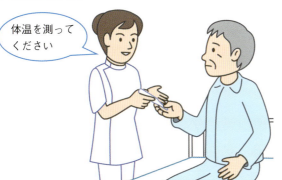
口頭で指示をする

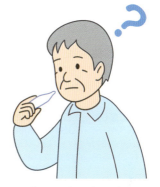
口頭指示に従った行動がとれない

表12 行為の評価手順

行為の種類	遂行条件（上から順に行う）
象徴的行為	口頭指示→模倣
道具の使用行為	口頭指示で身振り→模倣→実際に道具の使用
複数物品の系列的操作行為	複数物品を用いて口頭指示どおりの目的を達成
無意味動作の行為	模倣（口頭指示）

臨床に役立つアドバイス

病態失認に対するスコア分類

　病態失認を有する患者は，自身の麻痺を否認する傾向にあり，受傷前と同様の行動を取った結果，思わぬ事故に繋がるケースが少なくない。そのため，担当患者が病態失認を有するか否かを確認しておく必要がある。具体的に，「具合はいかがですか」，「手足の具合はいかがですか」，「手足はよく動きますか」などと質問し，上下肢の麻痺に対する応答が得られるか否かを確認する。さらには，「左手を挙げてください」と指示したとき，非麻痺側で麻痺側を持ち上げたり，非麻痺側を挙げたり，疲れているからと理由付けを行ったりするか否かを確認する（図46）。その回答によって，以下のスコア分類を行うとよい。

- スコア0：自発的に，または「具合はいかがですか」のような一般的な問いかけに対して障害を認める。
- スコア1：左上下肢の筋力に関する質問に対して，障害を認める。
- スコア2：神経学的診察で片麻痺を示したとき，それを認める。
- スコア3：片麻痺を認めない。

ことでこれを評価できる。BADSはカードや道具を用いた6種類の検査と1つの質問紙から構成され、24点満点で問題解決能力を総合的に評価ができる。

記憶障害

- **前向性記憶障害（記銘障害）**：**受傷以降**のことを思い出すことができず、例えば買い物を頼まれ出かけたものの、何を買うように頼まれていたのかを忘れてしまう。病巣部位は、Papez回路などが存在する大脳辺縁系の障害による。
- **逆行性記憶障害（想起障害）**：**受傷以前**のことを思い出せず、例えば、受傷以前の旧友と出会った際に、その人が誰であったのかが思い出せない。病巣部位は、大脳新皮質の障害による。

> **補足**
> 記憶障害の判別に最も汎用されている評価は、改訂長谷川式簡易知能評価スケール（HDS-R）やmini-mental state examination（MMSE）が挙げられる。わが国ではHDS-Rが広く用いられているが、世界的にはMMSEが主流となっている。

半側空間無視

全視野が目に入っているにもかかわらず、意識的に注意しない限り、**左側**（まれに右）**の物体に気が付かない**。例えば、食事の際に、左側に置かれている小皿の料理のみを残し、そのまま食事を終了するなどである（図47）。病巣部位は、右頭頂葉後方となる。

> **補足**
> ①線分抹消試験、②文字抹消試験、③星印抹消試験、④複写試験、⑤線分二等分試験、⑥描画試験を組み合わせた「behavioural inattention test（BIT）」もあり、具体的なカットオフ値なども設定されている（図48）。

> **補足**
> 本項にて紹介した高次脳機能障害の病巣部位を図49にて記した。臨床で画像を見る際の一助になればと思う。ぜひとも病巣部位は丸暗記ではなく、脳のなかのどの部位なのかを明確にイメージできるようにしてほしい。

図47　左半側空間無視

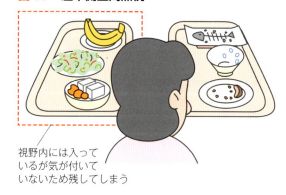

視野内には入っているが気が付いていないため残してしまう

図46　病態失認

自身の障害を理解できていない。否定する状態。

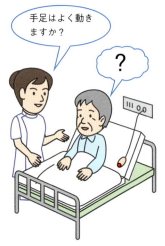

上下肢の麻痺についての質問に十分な応答がない。

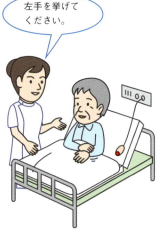

右手で麻痺手（左手）を持ち上げようとする。

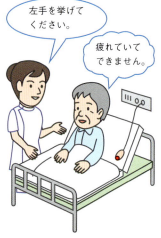

疲れていてできないなど理由付けをして行わない。

＊HDS-R：Hasegawa dementia scale-revised

脳神経の検査

脳神経機能検査は神経学的検査において非常に大切である。各々の機能や解剖学的特徴を知ったうえで検査を行えば，脳障害の部位診断にきわめて有用である。

嗅神経（第1脳神経）

巻きタバコや**コーヒー**，**香水**などを用いる。一側の鼻孔を手で圧迫し，他側ににおい刺激を近づけ，においを感じるか確かめる。また，何のにおいかも答えさせる。

視神経（第2脳神経）

- 視力検査：視力は網膜中心窩の機能を反映しており，視力検査は，視力障害の有無や疾患の経過観察を目的として実施する。通常，大きさの異なるC字型の**Landolt環**（ランドルト）を使用する。わが国では**石原視力表**を用いることが多い。患者に5m離れた位置に立ってもらい，片目

> **臨床に役立つアドバイス**
>
> **嗅覚検査の注意点**
> 嗅覚受容器は左右の嗅神経により支配されているため，検査は左右別々に行う。アンモニアなどの刺激臭は三叉神経刺激となるため，あまり使用しないほうがよい。

図48　半側空間無視に用いられる評価

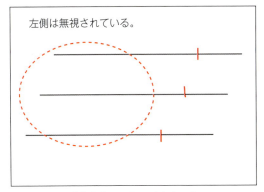

線分二等分テスト
「線を半分にしてください」

文字抹消テスト
「"え" と "つ" に印を付けてください」
→右側の "え" と "つ" にのみ印がつく。

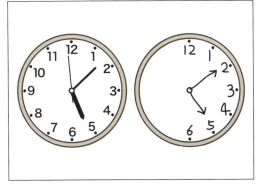

時計描画テスト
「時計を複写してください」
→左側が欠落した時計となる。

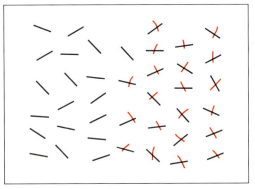

線分抹消テスト
「棒に印を付けてください」
→左側を無視するため，左側に印が付かない。

図49　高次脳機能障害の病巣部位

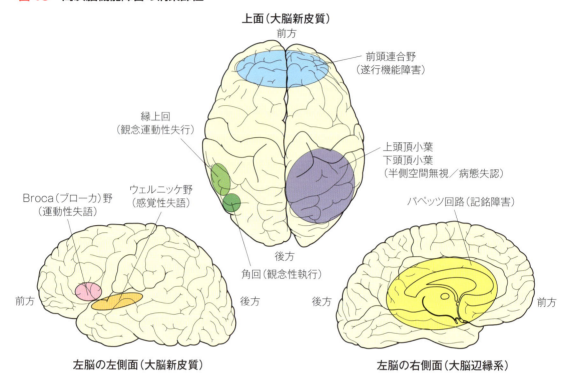

を覆い隠して左右各々の視力を調べる。その際，眼鏡やコンタクトを装着した矯正視力でもよい。

・視野検査：視野は網膜周辺の機能を反映しており，周辺視野障害の有無をみることを目的として実施する。対座法で行う。図50のように80cmの間を空けて患者と向き合って座る。患者は片眼を軽く手で覆い隠し，左を検査する場合は，左眼で検者の右眼を注目させるようにする。検者は両手を自分の視野いっぱいに広げ，示指を立てておく。このとき手は患者と検者の中央にあるようにする。次に指を動かし，左右どちらが動いたかを指で指すように指示する。検査中，**患者の眼球が固定されているかどうかも注意**する。

動眼神経（第3脳神経），滑車神経（第4脳神経），外転神経（第6脳神経）

・瞳孔に関する検査：懐中電灯の光を患者の片眼に敏速に入れる。対光反射は片眼への光の照射により両眼に縮瞳が現れるが，光を入れた側の縮瞳の有無（**直接対光反射・反応**）をみて，次にもう一方の眼の縮瞳の有無（**間接対光反射・反応**）をみる。正常では瞳孔の収縮は速やかであり，収縮の遅れも確認する。

図50　対座法による視野検査

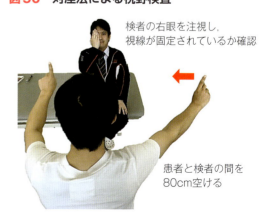

> **補足**
> 瞳孔の形や左右差も確認する．瞳孔は正円同大で，左右差は1mm以内，室内の明るさで約3mmである．5mmより大きければ散瞳，2mmより小さければ縮瞳と診断する．

- **眼球運動に関する検査**：眼前30〜60cmに検者の指または指標になるものを置き，その先を見つめさせ，ゆっくりと左右，上下と指標を動かす．このとき，**頭を動かさないように指示**し，検者は片手で軽く患者の頭を押さえながら，**患者が頭を回転させていないか確認**する（図51）．

三叉神経（第5脳神経）
三叉神経は**感覚運動混合神経**であり，顔面の体性感覚を司るほか，運動機能として咀嚼筋を支配している．

- **感覚機能の検査**：痛覚では**先の鈍磨した針**や**爪楊枝**，触覚では**筆**や**こより**を用いて検査す

> **実践‼ 臨床に役立つアドバイス**
>
> **眼球運動検査における診断のコツ**
>
> 眼球の左右への動きにより，内・外直筋の作用をみる．次に左右どちらかを注視させた状態で，眼球の上下方向の動きをみる．外転眼上下運動では，上方へは上直筋と外直筋，下方へは下直筋と外直筋が働く．内転眼上下運動では，上方へは下斜筋と内直筋，下方へは上斜筋と内直筋が関与することがわかれば簡単に外眼筋麻痺を診断できる．

> **基礎へのフィードバック**
> **縮瞳と散瞳**
> 図52参照．

図51　外眼筋に対する眼球運動検査

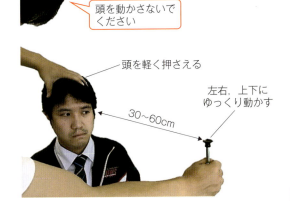

図52　縮瞳と散瞳

縮瞳（≦2mm）

散瞳（≧5mm）

> **基礎へのフィードバック**
> **正常眼球運動と眼筋**
> 図53参照．

図53　正常眼球運動と眼筋

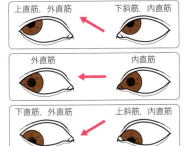
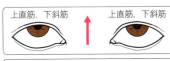
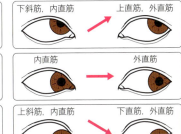
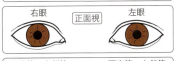
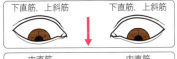
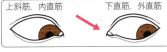
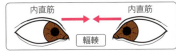

上直筋，下直筋，内直筋，下斜筋：動眼神経（Ⅲ）
上斜筋：滑車神経
外直筋：外転神経

る。図54のように末梢3枝の分布に従って，感覚鈍麻の程度や消失の有無を調べる。
- 運動機能の検査：患者に歯を食いしばってもらい，両側咬筋や側頭筋の収縮差の有無をみる。やや左右差がある場合は，患者に大きく口を開けてもらい，下顎が一方に偏位するかどうかをみる（図55）。また，咬筋が関与する反射に頤反射があり，反射的に咬筋が収縮し，下顎が挙上するかどうかみる。

顔面神経（第7神経）

顔面（表情）筋の運動，舌前2/3の味覚や唾液腺，涙腺を司る感覚運動混合神経である。

- 感覚機能の検査：通常，甘味は砂糖，塩味は食塩，酸味は食酢を使用する。水に浸した綿棒の先にこれらの味をつけ，舌前2/3外側縁に触れる。患者は味覚を感知したらすぐ挙手で伝えてもらい，その後にどのような味であったかを答えさせる。これを左右で行う。
- 運動機能の検査：まず，顔面全体の非対称性を確認する。上顔面筋は，額にしわを寄せることができるかどうか，両眼を固く閉じ，無理に開眼できるかどうかをみる。下顔面筋は，歯をむき出しにするように口角を横に広げさせ，同時に広頸筋の収縮の有無をみる。その際，左右差も確認する。

内耳神経（第8脳神経）

- 聴覚検査：Weber試験はC音叉を前頭部中央に当て，どちらの耳で振動が強く響くかを聞く（骨伝導）。Rinne試験は音叉を乳様突起に当て，骨伝導音の消失後に音叉を耳孔1〜5cmに置き，振動が聞こえるか確認する（気導）（図56）。
- 平衡感覚検査：前庭迷路の障害をみる場合，Romberg試験（図57）を行う。開眼で安定，閉眼で不安定であれば前庭性の障害を疑う。両側性では開眼・閉眼ともに不安定になることがある。その他の検査として，眼振がある。

図54　三叉神経3枝の顔面支配領域と感覚支配領域

眼神経「三叉神経第1枝」（結膜，角膜，鼻梁など）

上顎神経「三叉神経第2枝」（上顎の歯，歯肉，上唇，鼻腔下部，鼻咽頭粘膜など）

下顎神経「三叉神経第3枝」（下顎の歯，口腔下面，下唇）

■ 三叉神経3枝の顔面支配領域と感覚支配領域

（文献19）より作成）

図55　下顎偏位

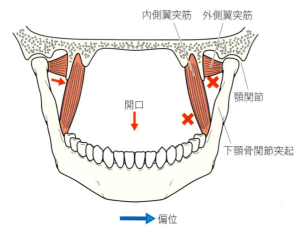

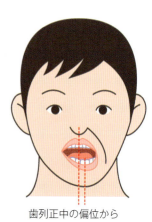

歯列正中の偏位から下顎の偏位を判断する

舌咽神経（第9脳神経），迷走神経（第10脳神経）

口蓋，咽頭の機能に関与する。検査は患者に開口してもらい，「アーアー」と発声させる。このときの軟口蓋や口蓋弓の動き，口蓋垂の偏位を確認する（図58）。また舌圧子を咽頭後壁や扁桃，舌根部に触れると，咽頭筋が収縮し「オエ」となる咽頭（嘔吐）反射がみられる。

副神経（第11脳神経）

胸鎖乳突筋と僧帽筋の筋力検査を行う（図59）。その際，視診にて筋萎縮の有無や左右差をみる。

舌下神経（第12脳神経）

萎縮や線維束性攣縮の有無をみる。舌を前方に突き出させ，偏位の有無をみる。左の舌下神経麻痺があれば，舌は左に偏位する。両側麻痺では，舌を前方に突き出せない。

協調運動の評価

協調運動の仕組み

- 協調運動障害とは運動失調の1つの症状である。運動失調は3つの要因，すなわち①運動を目的とする方向へ正確に行う「空間的」，②素早く，あるいはゆっくりと行う「時間的」，③適度な強さで行う「強度」の調整機能が障害されている状態であり，なかでも協調運動障害は「時間的」と「強度」の調整機能が障害された場合のことをいう（図60）。

- 協調性が障害される場合，小脳性・脊髄性・前庭性，大脳性の大きく4つが関与する。小

図58　口蓋垂の偏位

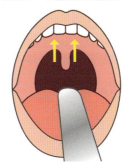

正常　　　　　左麻痺

図56　聴覚検査
ウェーバー試験　　　リンネ試験

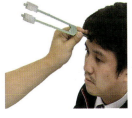
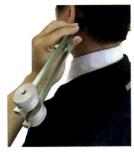

図59　副神経の検査
胸鎖乳突筋筋力検査

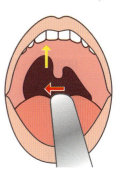

右胸鎖乳突筋の場合，頭部を左回旋させる。検者はそれに対して右回旋方向に抵抗を加え，右胸鎖乳突筋の収縮を触知する。

僧帽筋筋力検査

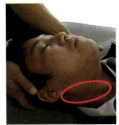

両肩をすくめさせるように指示する。検者はこれに抵抗を加え，僧帽筋の収縮を触知する。

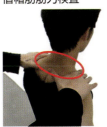

図57　ロンベルグ試験

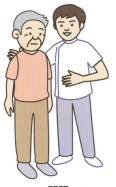
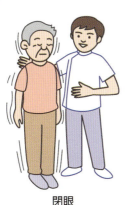

開眼　　　　　閉眼

被験者に気を付けの姿勢をとらせて閉眼させる。閉眼で不安定となれば陽性である。

脳は，前庭小脳・脊髄小脳・大脳小脳と大きく3つの領域に区分されている。名前のとおり，小脳は前庭・脊髄・大脳と神経回路で連絡しており，前述した協調運動障害の障害部位が関与することが理解できる。協調運動には，脊髄小脳と大脳小脳，平衡機能には前庭小脳および脊髄小脳が大きく関与する（図61）。

> **補足**
> 前庭小脳：平衡覚情報，視覚情報を処理している。
> 脊髄小脳：脊髄からの体性感覚情報を処理している。
> 大脳小脳：橋経由の大脳皮質からの情報を処理している。

> **基礎へのフィードバック**
> **小脳の各領域の役割**
> 前庭小脳：体幹と四肢の伸筋の調整に関与
> 脊髄小脳：体幹と四肢近位筋の調整に関与
> 大脳小脳：四肢の遠位筋の調整に関与

図60　運動失調の要因と症状

> **実践!! 臨床に役立つアドバイス**
>
> **小脳失調**
> 　小脳失調は，時間が経つと，脳のほかの機能によって代償され始める。そのため，こまめに再評価を実施していくことが望ましい。また，一側性の小脳の症状は大脳障害と異なり，同側に現れるのが特徴である。図61の神経の経路を参照。

図61　体幹四肢・四肢筋の筋緊張調整経路

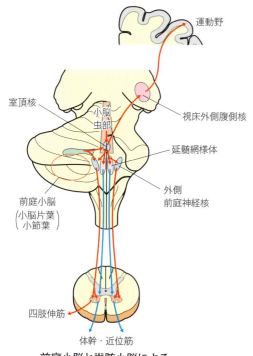

前庭小脳と脊髄小脳による
体幹四肢の筋緊張調整経路

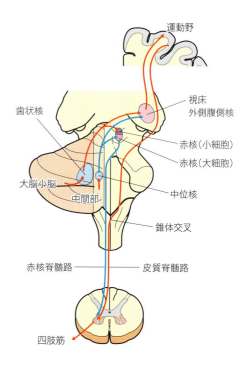

大脳小脳と脊髄小脳による
四肢筋の筋緊張調整経路

（文献20）より作成）

協調運動障害に対する評価方法

協調運動障害からどの部位の障害かを判別するには，症状からある程度判断が可能である（図62）。協調運動障害の評価項目や方法は多々存在するが，代表的な検査を示す（図63, 64）。

> **補足**
> **ロンベルグ徴候**
> 立位にて爪先を揃えて，閉眼させる。閉眼時のみに動揺が認められると脊髄性の可能性があり，開閉眼関係なく動揺が認められると小脳性の可能性が考えられる。

図62 協調運動障害による障害部位の判別方法

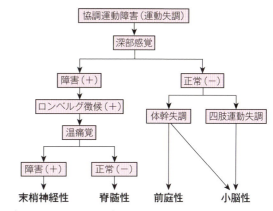

大脳性の鑑別の際には，この方法では困難である。CTやMRIなどの画像にて判別することが重要となる。

(文献21）より一部改変引用）

> **補足**
> 末梢神経障害による運動失調の例
> ・糖尿病性神経障害　　・血液循環障害
> ・アルコール性神経障害　　・その他

図63 測定障害に対する代表的な検査方法

指鼻指試験
座位で向かい合い，示指にて検者の指尖と患者の鼻を交互に触る。振戦や正確さに着目。

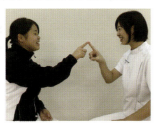
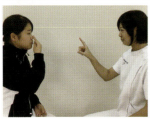

膝打ち試験

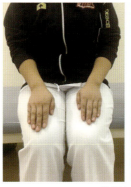
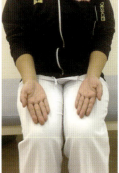

座位にて自身の膝を手掌と手背で交互に叩く。一定のリズムや叩く場所に着目。

足趾手指試験
背臥位の状態で，患者は母趾にて検者の示指を追いかける。

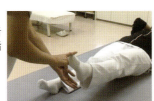
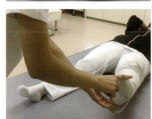

踵膝試験

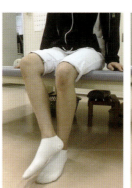
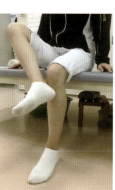

背臥位もしくは座位にて，自身の踵で，自身の他側の脛を沿わせながら膝まで動かす検査。円滑さに着目。

> **学習の要点**
> **検査項目と障害部位をセットで覚えよう**
> 　単に検査項目を覚えるのみではなく，協調運動の仕組みを理解したうえで障害部位とセットで覚えると，臨床場面や応用問題のときに活用できる．あくまで検査項目は代表例であり，ほかにもさまざまな検査が存在するので，平衡機能検査などもセットで覚えておこう！

> **実践!! 臨床に役立つアドバイス**
> **指鼻指試験が陽性（＋）の場合**
> 運動課題より四肢の運動失調と判断できるが，同時に体幹の失調の有無も確認すべきである．また，評価していくうえで，どのような場面・動作で失調症状が変化するかを見抜き，失調症状が変化する原因を機能障害レベルで追求していくべきである．

図64　反復拮抗（変換）運動障害に対する代表的な検査

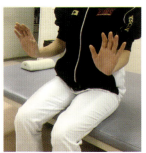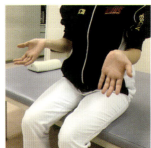

手回内・回外試験
座位にて，上肢を前方挙上させ，できるだけ速く回内・回外を連続させる．速さや規則性に着目．

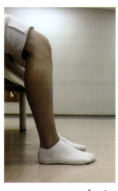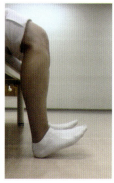

foot pat試験
座位にて，踵は床につけたままできるだけ速く足関節の底背屈を連続させる．速さや規則性に着目．

姿勢・バランスの評価

postural assessment scale for stroke patients（PASS）

- PASSは1999年にBenaim（ベナイム）らが作成した指標で，臥位，座位および立位での姿勢を評価するスケールである．評価表は12項目から構成され，各項目を0～3点までの4段階で評価する．総合得点の範囲は0～36点であり，最重症は0点となる．脳卒中後のバランス障害が重度な患者にも評価できることを目的に作成された[22]．

- PASSは主に「姿勢維持」と「姿勢変換」の2つの側面から構成される．静的姿勢の保持能力を評価する「姿勢維持」は5項目，動的場面で平衡の乱れに耐えうる能力を評価する「姿勢変換」は7項目ある（**表13**）．

- 脳卒中発症30日後に測定したPASSのスコアは，90日後の機能的自立度評価表（FIM）における移乗項目や運動項目と高い相関をもつため，PASSは運動機能を予測する因子になりうることが報告されている[23]．PASSは検者間信頼性および妥当性も確認され[22]，リハ開始前のPASS得点は，退院時の歩行能力を予測する因子になりえて，そのカットオフ値は12.5点であったという報告もある[24]．

- PASSの実施に際して特別な器具は不要であり，治療台とストップウォッチ，ペンシルがあれば評価可能である．

Berg balance scale（BBS）

- BBSは1989年にBerg（ベルグ）らにより発表されたスケールで，当初は高齢者のバランスを定量的に評価することを目的に作成された[25]．評価表は，14項目から構成され，それぞれの項目を0～4点までの5段階で評価する．総合得点の範囲は0～56点であり，最重症は0点である．**表14**に高見が日本語に訳したものを示

＊FIM：functional independence measure

す[26]。評価項目は，座位，立位での姿勢保持など静的な姿勢を評価する項目のほか，振り向き動作や段差踏み替え動作など動的な姿勢を評価する項目からなる。各項目は，時間，距離，あるいは動作の到達度により評価され[27]，所要時間は10～15分程度である。

- BBSはバランスの評価方法として広く用いられ，内的整合性，検者間信頼性および再試験信頼性が高く，Barthel index (BI)，前述のPASS，FMA，FIMなど運動機能やADLを評価する各種尺度との相関が高い[28]。BBSとPASSの両者はバランスの評価に適しているだけでなく，発症180日後の運動機能を予測することにも適している[22]。65歳以上の地域在住高齢者において，BBSのスコアが36点以下の場合は，転倒リスクが100％になることが報告されている[29]。

> **補足**
> FMAは上下肢の運動機能，協調性，バランスおよびROMを総合的に評価する指標である。

- 欠点としては，天井効果および床面効果があるため，軽度のバランス障害があっても正常と評価されるなど，過小評価あるいは過大評価される可能性があるということが挙げられる。

clinical assessment scale for contraversive pushing (SCP)

表13 PASS

姿勢維持	
1．支持なしの座位（患者をベンチまたは背もたれのない椅子に座らせ，足底を床に接地させる）	
0点	座ることができない
1点	わずかな支持で座ることができる（例えば片手での支持など）
2点	10秒以上支持を得ずに座ることができる
3点	5分以上支持を得ずに座ることができる
2．支持ありの立位	
0点	支持があっても立位ができない
1点	介助者2人がかりでの強い支持があれば立てる
2点	介助者1人による中等度の支持があれば立てる
3点	片手での支持があれば立つことができる
3．支持なしの立位	
0点	支持なしでは立てない
1点	支持なしで10秒立てるまたは片足に体重を傾けて立つ
2点	支持なしで1分間立てるまたはやや不均等に立つ
3点	支持なしで1分間以上立つと同時に肩よりも高い位置で上肢運動が行える
4．非麻痺側下肢で立つ	
0点	非麻痺側で立てない
1点	2，3秒であれば立てる
2点	5秒以上立てる
3点	10秒以上立てる
5．麻痺側下肢で立つ	
0点	麻痺側で立てない
1点	2，3秒であれば立てる
2点	5秒以上立てる
3点	10秒以上立てる

姿勢変換	
6．背臥位から麻痺側に向けて側臥位となる	
0点	できない
1点	多くの介助があればできる
2点	少しの介助があればできる
3点	介助なしでできる
7．背臥位から非麻痺側へ向け側臥位となる	
0点	できない
1点	多くの介助があればできる
2点	少しの介助があればできる
3点	介助なしでできる
8．背臥位から端座位	
0点	できない
1点	多くの介助があればできる
2点	少しの介助があればできる
3点	介助なしでできる
9．端座位から背臥位	
0点	できない
1点	多くの介助があればできる
2点	少しの介助があればできる
3点	介助なしでできる
10．座位からの立ち上がり	
0点	できない
1点	多くの介助があればできる
2点	少しの介助があればできる
3点	介助なしでできる
11．立ち上がりからの着座	
0点	できない
1点	多くの介助があればできる
2点	少しの介助があればできる
3点	介助なしでできる
12．立位で床からペンシルを拾う	
0点	できない
1点	多くの介助があればできる
2点	少しの介助があればできる
3点	介助なしでできる

（文献23）より引用）

- 1985年Devis(デーヴィス)は，患者が脳卒中を発症した後，非麻痺側の上下肢を用いて麻痺側に積極的に身体を倒れ込ませようとする現象を報告し，pusher syndromeと名付けた[30]。現在は，脳の損傷側と反対方向に姿勢が傾く現象をpushingあるいはcontraversive pushingと表現するのが一般的である[31]。SCPはそのcontraversive pushingでみられる主な現象を

表14 BBS

項目	スコア	内容
①椅子座位からの立ち上がり 指示：手を使わずに立ってください	0	中等度ないし高度の介助が必要
	1	最小の介助が必要
	2	数回の施行後，手を使用して可能
	3	手を使用して1人で可能
	4	立ち上がり可能
②立位保持 指示：つかまらずに2分間立ってください	0	介助なしには30秒間保持不能
	1	数回の試行にて30秒間保持可能
	2	30秒間保持可能
	3	見守り下で2分間保持可能
	4	安全に2分間保持が可能
③座位保持（両足を床につけ，もたれずに座る） 指示：腕を組んで2分間座ってください	0	介助なしには10秒間保持不能
	1	10秒間保持可能
	2	30秒間保持可能
	3	見守り下で2分間保持可能
	4	安全に2分間保持が可能
④着座（椅子使用） 指示：座ってください	0	座るのに介助必要
	1	一人で可能だが，しゃがみ込み制御できない
	2	下腿後面を椅子に押しつけ制御し行える
	3	手を用いてしゃがみ込みを制御し行える
	4	ほとんど手を用いずに安全に座る
⑤移乗 指示：車椅子からベッドへ移ってください（逆も）	0	安全確保に2名以上の介助者必要
	1	介助者が1名が必要な程度
	2	言語指示，あるいは見守り下で可能
	3	手を使えば安全に可能
	4	ほとんど手を使わず安全に可能
⑥閉眼立位保持 指示：目を閉じて10秒間立ってください	0	転倒を防ぐ介助必要
	1	3秒間保持は不能だが，なんとか安定して立てる
	2	3秒間保持可能
	3	見守り下で10秒間保持可能
	4	安全に10秒間保持が可能
⑦閉脚立位保持 指示：脚を閉じてつかまらずに立ってください	0	介助にて保持可能でも，15秒間は不能
	1	介助にて保持可能だが，15秒間の保持
	2	自らは保持できるが，30秒間保持は不能
	3	見守り下で1分間保持可能
	4	安全に1分間保持が可能
⑧上肢前方到達（到達距離測定） 指示：立位で上肢を90°屈曲し，指を伸ばし前方へできる限り手を伸ばしてください	0	転倒を防ぐ介助が必要
	1	手を伸ばせるが，見守り必要
	2	5cm以上可能
	3	12.5cm以上可能
	4	25cm以上可能
⑨床から物を拾う 指示：足元にある靴を拾ってください	0	転倒を防ぐ介助必要
	1	拾うことができ，見守りが必要
	2	拾えないが，靴から2.5〜5cmまでのところに，安定して自ら手を伸ばすことができる
	3	見守り下にて靴を拾える
	4	安全かつ簡単に靴を拾える
⑩左右の肩越しに後ろを振り向く 指示：肩越しに後ろを振り向いてください（左右）	0	転倒を防ぐための介助必要
	1	振り向くときに見守りが必要
	2	側方までしかできないが，安定している
	3	1側のみ可能，他方は体重移動が少ない
	4	両側とも可能で，体重移動も良好
⑪360°回転 指示：安全に1周回転し止まり，反対にも周ってください	0	回転中，介助必要
	1	近位見守り，または言語指示必要
	2	回転可能だが，両側とも4秒以上かかる
	3	1側のみ4秒以内で安全に可能
	4	各方向に4秒以内で安全に可能
⑫段差踏み換え（約20cm台） 指示：台上に交互に4回ずつ（計8回）足を乗せてください	0	転倒を防ぐ介助必要
	1	最小限の介助で2回以上可能
	2	見守り下で補助具なしに4回可能
	3	支持なしで可能だが20秒以上かかる
	4	支持なしで20秒以内に可能
⑬片足を前に出して立位保持 指示：片足を他方の足の前にまっすぐに出してください	0	バランスを崩す
	1	足を出すのは介助だが，15秒間保持可能
	2	足をわずかにずらし30秒間保持可能
	3	足を前に出すことができ30秒間保持可能
	4	継ぎ足位を取り30秒間保持が可能
⑭片脚立ち保持 指示：つかまずに，片脚立ちになってください	0	転倒を防ぐ介助必要
	1	3秒は保持できないが，自ら保持のみは可能
	2	3秒以上保持可能
	3	5〜10秒保持可能
	4	10秒以上保持が可能

（文献26）より引用）

定量的かつ客観的に評価する指標であり，Karnath（カーナス）が発表したスケールである[31]。

- SCPでは，「姿勢」，「伸展と外転」ならびに「抵抗」の3項目を，座位および立位にて評価する[32]（**表15**）。「姿勢」は0点，0.25点，0.75点，1点の4段階，「伸展と外転」は0点，0.5点，1.0点の3段階，「抵抗」は0点または1点の2段階で評価する。SCPは各項目を0～1点で評価するスケールであり，最重症は6点となる。総合得点が0点の場合は，pushingなしと判断する。
- SCPで行う座位・立位の評価に加え，寝返りや，移乗動作，歩行時における介助への抵抗を評価するスケールとしてBurke lateropulsion scale（BLS）がある[33]。BLSはSCPに比べ特異度が低いが，検査項目に歩行などが含まれている。

functional reach test（FRT）

- 前方へのリーチ動作は前後方向への重心移動が反映されることから，バランス能力を測る手法としてDuncan（ダンカン）らによりFRTが発表された[34]。
- 測定手順としては，まず患者を壁際に立たせ，患者の肩の高さに合わせ壁に物差しを設置する。立位にて一側上肢を肩の高さまで前方挙上した姿勢を開始肢位とする。挙上した上肢を水平に保ちながらできる限り前方に到達させ，開始肢位から最終到達点までの指先の移動距離を測定する。これを3回行い，平均値を算出する（**図65**）。
- FRTは前後方向への重心移動を反映するとされる一方，足圧中心の前後移動との相関が低いこと[35]や，転倒恐怖感[36]や運動戦略[37]により到達距離が影響を受けることが報告され，バ

表15　SCP

(A)姿勢	自然に姿勢を保持した際にみられる姿勢の左右対称性について
Value 1	麻痺側にひどく傾斜しており麻痺側へ倒れてしまう
0.75	倒れるまではいかないがひどく麻痺側へ傾いている
0.25	軽く麻痺側へ傾いているが転倒しない
0	傾いていない　正中位あるいは非麻痺側にある
(B)伸展と外転	**非麻痺側上肢もしくは下肢による押す現象の出現について**
Value 1	座位や立位で静止しているときから，すでに押す現象がみられる（座位保持時，自然に下肢を外転している，あるいは上肢で床を押す。立位保持時，自然に下肢が外転している。あるいは，座位から立ち上がり立位となったときに自然と足を広げて外転し，下肢を押すことに使用している）
0.5	姿勢を変えたときだけにみられる座位で，2つの課題で評価する。①端座位姿勢の保持では押す現象がみられないが非麻痺側上肢をプラットフォームにつけ，離殿し非麻痺側方へ移動（座る位置を非麻痺側へ滑らせる）させたときに押してしまう，あるいは，②プラットフォーム（ベッド）から非麻痺側にある車椅子に移動しようとして，車椅子のタイヤの高さを超えるほど殿部を持ち上げた際に，押す現象が観察される。①か②のどちらか，あるいは両方で現象が出現した場合に0.5と評価する。
0	上肢または下肢による伸展・外転はみられない
(C)抵抗	**身体を他動的に正中位に修正したときの抵抗の出現について**
指示：胸骨と脊柱に触れ，患者に「これからあなたの体を横に動かしますので，それを許容してください」と告げてから動かし，抵抗が出現するかをみる。	
Value 1	正中位まで修正しようとすると抵抗が起きる
0	抵抗は出現しない

	座位	立位	TOTAL
(A)姿勢			
(B)非麻痺側での伸展外転			
(C)修正に対する抵抗			

（文献32）より引用）

ランスを測るための指標として否定的な意見もある。しかし，FRTは種々のバランス評価法のなかで特別な用具を必要とせず，短時間で計測が行えるため，利便性のよいバランステストである。

歩行の評価

脳血管障害患者に対する歩行の評価指標にはさまざまなものがある。本項では，4つの評価指標について記載する。

Emory機能的歩行能力評価（E-FAP）

- E-FAP[38]は，脳血管障害の歩行能力を評価するものであり，5つの異なる環境下での必要時間を測定する。5つの項目は，①床上歩行（5m），②カーペット上歩行（5m），③合図とともに立ち上がる，④障害物路への対処（1.5mと3mの位置にそれぞれレンガを置き，5mの位置にゴミ箱を置く），⑤階段昇降（4段）（**図66**）から成り，その合計時間を算出する。
- 装具や歩行補助具を使用した場合，また動作介助を行った場合には，各項目に要した時間に適切な係数を掛ける。代表的な係数は，短下肢装具の利用で2倍，T字杖で3倍，4点杖で4倍，短下肢装具＋T字杖で5倍，短下肢装具＋4点杖で6倍となっている。E-FAPは，10m歩行テスト，Berg balance testと互いに相関があり[38]，高い信頼性，妥当性が示されている[39,40]。

歩行障害質問票（WIQ）

- WIQ[41]は，歩行障害の原因と程度，歩行距離，歩行スピード，階段を上がる能力を評価する質問票である。決められたスコアリング法に基づきそれぞれ0～100でスコア化され，高い値であるほど状態がよいことを表している。日本語版WIQの質問票[42]についての詳細は，日本脈管学会ホームページ（http://j-ca.org/wp/wiq/）を参照。

timed "up & go" test（TUG）

- TUG[43]は高齢者のバランス能力の評価として開発されたが，現在では脳血管障害のバランス検査と実用的な歩行の検査としても用いられている。TUGは実際の日常生活に近い一連の動作のなかで動的バランスを評価し，それに伴って必要な下肢や体幹の筋力と協調性，方向転換に必要な立ち直り反応なども総合的に評価することが可能であるとされている[44]。
- TUGの算出方法は，肘掛け付き椅子から立ち上がり，3mの歩行を行い，方向転換をし，椅子に戻り座るまでの一連の動作に要する時間を計測する（**図67**）。歩行速度は**快適速度**（患

図65　FRTの実際

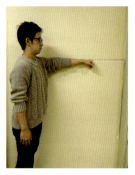
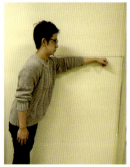

壁に物さしあるいはメジャーなどを貼り付ける。壁側に立ち，立位で一側上肢を水平挙上，手指を軽く握った姿勢が患者の開始肢位となる。できるだけ上肢を水平に保ちながら前方にリーチしてもらい，開始肢位から到達地点まで，第3指中手骨の末端が移動した距離を計測する。

図66　E-FAP（階段昇降）

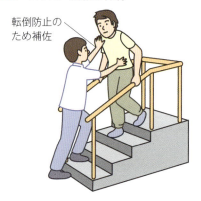

転倒防止のため補佐

＊E-FAP：Emory functional ambulation profile　＊WIQ：walking impairment questionnaire

者自身が通常楽に安全に歩けると感じる速度）または**最大速度**で行う。TUGの基準値として，神経学的な問題がない健常高齢者においては10秒以内に可能であり，20秒以内であれば屋外外出可能，30秒以上であれば起居動作や日常生活動作に介助を要すると報告されている[43]。また，転倒予測のカット・オフ値は13.5秒であるとされている[45]。現状では治療の効果判定の尺度や実用的な歩行の見極めの指標として使用されているが，今後，脳血管障害患者の予後予測などに活用される可能性もある。

> **補足**
> TUGの歩行速度は，原法では快適速度と規定されているが，快適速度の説明が患者にうまく伝わらないことや患者によって快適速度の捉え方が違う可能性があり，注意が必要である。最大速度で行ったほうがTUGの再現性や転倒に対する予測が高いという報告もある[45]。

> **補足**
> TUGの準備として，肘掛け付き椅子，ストップウォッチ，3mの直線歩行路，方向転換の目安となるコーンなどが必要である。背もたれに寄り掛かった姿勢から開始する。立ち上がり・座り込み時は肘掛けを上肢で使用してよい。方向転換はどちら回りでもよい。方向転換時や座り込み時などは特に転倒に注意する。

10m歩行テスト

10m歩行テストは，患者に16mの歩行路を歩行させ，歩行開始3m地点から13m地点までの10mに要する時間や歩数を計測する評価である（**図68**）。10mに要する時間や歩数を計測す

図67 TUG

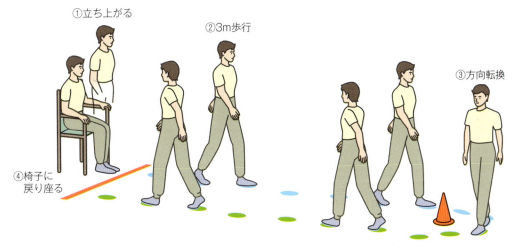

①立ち上がる　②3m歩行　③方向転換　④椅子に戻り座る

図68 10m歩行テスト

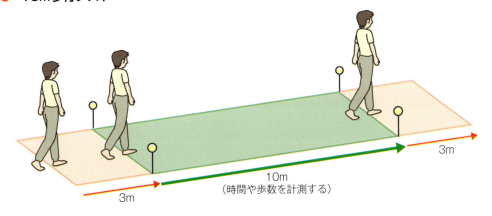

3m　10m（時間や歩数を計測する）　3m

ることで，歩行速度，歩幅，歩行率などが算出できる。10m歩行テストは脳血管障害患者において感度，反応性が高いとされており[46]，歩行能力の簡便な計測方法として広く用いられている。10m歩行テストの歩行速度には，TUGと同様，快適速度または最大速度を用いる。地域在宅高齢者の最大歩行速度を**表16**に示す。

脳血管障害の総合評価

脳血管障害の重症度にかかわる評価指標

脳血管障害患者の病態を客観的に評価するため，**急性期における重症度**や**治療効果の判定**として，**NIHSS**と**Japan stroke scale（JSS）**が用いられている。

- NIHSS[48,49]：NIHSSは脳血管障害患者の急性期における評価法として世界的に広く使われている。評価項目は，意識，注視，視野，顔面麻痺，上下肢の運動，運動失調，感覚，失語，構音障害，無視の15項目から構成されている。評価尺度は0点を含む3段階から6段階で，総得点は42点である。得点が高いほど重症となる。15項目で一通りの状態が把握でき，ベッドサイドで簡単に点数算出が可能である。

- JSS[48,50]：JSSは，日本脳卒中学会が1997年に作成した脳血管障害患者の急性期の重症度に対する評価法である。評価項目に科学的根拠のある重み付けがなされ，意識，言語，無視，視野欠損または半盲，眼球運動障害，瞳孔異常，顔面麻痺，足底反射，感覚系，運動系（手，腕，下肢）の12項目から構成されている。各評価項目のカテゴリー数は2もしくは3で，得られたスコアが比例尺度になっている。JSSは評価者間のばらつきが少なく，唯一の定量的ストロークスケールである。

脳血管障害の機能障害にかかわる評価指標

機能障害は障害の全体像をとらえる基本単位であり，治療に直結する要素として大切である。また，医療スタッフ間の共通した指標として，疾病の重症度や機能的制限の解釈や活動性との関連を検討するうえで有用な情報となる[51]。機能障害を評価することは，リハを行ううえで問題点の抽出，その経過の評価，予後予測に際して重要である。脳血管障害患者の機能障害の評価には，**SIAS**（**表17**），**FMA**が用いられている。

- SIAS[48,52,53]：SIASは，脳血管障害患者を対象とした機能障害の総合評価法である。評価項目は，麻痺側運動機能，腱反射，筋緊張，感覚機能，ROM，疼痛，体幹機能，視空間認知，言語機能，非麻痺側機能の22項目から構成されている。評価尺度は4段階もしくは6段階で，総得点は75点である。多項目であるが，1項目1課題で評価し簡便性を高めている。特別な道具を必要とせず，外来，ベッドサイド，あるいはリハ室，どこでも評価可能である。表に従い順に評価することで脳血管障害患者の機能障害をほぼすべて評価できる。それぞれの障害を評価できるため，評価の全体的な把握に有用であり，共通言語になりうる。

- FMA[48,53,54]：FMAは，脳血管障害患者を対象とした機能障害の総合評価法である。運動機能としては，上肢，手指，下肢に分かれ，随意運動，協調性，スピードおよび反射を評価する。加えて，体幹バランス，静的・動的座位，立位，片足立ちを評価する。感覚機能としては，上下肢各部の触・位置覚を評価する。また，各関節の他動的ROMと疼痛を評価

表16 地域在宅高齢者の最大歩行速度 (m/分)

年齢	男性	女性
65〜69歳	124.8	106.2
70〜74歳	115.2	89.4
75〜79歳	105	87.6
80歳以上	85.8	67.2

(文献47)より引用)

*NIHSS：National Institutes of Health Stroke Scale

表17 SIAS

運動機能

1）上肢近位（knee-mouth test）

座位において麻痺側上肢の手部を対側膝（または大腿）上より挙上し，手部を口まで運ぶ。この際，肩は90°まで外転させる。そして膝上に戻す。これを3回繰り返す。肩，肘関節に拘縮が存在する場合は可動域内の運動をもって課題可能とする。
- 0：まったく動かない
- 1：肩のわずかな動きがあるが手部が乳頭に届かない
- 2：肩肘の病的共同運動があり手部が口に届かない。あるいは対側膝（または大腿）へ戻せない
- 3：課題可能。著明なぎこちなさあり
- 4：課題可能。軽度のぎこちなさあり
- 5：麻痺なし（正常）

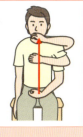

2）上肢遠位（finger-function test）

手指の分離運動を，母指→小指の順に屈曲，小指→母指の順に伸展することにより行う。手指が屈曲した位置を取っている場合は，検者が全指を伸展させた後の随意運動の状態を評価する。
- 0：まったく動かない
- 1：1A：わずかな動きがある。または集団屈曲可能
  - 1B：集団屈曲が可能
  - 1C：分離運動が一部分可能
- 2：全指の分離運動が可能だが屈曲伸展が不十分である
- 3〜5：knee-mouth testの定義と同一

3）下肢近位（股）（hip-flexion test）

座位にて股関節を90°屈曲位より最大屈曲させる。これを3回行う。必要なら座位保持のための介助をしてかまわない。
- 0：まったく動かない
- 1：大腿にわずかな動きがある（MMT1）が足部は床から離れない
- 2：股関節の屈曲運動があり，足部は床より離れるが十分ではない
- 3〜5：knee-mouth testの定義と同一

4）下肢近位（膝）（knee-extension test）

座位にて膝関節を90°屈曲位から十分伸展（−10°程度まで）させる。これを3回行う。必要なら座位保持のための介助をしてかまわない。
- 0：まったく動かない
- 1：下腿にわずかな動きがある（MMT1）が足部は床から離れない
- 2：膝関節の伸展運動があり，足部は床より離れるが十分ではない。あるいは伸展後足部を床に戻せない
- 3〜5：knee-mouth testの定義と同一

5）下肢遠位（foot-pat test）

座位または臥位。座位は介助しても可。踵部を床につけたまま，足部の背屈運動を強調しながら背屈・底屈を3回繰り返し，その後なるべく速く背屈・底屈を繰り返す。
- 0：まったく背屈しない
- 1：わずかな背屈運動がある（MMT1）が前足部は床から離れない
- 2：背屈運動あり，足部は床より離れるが十分ではない
- 3〜5：knee-mouth testの定義と同一

筋緊張

6）上肢深部腱反射　U/E　DTR（biceps or triceps）

- 0：biceps および triceps反射が著明に亢進している。あるいは日常の動作中に，容易にclonus（肘，手関節）が誘発される
- 1：1A：biceps あるいは triceps反射が中等度（はっきりと）亢進している
  - 1B：biceps あるいは triceps反射がほぼ消失している
- 2：biceps あるいは triceps反射が軽度（わずかに）亢進している
- 3：biceps あるいは triceps反射ともに正常である。または非麻痺側と対称的である

7）下肢深部腱反射　L/E　DTR（PTR or ATR）

- 0：PTR および ATR反射が著明に亢進している。あるいは日常の動作中に，容易にclonus（膝，足関節）が誘発される
- 1：1A：PTR あるいは ATR反射が中等度（はっきりと）亢進している
  - 1B：PTR あるいは ATR反射がほぼ消失している
- 2：PTR あるいは ATR反射が軽度（わずかに）亢進している
- 3：PTR あるいは ATR反射ともに正常である。または非麻痺側と対称的である

次ページに続く

8) 上肢筋緊張　U/E（muscle tone）

- 0：上肢の筋緊張が著明に亢進している
- 1：1A：上肢の筋緊張が中等度（はっきりと）亢進している
  - 1B：他動的筋緊張の低下
- 2：上肢の筋緊張が軽度（わずかに）亢進している
- 3：正常。非麻痺側と対称的

9) 上肢筋緊張　L/E（muscle tone）

U/E　muscle toneの定義で「上肢」を「下肢」と読み替える

感覚

10) 上肢触覚（手掌）　U/E（light touch）

- 0：強い皮膚刺激もわからない
- 1：重度あるいは中等度低下
- 2：軽度低下，あるいは主観的低下，または異常感覚あり
- 3：正常

11) 下肢触覚（足底）　L/E（light touch）

上肢触覚　U/E（light touch）の定義と同一

12) 上肢位置覚（母指または示指）　U/E（position）

指を他動的に運動させる。
- 0：他動運動の動きもわからない
- 1：全可動域の運動なら方向がわかる
- 2：ROMの1割以上の動きなら方向がわかる
- 3：ROMの1割未満の動きでも方向がわかる

13) 下肢位置覚（母趾）　L/E（position）

指を他動的に運動させる。
　上肢位置覚　U/E（position）の定義で，1割を5割と読み替える

関節可動域，疼痛

14) U/E　ROM

他動的肩外転角度を具体的に記載すること。
　参考として，0：60°以下　1：90°以下　2：150°以下　3：150°以上

15) L/E　ROM

膝伸展位にて他動的足関節背屈を行う。背屈角度を具体的に記載すること。
　参考として，0：-10°以下　1：0°以下　2：10°以下　3：10°以上

16) 疼痛（pain）

原疾患に由来する疼痛の評価を行う。既往としての整形外科的（腰痛など），内科的（胆石など）疼痛を含めない。また過度でない拘縮伸展時のみの疼痛も含めない。
- 0：睡眠を妨げるほどの著しい疼痛
- 1：中等度の疼痛
- 2：加療を要しない程度の程度の疼痛
- 3：疼痛の問題がない

体幹機能

17) 垂直性（verticality test）

- 0：座位が取れない
- 1：静的座位にて側方性の姿勢以上があり，指摘・指示にても修正されず介助を要する
- 2：静的座位にて側方性の姿勢以上があるが，指示にてほぼ垂直位に修正・維持可能である
- 3：静的座位は正常

18) 腹筋（abdominal MMT）

車椅子または椅子に座り，殿部を前にずらし，体幹を45°後方に傾け，背もたれによりかかる。大腿部が水平になるように検者が押さえ，体幹を垂直位まで起き上がらせる。検者が抵抗を加える場合には，胸骨上部を押さえること。
- 0：垂直位まで起き上がれない
- 1：抵抗を加えなければ起き上がれる
- 2：軽度の抵抗に抗して起き上がれる
- 3：強い抵抗に抗して起き上がれる

次ページに続く

高次脳機能

19) 視空間認知（visuo-spatial deficit）

50cmの紐を眼前約50cmに提示し，中央を非麻痺側指で示してもらう．2回行い，中央よりずれの大きい値を採用する．患者の左端から示した点までの具体的距離を記載すること．
- 0：10cm以下　または　40cm以上
- 1：20cm以下　または　30cm以上
- 2：22cm以下　または　28cm以上
- 3：問題なし

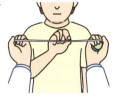

20) 言語（speech）

失語症に関して評価する．構音障害はこの項目には含めない．
- 0：全失語症．まったくコミュニケーションが取れない
- 1：1A：重度感覚性失語症（重度混合性失語症を含む）
  - 　1B：重度運動性失語症
- 2：軽度失語症
- 3：失語症なし

非麻痺側機能

21) 非麻痺側大腿四頭筋（sound side；quadriceps MMT）

座位における非麻痺側膝伸展筋力を評価する．
- 0：重力に抗しない
- 1：中等度の筋力低下
- 2：わずかな筋力低下
- 3：正常

22) 握力（sound side；grip strength）

座位で握力計の握り幅を約5cmにして計測する．非麻痺側の具体的kg数を記載すること．
　参考として，0：握力0kg　1：握力10kg以下　2：10～25kg以下　3：25kg以上

（文献52, 53）より引用）

する．評価尺度は3段階で，運動機能100点，その他を126点として，総得点は226点である．わが国では用いられることが少ないものの，小さな回復にも感度が高く，脳血管障害患者の標準的な機能障害評価法として世界的に広く用いられている．

脳血管障害の健康状態にかかわる評価指標

脳血管障害患者のリハでは，国際生活機能分類（ICF）に基づいて心身機能，身体構造，活動，参加に分類し，総合的な健康状態を把握することが重要である．脳血管障害患者の健康状態の評価には，**stroke impact scale（SIS）**が用いられている．

- SIS[55, 56]：SISは，脳血管障害患者に対する総合的な健康状態の評価法であり，QOLを中心とした評価に広く使用されている．評価項目は，筋力，手の機能，ADLおよびIADL，移動，コミュニケーション，感情，記憶と思考，参加，回復の9つの大項目から成る60項目で構成されている．回復以外の8項目は，過去1～4週間における患者自身の経験に基づき，各質問項目に対する難しさを5段階で評価する．回復は1～100までのvisual analogue scale（VAS）で評価する．特に慢性期の脳血管障害患者において活用されている．

＊ICF：international classification of functioning, disability and health
＊IADL：instrumental activities of daily living

ADLの評価

ADLが障害されている原因や阻害因子を明らかにするうえで、ADL評価によってADLの経時的変化をとらえることは、理学療法を実施するうえで重要である。なかでも、一定の評価基準を用いることで、定量的にADL評価を行うことにより、治療の効果判定や予後予測、さらには患者にかかわる多職種間や多施設間でのADL状態の共有に役立つ。ここでは、臨床上使用されることの多いADL評価として **BI** と **FIM**、脳卒中片麻痺患者の機能自立度を評価する指標である modified Rankin Scale（mRS）について解説する。

代表的なADL評価法

- BI：BIは、MahoneyとBarthelによって開発され、1965年に発表されたADLの状態を総合指数で表すADL評価法である。信頼性や妥当性は証明されており、簡便に評価できることから、**対象者**の多い疾患や研究に用いられる。身辺動作を中心とした10項目を患者に実施される。判定は、「**自立**」「**援助が必要**」「**できない**」の**3段階**で行い、**総合点は100点**である。重要度によって各項目の満点の点数が異なるように配点されている（**表18**）。評価が短時間で可能で容易である反面、身体援助が必要な項目では、「どれだけできるのか」「どのくらい介助が必要か」はわからない。

- FIM：FIMは、1984年にニューヨーク州立大学バッファロー校のGranger（グレンジャー）が中心となり、米国リハビリテーション医学アカデミーと同リハビリテーション医学会の支援を受けて開発されたADL評価法である。「**しているADL**」を対象として、特に介護負担度を評価することから、最も信頼性と妥当性があるADL評価として国際的にも広く活用されている。評価は、セルフケア、排泄自制、移乗、移動といった「**運動項目**」が**13項目**とコミュニケーションや社会的認知からなる「**認知項目**」が**5項目**の計18項目を対象に行われる。各項目の判定は、介助量が少ないほど点数が高く、介助量が大きいほど点数が低い**7段階評価尺**

> **基礎へのフィードバック**
> **ICF**
> ICFとは、心身機能、身体構造、活動、参加という生活機能および障害について説明する包括的な概念である（**図69**）。

図69　ICF

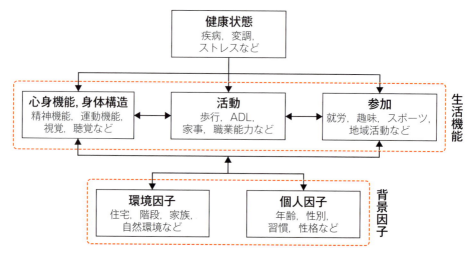

> **用語解説**　「できるADL」「しているADL」「するであろうADL」　「できるADL」とは患者の最大限の能力を発揮したADLであり、「しているADL」とは、実際の日常場面（病棟・病室や自宅など）で行っているADLである。実際の評価では、上記以外にも患者の社会的役割のために在宅で「するであろうADL（しなければならないADL）」の予測も重要である。

度で行われることから，ADLの変化に鋭敏である。運動項目の最高点が91点，認知項目の最高点が35点となることから，**総合点は126点**である。なお，1週間以内にFIMの得点が10点以上低下するような状態を「急性増悪」とみなせるとしている。FIMの対象は7歳以上であるため，生後6カ月～7歳までの小児に対しては，小児版FIMである「WeeFIM」を使用

表18　BIの評価基準

項目名	判定	判定基準
1　食事	10点 5点 0点	自立または自助具などの使用により可能で，標準的な時間内に食べ終える おかずを細かく切ってもらうなどの部分介助を要する 全介助を要する
2　車椅子からベッドへの移乗	15点 10点 5点 0点	駆動やブレーキ，フットレストの操作を含めて，移乗動作が自立している。車椅子を普段用いずに移乗が自立（非行自立）の場合も含む 車椅子の操作や移乗に軽度の部分介助または見守りを要する 端座位にはなれるが，移乗にかなりの介助が必要 全介助を要する，または不可能である
3　整容	5点 0点	手洗い，洗面，整髪，歯磨き，化粧または髭剃りが自立している 上記の動作に介助を要するか，不可能である
4　トイレ動作	10点 5点 0点	衣服の操作や後始末を含め，自立している。ポータブルトイレを使用している場合は，その洗浄も含む 排泄中に身体を支える，衣服や後始末に介助を要する 全介助を要する，または不可能である
5　入浴	5点 0点	洗体・洗髪，浴槽への出入りのすべての動作が介助なしで可能である 上記の動作に介助を要するか，不可能である
6　歩行	15点 10点 5点 0点	補装具を使用して，45m以上を介助や見守りなしで歩行可能である。ただし，車椅子や歩行器の使用は認めない 介助や見守りを要するか，歩行器を使用すれば，45m以上の歩行が可能である 歩行は不可能であるが，車椅子であれば45m以上を自動駆動できる 上記のいずれも不可能である
7　階段昇降	10点 5点 0点	手すりや杖を使用してもよいが，介助や見守りなしで階段を安全に昇降できる 手すりや杖を使用し，さらに介助や見守りがあれば，階段を昇降できる 手すりや杖を使用し，介助や見守りがあっても階段を昇降できない
8　着替え	10点 5点 0点	衣類や靴，装具の着脱やファスナーなどの留め具の使用が自力でできる 衣服の着脱に介助を要するが，少なくとも動作の半分は妥当な時間内に自分でできる 衣服の着脱に相当量の介助や全介助を要する
9　排便コントロール	10点 5点 0点	排便が失敗なく，コントロールできる。浣腸や座薬の取り扱いも自分でできる 排便をときどき失敗する。浣腸や座薬の使用に介助を要する 排便に全介助を要する
10　排尿コントロール	10点 5点 0点	昼夜とも排尿が失敗なく，コントロールできる。また，収尿器の装着や後始末も自分で可能である 排尿がときどき失敗し，収尿器の取り扱いに介助を要する 排尿に全介助を要する

（文献57）より作成

する。運動項目と認知項目の詳細を**表19**に，判定基準を**表20**に示す。

脳卒中患者のADL・機能自立度評価法

- mRS：mRSは，**脳卒中患者の機能自立度**を評価する総合的な指標であり，予後を知るうえでも頻用されている。0～5点の**6段階**で評価する**質問紙法**で，信頼性に優れており，国際的にも広く使用されている。国内でも幅広い医療関連職種で一般的に使用されている。なお，『脳卒中治療ガイドライン2015』（日本脳卒

表19　FIMの評価項目

項　目			評価内容
運動項目	セルフケア	1）食事	食事が適切に用意された状態で，適切な食器を使って食物を口に運ぶ動作から，咀嚼し，嚥下するまでを採点
		2）整容	「口腔ケア・整髪・手洗い・洗顔・髭剃り・化粧」のうち，実際に行っている動作を採点
		3）清拭（入浴）	頭部・背中は含まず，首から下の洗体もしくは拭く動作を採点する。浴槽・シャワーまたはベッド上清拭のいずれでもよい
		4）更衣（上衣）	普段着用している衣類を使用する。腰を境に，上・下の衣類の更衣および義肢・装具の着脱，タンスからの衣類の出し入れを採点
		5）更衣（下衣）	
		6）トイレ	排尿・排便の前後にズボンや下着を上げ下げし，会陰部を清潔に保つことを採点する。収尿器を使用している場合は，ベッド上動作を採点
	排泄コントロール	7）排尿管理	排尿・排便をしてもよい状況で，タイミングよく括約筋を緩められるかどうかを採点
		8）排便管理	
	移乗	9）ベッド・椅子・車椅子	ベッド・椅子・車椅子の間でのすべての移乗を対象とする。往復動作を採点し，歩行可能な場合は起立動作も含む。ベッドからの起き上がりも含む
		10）トイレ	便器へ移ること，および便器から離れることを採点
		11）浴槽・シャワー	浴槽またはシャワー室に入り，そこから出る動作を採点する。浴槽まで近づくことは含まない
	移動	12）歩行・車椅子	平地での歩行または車椅子移動を採点する。退院時に歩行獲得が予想されれば入院中に評価
		13）階段	屋内の12から14段の階段で評価する。「昇り」と「降り」で能力差がある場合は低いほうを採点
認知項目	コミュニケーション	14）理解	相手が伝えようとしたことの意味を正しくとらえているかを採点（**図70**）
		15）表出	欲求や考えを表現し，伝えることができているかを採点（**図70**）
		16）問題解決	日常生活のなかで起こる問題にどう対応するかを採点
		17）社会的交流	対象者の行動や言動が他者にどの程度の迷惑や　不快感を与えているかを採点（**図71**）
		18）記憶	日常生活を行ううえで必要な内容を覚えていられるかを採点する。記銘力は含まない

（文献58～60）より引用）

図70　FIM：認知項目

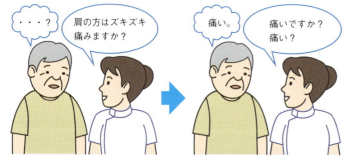

強調した言葉，短い語なら理解でき，返事（表出）ができる　→3点

図71　FIM：認知項目

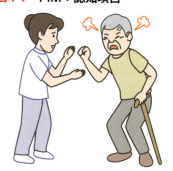

何回に1回迷惑行為が現れるか→点数化

中学会）に掲載されている日本語版mRSの判定基準を**表21**に示す。

QOLの評価

QOLは，その側面から「**生命の質**」，「**生活の質**」，「**人生の質**」，「**体験としての生の質**」と訳される。つまり，QOLとは，「人がどれだけ人間らしい望み通りの生活を送ることができているか」を表す指標であり，人間の健康観や幸福感，生活の充足感を推し量るうえで重要なものである。しかし，QOLは定義が曖昧であるため，生命に視点を据えれば，脳死状態にあっても生命を維持することが何よりも重要となる。一方で，人生に視点を据えれば，尊厳死も意味あるものになる可能性がある。このように，何をもってQOLを考えるかで理解や考え方は変化する。従って，QOLを医療の現場で評価する場合には測定要素を限定すべきであり，いわゆる生きがいや生活への満足度（overall QOL）ではなく，健康に起因し，医療によって改善の可能性がある**健康関連QOL（HQOL）**を対象とすべきである。ここでは，健康関連QOLの代表的な評価尺度であ

表20 FIMの判定基準

FIMによる区分	介助者	手出し	定義
完全自立（7点）	×	×	動作を，介助者や手出しの必要がなく適切な時間内に安全に行える
修正自立（6点）	×	×	補装具・福祉用具や環境整備が必要または時間がかかる，もしくは安全への配慮を要する
見守り・準備（5点）	○	×	介助者の必要はあるが手出しは不要，または準備が必要
要最小介助（4点）	○	○	動作の75％以上が行える
要中等度介助（3点）	○	○	動作の50％以上75％未満が行える
要最大介助（2点）	○	○	動作の25％以上50％未満が行える
要全介助（1点）	○	○	動作の25％未満しか行えない

（文献58〜60）より引用）

表21 日本語版mRSの判定基準

	mRS	参考にすべき点
0	まったく症候がない	自覚症状および他覚徴候がともにない状態である
1	症候はあっても明らかな障害はない：日常の勤めや活動は行える	自覚症状および他覚徴候はあるが，発症以前から行っていた仕事や活動に制限はない状態である
2	軽度の障害：発症以前の活動がすべて行えるわけではないが，自分の身の回りのことは介助なしに行える	発症以前から行っていた仕事や活動に制限はあるが，日常生活は自立している状態である
3	中等度の障害：何らかの介助を必要とするが，歩行は介助なしに行える	買い物や公共交通機関を利用した外出などには介助※を必要とするが，通常歩行†，食事，身だしなみの維持，トイレなどには介助※を必要としない状態である
4	中等度から重度の障害：歩行や身体的要求には介助が必要である	通常歩行†，食事，身だしなみの維持，トイレなどには介助※を必要とするが，持続的な介護は必要としない状態である
5	重度の障害：寝たきり，失禁状態，常に介護と見守りを必要とする	常に誰かの介助※を必要とする状態である
6	死亡	

※介助とは，手助け，言葉による指示および見守りを意味する
†歩行は主に平地での歩行について判定する。なお，歩行のための補助具（杖，歩行器）の使用は介助には含めない

（文献61〜64）より作成）

＊HQOL：health-related QOL

るSF-36について解説する。
- **SF-36®**：SF-36®は，国際的な**自己報告式**の健康状態調査票である。対象年齢は16歳以上で5分程度の回答時間でHQOLを測定できる。「**身体機能**」，「**日常役割機能（身体）**」，「**体の痛み**」，「**全体的健康観**」，「**活力**」，「**社会生活機能**」，「**日常役割機能（精神）**」，「**心の健康**」の8つの下位尺度（**表22**）で構成され，これらの下位尺度について36項目の質問がある。採点は，8つの下位尺度の得点を合計してHQOLを評価する。下位尺度は，一部選択した回答の重みづけがされた後，得点が算出される。**最高点は100点**で，得点が高いほど良好な健康状態を表す。なお，SF-36v2では，国民標準値を50点とし，標準偏差を10点に換算する得点方式である国民標準値に基づいたスコアリング（NBS）を採用しており，得られた得点が国民標準値より，どのくらい高いのか(低いのか)を評価できるようになっている。

動作分析

動作分析を行うためには，正常な姿勢，動作を理解しておく必要がある。**正常**を知ることは，患者の遂行している姿勢，動作の異常性を理解することに役立つ。なお，動作分析とは決して問題点だけを見つけ出すことではない。患者の**良い能力**も理解する評価である。

他部門からの情報の聴取
■目的

他部門から患者情報を聴取することは，現病歴以外に患者一人ひとりの背景について理解しておくことが目的である。例えば，幼少のころの生活，スポーツなどの趣味，既往歴，職業などを理解しておくと，病前の姿勢，動作を推測しやすくなる。治療者はときにあらゆる患者を同じように治療しようとしてしまいがちになる。構築学的に問題である円背や側彎の患者をまっすぐな体にするような動作を目指すなどである。

- 病前の生活動作を聴取する：治療目標を設定するためには，患者の病前の姿勢，動作を理解しておくことが必要である。なぜならば，例えば，脳血管障害に罹患する前に介助歩行であった患者に対して，病前に行えなかったような円滑な独歩を目標に掲げても，治療目標の達成が困難である場合が多いからである。正常動作の理解をすることは重要であるが，

表22　SF-36®の下位尺度

下位尺度	略号	内容
身体機能 (physical functioning)	PF	激しい運動や重い物を持ち上げ，階段昇降や歩行距離，または入浴や着替えを自分で行うことが可能か否か
日常役割機能（身体） (role-physical)	RP	過去1カ月以内に仕事や普段の活動を身体的な理由で減らしたか否か
体の痛み (body pain)	BP	過去1カ月以内の身体の痛みの程度や，痛みで仕事に影響があったか否か
全体的健康観 (general health)	GH	現在の健康状態は良好か否か
活力 (vitality)	VT	過去1カ月間，活力はあったか，それとも疲れていたか
社会生活機能 (social functioning)	SF	過去1カ月間の家族や友人などとの付き合いが良好であったか，または身体的・心理的な理由で影響を受けたか
日常役割機能（精神） (role-emotional)	RE	過去1カ月以内に仕事や普段の活動を心理的な理由で減らしたか否か
心の健康 (mental health)	MH	過去1カ月間の心理状態はどうであったか

（文献65〜67）より引用）

* SF-36®：MOS(medical outcome study) short form 36-item health survey　* NBS：norm-based scoring

すべての人が同じような姿勢や動作ができるわけではない。

- 能力障害レベルの問題点の列挙：問診などの情報収集の結果，現在の患者の能力障害レベルの問題点を挙げる。能力障害はさまざまな動作に起こることから，多くのADL項目が抽出されることになるが，まずは患者の目標や希望に沿う動作を中心に挙げることがよい。例えば，「ベッドから上手く立ち上がることができない」ことが主訴として挙がってきた場合に，実際に治療用のベッドなどからの立ち上がり動作を観察することで，上手く立ち上がることができない実用性の要素を見つけ出すことが重要である。実用性の要素[68]とは，「安定性」，「安全性」，「スピード」，「耐久性」，「社会に容認される方法」である。

> **補足**
> **正常とは「異常ではないこと」「効率のよいこと」**
> 正常とは「異常ではないこと」や「効率のよいこと」である。正常にはバリエーションがある。姿勢・動作のなかから，患者の正常動作を理解しなければならない。

動作観察
■目的

動作観察を行う目的は，能力障害レベルの問題点を明確にすること，そして実際の観察を通して機能障害レベルの問題点を予想できるようにすることである。

- 視診と模倣（図72）：他部門からの情報収集の結果より挙げられた能力障害について，動作観察を行う。観察はさまざまな方向から行うことが重要であるが，1つの動作が完了する前にあまり色々な角度から観察しすぎないほうがよい。連続性が途切れてしまうと動作の理解が難しくなるからである。観察のなかから特徴のある動作を見つけ出し，自らの体で模倣を行う。**模倣**は，特徴のある箇所のみを意識的に強調させて実施することが好ましい。その模倣を通じて，ほかの箇所にどのような姿勢変化を及ぼすかを確認する。例えば，典型的な片麻痺の姿勢として「Wernicke-Mann肢位」を思い浮かべてみる（図73）。骨盤の後方回旋を特徴ととらえて意識的に動作を行うと足関節はそれに合わせて内反・底屈（尖足

図72 模倣の方法

◆模倣をすることで患者の動作を理解する
- すべてを模倣しようとしない（コピーはしない）
- 特徴を見つけ出し，その箇所を強調して（力を入れたり，大げさにしたり）模倣を行う
- 模倣を行った結果，模倣箇所以外のところの変化を確認する
- 模倣した動作以外に模倣できていない症状を見つけ出す

◆十分な模倣ができていない場合
- 模倣を止め，新たに見つけ出した症状を模倣するか，模倣を継続しながら，新たな箇所を模倣する
- 模倣が患者の姿勢，動作に合わなければ，上述した模倣の過程を患者の症状に合うまで繰り返し行う

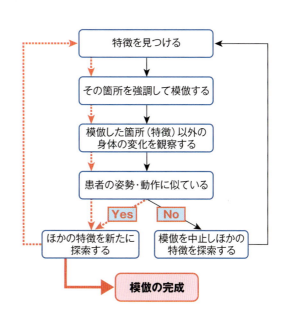

となりやすい。一方，内反・尖足を特徴ととらえて意識的に動作を行うと，踵部を床につけた状態での立位姿勢では骨盤の後方回旋が認められる。両者はよく似ている姿勢ではあるが，内容は異なるものである。どちらの模倣の手順が現在の姿勢に近づくのかを考え，問題点を探索しなければならない。

> **補足**
> **模倣はコピーではない**
> 模倣はコピーとは違う。つまり，初めから写真のようにすべての形を真似ても，それは患者の模倣にはつながらない。患者は，疾患による問題の個所に対応できるように体の形を変化させてきているのであり，初めから目の前の姿を呈しているわけではないからである。

> **補足**
> **強調とはアクセントをつけること**
> 強調とはアクセントをつけることである。つまり，「力を入れる」「大げさにする」などを指す。

■ 触診と適切な介助箇所の探索

視診と模倣からの動作観察で十分な観察ができない場合，触診によって確認を行う。確認は，能力障害の実用性の要素に対し，より適切に介助することでその要素が解決できる箇所を探すことである。**適切な介助**とは，最小限で動作が円滑にできる介助のことである。その介助の内容で問題点を推測することができる。つまり，

図73 ウェルニッケマン肢位

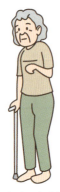

この姿勢を模倣するとき，何を特徴にするかが問題である。患者は初めからこのような姿勢をとるわけではない。コピーをしてしまうと，動作のつながりが不明瞭となり，問題の要素がぼやけてしまう。

その介助の手は，「どの方向」に「どれくらいの力」で介助を行ったのかを考えると，その介助箇所の筋や皮膚の状態（筋力や筋緊張，拘縮などによる短縮），骨関節による構築学的な問題の有無などの手がかりとなる。また，その介助は治療になるものである。

問題点の予測・検査項目の抽出
■ 目的

「能力障害レベルの問題点を生じる要因は何か」を考えていくことで機能障害レベルの問題点を導き出し，それに必要な検査項目を抽出することを目的とする。

- 問題点の予測と検査項目の抽出：動作観察から得られた内容を基に機能障害レベルの問題点を予測する。例えば，立ち上がり動作において麻痺側に傾斜したとする。このときの原因は，麻痺側下肢筋の筋緊張の低下，麻痺側下肢筋の筋緊張亢進，麻痺側下肢のROM制限，といった直接的な下肢機能の障害により生じたものか，もしくは体幹筋などの別の部位の特徴的な問題やそれによる動きが原因で傾斜せざるをえなかったかを検討する。このように，いろいろな原因を想定し，それに応じた検査項目を考える。

問題点の抽出・統合と解釈
■ 目的

必要な検査を実施し，その検査結果を通して

 臨床に役立つアドバイス
適切な介助箇所は問題点である
解剖学や運動学から筋の起始，付着を確認し，その手が何筋のための介助になっているかを考える。

 臨床に役立つアドバイス
介助は重要な治療場面の1つである
患者を病室に迎えに行ったときに行う介助がすでに治療でなければならない。

能力障害レベルの問題点と機能障害レベルの問題点のつながりを理解するとともに，治療方法を導き出すことが目的である．
- 問題点の抽出：抽出された機能障害レベルの問題点に対して必要な検査を実施し，問題点を抽出する．
- 統合と解釈：姿勢，動作から抽出された問題点のつながりを再検討し，適切な治療を導き出す．

6 理学療法

POINT
- リスク管理
- 急性期・機能改善・基本動作練習・ADL指導
- 回復期
- 生活期
- 福祉領域（介護老人保健施設）
- 通所リハ（デイケア）
- 在宅
- 高次脳機能障害，認知症に対する理学療法や患者対応
- 装具療法
- ボバース概念にもとづくアプローチ
- ロボットを用いたトレーニング
- 認知神経リハビリテーション
- 電気刺激療法
- 促通反復療法
- 運動学習理論を用いたアプローチ
- 経頭蓋磁気刺激（TMS）
- constraint-induced movement（CI療法）

リスク管理

各病型共通のリスク

　脳血管障害の合併しやすい病態として，**脳浮腫，感染症（肺炎や尿路感染），痙攣，消化管出血，虚血性心疾患**などがある．脳浮腫は，発症して数時間から数日後にかけて出現し，病巣が大きいと程度も大きい．感染症は，嚥下機能低下による誤嚥性肺炎と尿道カテーテル留置による尿路感染が多い．痙攣は大脳皮質病変で出現しやすい．消化管出血は脳梗塞でアスピリンが投与されている場合に生じやすい．病前より虚血性心疾患を患っている患者が多く，心筋梗塞や狭心症では胸痛，心不全では呼吸困難感，不整脈では動悸などが主症状となる．

病型別のリスク

　脳梗塞では病状の進行や出血性梗塞が，脳出血では血腫の増大や急性水頭症が，くも膜下出血では血管攣縮や正常圧水頭症が代表的な合併症である．

- **脳梗塞**：急性期の脳梗塞の進行は，多くが1週間以内であり，そのうちの大部分が48時間以内に起こる．出血性梗塞（**図74**）は発症後数日から2〜3週間以内に起こりやすく，脳塞栓や広範な梗塞で多い．
- **脳出血**：血腫の増大は発症後数時間以内に生じやすく，急性水頭症は脳室内出血や小脳出血で発症後数時間から数日以内にみられることが多い．
- **くも膜下出血**：血管攣縮に対して薬剤で意図的に高血圧にするため，血圧低下が脳血流量の低下を招くこともある．**正常圧水頭症**（**図75**）は遅発性に発症し，認知症，歩行障害および尿失禁の3つの神経症候を呈する．

運動療法時のリスク管理

　急性期には合併症の頻度が高く，神経症状に加えて呼吸循環動態に急激な変動が生じるため，

＊TMS：transcranial magnetic stimulation

血圧，心拍数，呼吸数，意識状態の評価は欠かせない．運動療法時に患者の運動強度の感覚を表現させるにはBorgスケールを，また呼吸困難感や胸痛を表現させるには修正ボルグスケールを使うとよい．なお，運動療法の中止基準にはAnderson基準の土肥変法（表23）が用いられる．

- **血圧**：急性期の血圧管理として，高血圧患者には140/90 mmHg未満が目標とされ，脳梗塞やくも膜下出血の血管攣縮期には比較的高めに維持する．そのため，すべての病型に対して治療前後の血圧測定は重要である（図76）．
- **心拍数**：急性期には自律神経系の変調により頻脈がみられ，新たに不整脈が出現する場合もあるので，運動前後の心拍変動を確認する．
- **呼吸数**：意識障害，呼吸器感染症，口腔機能の低下などを呈する患者では，誤嚥や窒息がみられる場合もあり，顔色や呼吸律動の観察，酸素飽和度などを評価する．
- **意識状態**：意識状態が時間経過に伴い低下する場合には，再発による症状悪化も疑われるので，他職種との情報共有に努める．

> **実践!! 臨床に役立つアドバイス**
>
> **動脈血酸素分圧の推測**
> パルスオキシメータの数値から，動脈血酸素分圧を推測できるようにしよう．

図74　出血性梗塞

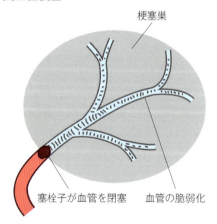
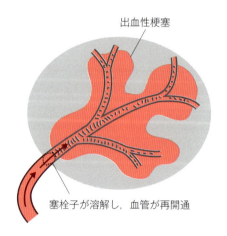

図75　水頭症

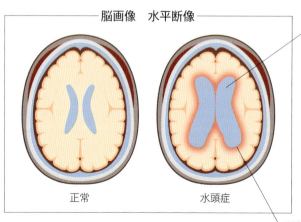
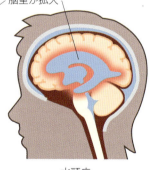

表23　アンダーソン基準の土肥変法

Ⅰ．運動を行わないほうがよい場合
1）安静時脈拍数 120 回/分以上
2）拡張期血圧 120 mmHg 以上
3）収縮期血圧 200 mmHg 以上
4）労作性狭心症を現在有するもの
5）新鮮心筋梗塞 1 カ月以内のもの
6）うっ血性心不全の所見の明らかなもの
7）心房細動以外の著しい不整脈
8）運動前すでに動悸, 息切れのあるもの

Ⅱ．途中で運動を中止する場合
1）運動中, 中等度の呼吸困難, めまい, 嘔気, 狭心痛などが出現した場合
2）運動中, 脈拍が 140 回/分を超えた場合
3）運動中, 1分間 10 回以上の期外収縮が出現するか, または頻脈性不整脈（心房細動, 上室性または心室性頻脈など）あるいは徐脈が出現した場合
4）運動中, 収縮期血圧 40 mmHg 以上または拡張期血圧 20 mmHg 以上上昇した場合

Ⅲ．次の場合は運動を一時中止し, 回復を待って再開する
1）脈拍数が運動時の 30％を超えた場合, ただし, 2分間の安静で 10％以下に戻らない場合は, 以後の運動は中止するかまたは極めて軽労作のものに切りかえる
2）脈拍数が 120 回/分を超えた場合
3）1分間に 10 回以下の期外収縮が出現した場合
4）軽い動悸, 息切れを訴えた場合

図76　血圧測定

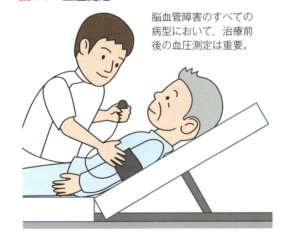

脳血管障害のすべての病型において, 治療前後の血圧測定は重要。

急性期

脳血管障害の急性期の理学療法

脳血管障害の急性期リハで最も重要な点は, 発症直後からベッドサイドで開始し, **廃用症候群や合併症を予防**し, セルフケア, 移動移乗動作などの **ADL早期獲得** に向け, **十分なリスク管理のうえで, 早期離床・早期リハを行うこと**である[69]。早期離床や早期リハは, 神経組織の可塑的再組織化の促進や, 筋骨格系, 循環器系, 呼吸器系などの廃用性変化の予防, 安静臥床に伴う肺炎や尿路感染症などの二次的合併症の予防などのメリットをもたらすと考えられている。その一方で, 脳血管障害の発症直後は, 神経症状の進行やその他の併存症や合併症により大きな変化が起こりやすい不安定な時期である。従って, 発症直後からリハを開始するためには, 脳血管障害の病態・病型・重症度, 施された治療内容とその所見や反応の理解, もともと有する併存症のコントロール状況と現在の全身状態を, 可及的に最新の情報に更新して把握する必要がある。これらの情報を理解したうえで, 患者個々について早期からの理学療法がもたらす

ベネフィットとリスクを天秤にかけて，理学療法の内容や頻度，強度を決定する必要があると考える（図77）。

急性期の機能改善・基本動作練習・ADL練習

脳血管障害における急性期の理学療法は，神経組織の可塑的変化が大きいcritical time windowとよばれる発症後2～3週間以内の時期に相当する[72]。実際に，機能障害が劇的に変化することも珍しくなく，その変化に合わせて，理学療法プログラムの変更や調整が介入ごとに必要となることもある。また，機能改善が乏しくてもこの時期のトレーニングによって十分な基礎的変化が得られていれば，その後の機能障害の変化や回復も大きくなると考えられている[72]。長期的な機能改善につなげるためにも，これらのことを念頭において，多様なトレーニングを行うことが推奨されており，それを達成するための変化の把握や注意深い観察が必要となる。

基礎へのフィードバック
神経組織の可塑的変化

本来，「可塑」とは柔らかく形を変えやすいという意身である。神経可塑性（neural plasticity）は，刺激（内的，外的）に反応して，その構造，機能やつながりを変化させる神経系の性質のことである。例えば脳卒中患者の場合は，運動療法を行い獲得した機能が，運動療法を終了したとしても保持されることとなり，神経の可塑的変化が生じたと考えられる。その変化も多様であり，ミクロからマクロまでさまざまな変化が生じる。脳卒中後では，皮質の再編成，構造の変化，遺伝的（先天的あるいは後天的）な変化が生じることが知られている[70]。神経組織に生じる構造的変化として，図78のような損傷細胞内の残存するサイレントな接続を強化することや軸索発芽が報告されており[71]，このようなことを意識して運動療法に取り組むことが重要と考える。

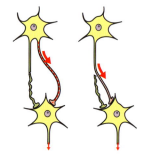

図78 神経組織の可塑的再組織化

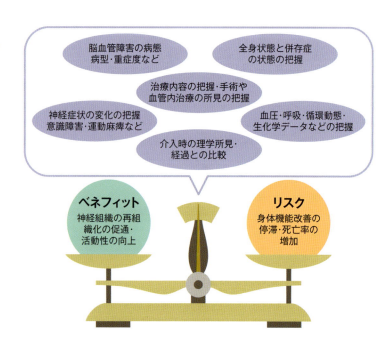

図77 理学療法がもたらすベネフィットとリスク

用語解説 critical time window　脳卒中後の神経の再組織化が起こりやすい時期。動物モデルを用いた基礎的研究[73]からその存在が示唆されている。

■ 早期離床・座位練習・立位練習

　早期離床・座位練習の目的は，前述のとおり，廃用症候群・合併症の予防，活動性の拡大，運動機能の回復と神経組織の可塑的変化を促すことである。近年，発症後超早期からの積極的な離床や座位練習に関する研究がいくつか報告されているが[74,75]，その開始の具体的なタイミング，頻度と量について，未だ一定の見解は得られていない。そのことから離床や座位は，一律に早めるというよりは，患者個々の病態や病型，全身状態を把握し，離床のタイミングや進行の際の注意点を主治医と協議のうえ行うことが重要と考える。

　『脳卒中治療ガイドライン2015』（日本脳卒中学会）[69]にも早期座位練習と記載されるようになった今日では，軽症患者では理学療法開始前から医師や看護師により開始され，車椅子乗車や歩行まで行っていることもある。理学療法開始にあたって，どこまで離床しているか，トイレや食事はどのような姿勢で行っているかを確認することで，現状でどの程度の活動性か，把握と推測ができる。

- 離床・座位練習：まったく離床を開始していない場合，**脳血流量の自動調節能の破綻**（p.83～リスク管理の項参照）を念頭に，**厳密に血圧をモニタリング**しながら，**座位練習を可及的早期から開始**する。主治医と十分な協議が行えなかった場合は，座位耐性練習の基準など**表24**を参考に座位練習を進める。最初は，

> **基礎へのフィードバック**
> **廃用症候群**
> 　身体の低活動・不活動によって引き起こされる二次的障害であり，筋骨格系（筋萎縮，筋力低下，関節拘縮，関節痛など）を始め，循環器系（起立性低血圧など），呼吸器系（誤嚥性肺炎など），消化器系（栄養障害など），精神障害（意欲低下など），自律神経障害など多種多様な全身の諸症状を呈する。あらゆる疾患がその原因となり，廃用を生じることで他の症状が出現し，さらに廃用が進むことも少なくない。予防が非常に重要であり，疾病の発症早期から不必要な安静を避け，可及的に活動性を確保する必要がある。

表24　座位練習の開始基準と中止基準

①座位耐性練習の開始基準	
1	障害（意識障害，運動麻痺，その他の神経症候）の進行が止まっていること
2	意識レベルが1桁であること
3	全身状態が安定していること
②座位耐性練習の実施基準	
1	開始前，直後，5分後，15分後，30分後（初回は5分ごと）に血圧と脈拍を測定する
2	ベッド上30°，5分より開始し，さらに45°，60°，80°と段階的に起こすようにし，いずれの角度でも15～20分程度可能になったら，次の段階に進む
3	まず1日2回，朝食・昼食時に施行し，安定したら食事ごととする
4	90°で20分以上可能となったら，端座位の練習を開始し，車椅子座位練習も行う
③座位耐性練習の中止基準	
1	血圧の低下が10mmHg以上のときは5分後の回復や自覚症状で判断，30mmHg以上であれば中止する
2	脈拍の増加が開始前の30％以上，あるいは120拍/分以上であった場合
3	起立性低血圧症状（気分不快，欠伸，発汗，嘔気）がみられた場合

本表は提案されてから久しい。積極的な早期離床が推奨されるようになった今日では，厳守するというよりは1つの目安ととらえ，チェックポイントとして参考にして座位練習を行う。特に中止基準では，血圧，脈拍，患者の状態を確認することが挙げられており，観察のポイントとしてまとまっている。

（文献76）より一部改変）

ギャッジアップベッドを用いてヘッドアップから始める。血圧，脈拍，意識状態，表情，呼吸の変動などを注意深く観察，確認して段階的にヘッドアップを30°，45°，60°，最大（70°～80°）と進める（図79）。表24の座位耐性練習の実施基準は，「いずれの角度でも15～20分程度可能になったら次の段階に進む」とあるが，前述したいずれの確認事項においても5分程度の間に変動が少なければ「15～20分程度」にこだわらずに積極的にヘッドアップを進める。背もたれにもたれた長座位に起きたとこ

ろで血圧変動が規定範囲内であれば，端座位練習，車椅子移乗へと進める。その際に，こちら側の指示に理解が得られるようであれば，どの程度自分で行うことが可能で，どの程度介助が必要なのかを把握でき，理学療法プログラム立案のヒントにしたり日常的なケアを行う看護師に有益な情報を伝えることが可能となる。

- 端座位練習：自力で可能か，介助を要するか，頭部・体幹をどの程度正中に保持できるか，どの程度の時間保てるか，上肢や下肢運動を行える体幹機能に余裕はあるか，重心移動の自由度はどの程度か，といったことを確認する（図80a）。

- 車椅子への移乗：車椅子には端座位が10～20分程度可能になったら移乗する。循環動態が安定しないうちは，リクライニング式車椅子かチルト式車椅子を使用すれば，血圧低下時の対応が容易である（図80b）。このような手段を用いて可能な限り，ベッド上臥床の時間を短くする。車椅子座位時にも，必要に応じてオーバーテーブルやクッションを利用することで，姿勢を正中に保つ（図80c）。感覚障害や意識障害がある場合は，必要に応じて体圧分散クッションを使用する。仙骨座りにならないよう，良肢位を保持する（図81）。

- 立位練習：端座位が安定し，30秒程度自力で保持可能であれば，立位練習へと進める。立位練習も指示理解の程度，麻痺側，非麻痺側下肢機能，体幹機能をある程度把握したうえで行う。体幹機能に難がある場合は，図80dのようにスタンディングテーブルを用いて立位練習を行う。ベルトの固定部により難易度を微調整でき，上肢課題と併用することで段階的に体幹機能を高めることができる。体幹機能や麻痺側，非麻痺側下肢機能が十分であると判断できる場合は，介助下での立位練習

図79　臨床時の血圧測定の様子

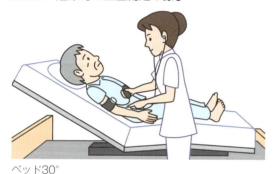

ベッド30°

▼

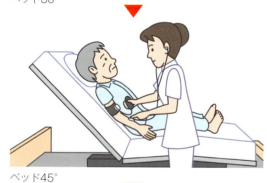

ベッド45°

▼

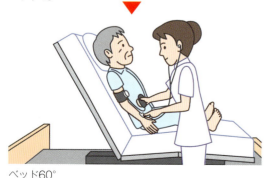

ベッド60°

を行う。

いずれのトレーニング中も必要に応じて**血圧，脈拍，経皮的動脈血酸素飽和度（SpO₂），意識状態のモニタリング**を密に行い，**リスク管理**に努める。

また，患者個々の機能やリスク，トレーニングの反応に応じて，トレーニング内容やリスク管理の内容，頻度について検討する。

図80　早期座位・立位練習

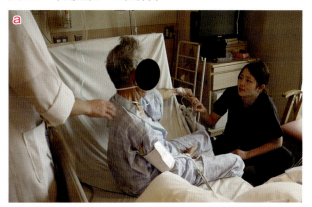
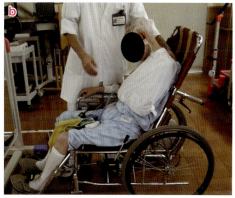
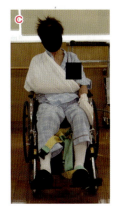
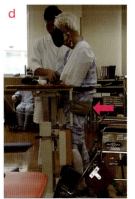

a　ベッド上端座位
b　リクライニング式車椅子
c　車椅子座位
d　スタンディングテーブルによる立位練習

スタンディングテーブルの固定ベルト（➡）により立位練習を段階的に進めている。ベルトを骨盤上部（上後腸骨棘付近）に装着し，非麻痺側上肢を挙上して体幹を垂直位に保持できれば，次の段階として，坐骨結節部にベルトを装着して同様に進める。さらに次の段階としてベルト装着部を大腿後面とすることで徐々に体幹，股関節周囲筋の活動の増加を図る。必要に応じてベルトを少し緩め，下肢の支持性を高めるためにハーフスクワットのような運動も行う。立位になることが重要ではなく，立位になって何を行うか，という個々の症例に合わせた課題の提示が重要と考えている。

図81　仙骨座りとその工夫

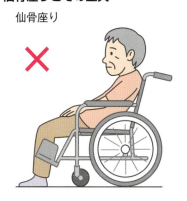
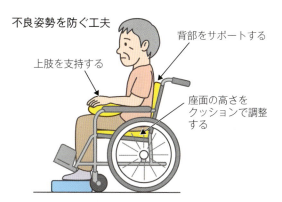

仙骨座りは，仙骨・尾骨部の褥瘡を始め，さまざまな弊害をもたらす。急性期病院には，車椅子のサイズのバリエーションも少ない。体格や姿勢，ROM制限などを評価，把握し，クッションなどで可能な限り仙骨座りを始めとした不良姿勢にならないような工夫や検討が重要である。

＊SpO₂：saturation of percutaneous oxygen

■ 歩行練習

　立位保持が非麻痺側上下肢の使用で可能である場合や，スタンディングテーブルで殿部や大腿後面部のベルトを使用せずに立位保持可能であれば，積極的に歩行練習を取り入れる。

　下肢の支持性や随意性の低下，体幹機能の程度を考慮して，長下肢装具や機能的電気刺激（FES），体重免荷装置を利用したり，必要な介助方法を検討する（図82）。

　指示理解が得られる場合は，歩行練習中にわかりやすくかつ指示のみで実施可能な課題を提示することで，より有意義なトレーニングとなることがある。例えば，「踵から接地するように」や「体重を麻痺側下肢に乗せる際に体幹が前方に崩れないように」など繰り返し口頭指示や誘導しながら実施し，その反応を観察することでより有意義な歩行トレーニングの方法を検討する。

■ 基本動作練習，ADL練習

　端座位保持や車椅子座位を開始すると同時に，OT，ST，病棟看護師と協働し基本動作練習，ADL練習を必要に応じて行う。

- 基本動作練習：基本動作の改善は，直接的に活動性の拡大や合併症の予防につながる。例えば，寝返り動作が自立すれば褥瘡のリスクは低下する。ヘッドアップ座位で過ごせる座位の耐性を確保すれば誤嚥性肺炎のリスクは低下する。起き上がり，端座位保持が可能になれば，臥床時間の短縮が可能になり，座位で食事摂取や整容の練習が可能になる。立ち上がり，移乗が安定し，車椅子移動が可能になったり，適切な補助具を使用して院内歩行が可能となれば，トイレを自力で行うことをはじめ，院内移動が自力で可能となる。このように単に基本動作練習を行うのみでなく，それにより期待される活動範囲の拡大を意識して，可能であれば，患者やほかのスタッフと共有して行うことが望まれる。

　寝返り動作は，基本的に非麻痺側へ寝返るパ

> **基礎へのフィードバック**
> **褥瘡**
> 　褥瘡とは，臥床などでベッドと接している部位の血流が圧迫により低下し，その状態が続くことで圧迫部位の組織が障害されることである。特に，痩せている患者における骨隆起部では定期的な観察が重要である。定期的な体位変換，圧を分散させるような寝具やクッションなどによって予防することが重要である。

> **基礎へのフィードバック**
> **誤嚥性肺炎**
> 　食物や唾液が誤嚥（食道ではなく気道内に入ってしまうこと）により発症する肺炎のことである。脳卒中患者では，夜間を含む臥床時に気づかないうちに鼻腔，口腔内などの分泌物を誤嚥する不顕性誤嚥の関与が大きく，このような観点からも不必要な安静を避け，離床時間を確保することは重要である。

図82　歩行練習の例

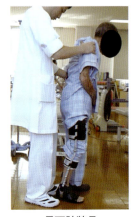

長下肢装具

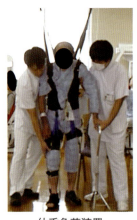

体重免荷装置

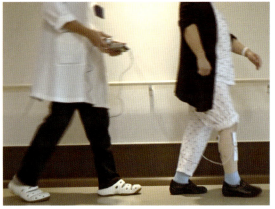

電気刺激の併用

＊FES：functional electrical stimulation

ターンの習得を目指す。非麻痺側へ寝返りが可能になれば，非麻痺側上肢を利用して，起き上がり動作に移行できる。麻痺側上肢の管理についてOTや看護師と協議，決定することで，麻痺側肩関節痛の予防にもつながると思われる。

起き上がり動作は，下肢の重みと非麻痺側上肢を利用して起き上がるパターンが最も練習しやすい（図83）。反復して行うことで非麻痺側方向への体幹の回旋や側屈，屈曲などの筋活動を必要に応じて誘導する。

- ADL練習：端座位や車椅子座位保持が可能になってきたところで，OTやSTとタイミングが合えば，食事動作の確認を行うと有意義である。OTと協働して，どの程度の麻痺側，非麻痺側の上肢操作が可能かあるいは必要で，その際の体幹の安定性はどの程度か，といった視点で観察できるからである。また，STと協働して嚥下機能，呼吸機能やその際の頭頸部，座位の安定性の確認は，誤嚥性肺炎の予防につながる。さらに食事摂取が進むと，栄養状態の改善につながり，廃用症候群の予防・改善が期待できる。多職種協働で食事動作を

図83　起き上がり動作練習の例（非麻痺側方向）

a
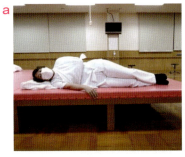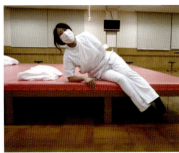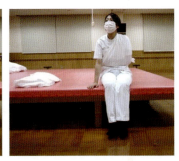

b
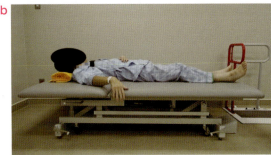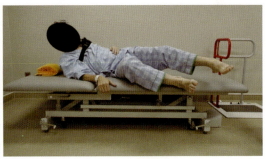
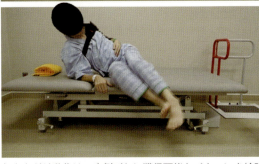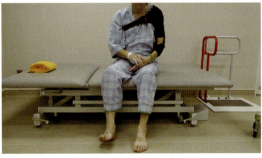

起き上がり動作は，症例ごとに獲得可能なパターンを検討して練習を行う。基本的には，側臥位を経由して，下肢の重みと非麻痺側上肢を利用して起き上がるパターンが獲得しやすい（a）。体幹機能が良好であれば，側臥位を経由せずに腹斜筋群を利用して起き上がるパターンも獲得することが可能である（b）。動作パターンにバリエーションをもたせることは，あらゆる環境に適応する際に有用である。

確認することで，日常的なケアを行う看護師とも有意義な情報共有が可能となる。

このように**多職種協働で基本動作練習，ADL練習**を行うことは，患者のみならず看護師，OT，STと有意義な情報を共有することにつながり，理学療法の内容にも多様性をもたらす。積極的にコミュニケーションを取ることが望まれる。

■ 良肢位保持，体位変換，ROM練習

早期離床が積極的に行われるようになってきているが，脳血管障害重症患者，意識障害が遷延する患者，併存疾患により安静を余儀なくされる患者は少なからず存在する。そのような患者では臥床時間が長くなり，離床したとしてもリクライニング式やチルト式の車椅子に乗車する機会が多く，良肢位保持，体位変換が重要となり，少量頻回のROM運動が麻痺側，非麻痺側上下肢にも必要となることがある。

- 良肢位保持，体位変換：良肢位保持，体位変換にも目的意識が重要と思われる。褥瘡を予防するためのポジショニングでは，接触面積を確保し，安定した姿勢かつ褥瘡好発部位の除圧が重要となる。その一方で，関節を保護することが優先されるポジショニングや，肺炎などの呼吸器合併症を改善・予防するためのポジショニングなどが行われ，患者個々の全身状態，栄養状態，ROM制限や褥瘡の発生リスクを考慮したうえで，それぞれのいいところ取りをして決定することがよいと思われる。

- ROM練習：ROM練習では，筋緊張を感じながら行う必要がある。特に筋緊張が低下している場合，過剰な伸張運動は関節構成体への機械的ストレスが増大する可能性がある。他動的なROM運動といえど，患者から返ってくるわずかな反応を敏感に観察することが重要である。

回復期

回復期での脳卒中理学療法の目的

回復期の脳卒中理学療法の目的は，急性期に生じた廃用性変化や運動麻痺などの心身機能の回復を図り，起居動作能力や移動能力を高めてADL能力を最大限に向上させ，早期の在宅復帰または社会復帰を目指すことである。

回復期での脳卒中理学療法の要点

回復期では**他職種と連携し，**リスク管理を行いながら理学療法を実施し，ADL能力を高める。一方で，動作能力の基盤となる**心身機能，身体構造の問題点**にも重点的に介入する。

臨床に役立つアドバイス

急性期における多職種連携

急性期病院のPTは，十分な介入時間を確保できないことも少なくない。限られた時間でより効率的なリハを提供するために，OT，ST，看護師と協働して取り組むことは重要である。特に，それぞれの職種が異なる視点で観察することができる食事摂取，トイレ動作などのADL練習は，意見交換が行いやすく，すべての職種にとって有意義な情報共有が行える。タイミングが合えば，患者を交えて積極的に多職種で基本動作練習，ADL練習を行い，多職種でコミュニケーションを取ろう。

臨床に役立つアドバイス

ROM運動

意識障害や高次脳機能障害がある場合は，痛みを訴えることができないことも多い。実際にROM運動を行っているときに患者から返ってくるわずかな反応（関節運動の抵抗感や運動，表情，呼吸の変化）を敏感に感じながら行うことで，意思疎通が困難で痛みを訴えることができない状態を可能な限り補う。また，筋緊張が低下しているような弛緩性麻痺の場合にも，過剰な伸張運動は筋，靭帯や関節包に対して不必要に過剰な機械的ストレスをかけてしまう可能性がある。関節の生理的な運動を意識して行うことで可及的に関節構成体を保護することが望ましいと思われる。

回復期で遭遇する主な心身機能・身体構造の問題点と理学療法の要点について概説する。

- 運動麻痺：90％以上の患者が発症後約3カ月でプラトーとなり6カ月までは緩徐に回復する[77]。回復期では**課題指向型アプローチ**を通じて脳内での新しいネットワークの再構築を目指す[78]。また，**学習された不使用（learned non-use）**を起こさないように麻痺側上下肢を積極的に使用させる。

> **補足**
> **学習された不使用（learned non-use）**
> 脳には可塑性，すなわち柔軟に変化する力がある。例えば麻痺側の手指の不使用は脳内の手指領域を減少させ，麻痺の回復を阻害するが，積極的に麻痺側手指を使用することで脳内の手指領域が拡大し，手指の機能が高まる[79]。

- 筋力低下：発症後早期から**麻痺側，非麻痺側ともに筋力低下が生じる**。下肢筋力と歩行や起立などの運動機能には関連があり[80]，患者にとって下肢筋力の回復は最重要課題である。
- 痙縮：回復期では痙縮が生じやすい。難易度が高い課題では筋緊張が亢進しやすいため，課題内容などの環境を整えることで難易度を調整する。
- 痛み：他動運動や起居動作の介助の際，麻痺側上下肢の誤った操作により肩関節や股関節に痛みが出現する[81]。痛みは患者の理学療法に対する意欲低下を招き，理学療法の進行を妨げるため，ポジショニングや麻痺側上下肢の自己管理，家族への適切な介助方法の指導を行う。
- 低栄養：回復期リハ病棟では約4割の脳卒中患者が低栄養である[82]。嚥下機能が低下していると食事からの栄養摂取が不十分となる患者もいるため，栄養状態や日々の食事摂取状況，体重変化に注意し，低栄養状態であれば運動負荷量の調節や栄養補助食品の摂取を検討する。
- 高次脳機能低下：回復期では意識レベルの改善に伴い高次脳機能の低下が表面化する。机上の検査で陰性でも動作場面で陽性化することも多い。また，注意機能が低下している患者ではほかの高次脳機能低下との鑑別が困難となりやすい[83]ため注意する。

回復期での理学療法の実際

脳梗塞により皮質脊髄路損傷および皮質網様体路損傷などを生じ，下肢への荷重に対する筋収縮の弱化と反応の遅延（荷重反応低下）が認められた症例を挙げ，回復期における理学療法の臨床的思考過程と工夫について解説する。

■ **症例紹介**

症例は60歳代女性で診断名は両側放線冠梗塞，

図84　発症時のMRI拡散強調画像

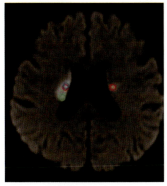
脳梁体部レベル

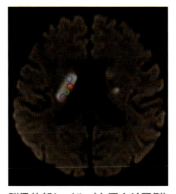
脳梁体部レベル（左図より尾側）

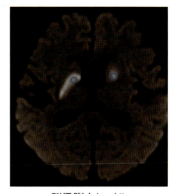
脳梁膨大レベル

両側皮質網様体路（〇），両側前頭橋路（〇），右皮質脊髄路（〇），右視床皮質路（〇），両側レンズ核，右尾状核頭の損傷が確認できる。

障害名は両片麻痺である．第38病日に回復期リハ病棟へ転院した．脳画像所見から右側の皮質脊髄路，視床皮質路，そして両側の皮質網様体路と前頭橋路の損傷が確認できた（**図84**）[84]．

- 初期評価：転院時のブルンストローム回復ステージは，左上下肢ですべてⅡ，右上下肢ですべてⅥと左側で重度であった．左上下肢に中等度の感覚能の低下が認められた．下肢筋力はMMT（右/左）が股関節屈曲4/1，伸展4/2，足関節背屈4/0，底屈4/2であり，膝伸展筋力のトルク体重比は右25%，左0%と両側で低下が認められた．起立は軽介助で可能であったが大腿四頭筋の触診により<u>起立時の荷重反応の低下</u>が認められた．杖歩行時に左遊脚期での左足関節底屈内反，左荷重応答期での過剰な膝関節の屈曲が生じ，自力歩行は困難であった．高次脳機能は軽度の注意機能の低下と左半側空間無視，自発性低下が認められた．

本症例では左下肢の筋力低下および荷重反応低下が原因で荷重応答期での過剰な膝関節屈曲を生じ，その後の左下肢の過剰な努力による振り出しへ続き，足関節の底屈内反につながっていると考えた（**図85**）．左膝関節伸展位で荷重応答期を迎え，倒立振子モデルに基づいた歩行を行えるよう油圧制動継手付長下肢装具を作製した．目標は屋内杖歩行自立，家庭復帰とした．

- 理学療法プログラム：下肢筋力強化運動と歩行練習に主眼を置いて理学療法を実施した．筋力強化運動では股関節屈曲・伸展筋群，膝関節伸展筋群に対して，ブリッジ運動，起立練習，ランジ運動，片膝立ち位からの起立練習などを実施した．その際，<u>足部や膝関節の肢位を意識させ，徒手的誘導，筋力を補う操作</u>[87]，<u>筋収縮反応の確認</u>を適宜行った．

歩行練習では後方介助による独歩前型歩行を行い，なるべく速く，なるべく長く歩行させた．PTは体幹の直立と左荷重応答期での股関節屈曲および内転を抑制するように介助し，立脚終期での股関節伸展角度の拡大を図った．左立脚中期では右下肢の遊脚を勢いよく行うように指示し，身体の重心の上昇を促した．

基礎へのフィードバック

主な放射線維の機能
外側皮質脊髄路は局所の巧緻動作，前頭橋路と皮質網様体路は予期的姿勢調節に関与している[85]．

実践!! 臨床に役立つアドバイス

脳画像をどう活用するか？
　脳画像から，障害像を単なる脳梗塞両片麻痺ではなく，次のようにより詳細に考察できる．左半身には右皮質脊髄路・右前頭橋路・両側皮質網様体路・右視床皮質路・右レンズ核損傷による運動麻痺，感覚能低下，筋力低下，予期的姿勢調節能低下が生じ，右半身には両側皮質網様体路・左前頭橋路・左レンズ核損傷による筋力低下，予期的姿勢調節能低下が生じていることが予測できる．

図85 初期評価時の歩容異常

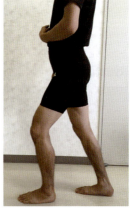
荷重応答期

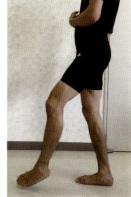
初期接地

初期接地での左足関節底屈，内反と荷重応答期での左膝関節の過剰な屈曲が認められた．

 自発性（発動性） 他人から促されることなく自らの内的な意思・意欲によって，目的をもった行為・思考がなされ，その課題を最後まで遂行すること[86]．自発性が低下することにより1日中臥床して過ごす，声掛けがないと生活動作を行わない，などの様子が観察される．

歩行練習は難易度の低い長下肢装具（膝ロックあり＋高速）を用いた介助歩行から難易度の高い短下肢装具（快適速度）を用いた自力での杖歩行へと進めた。また，**なるべく正常な歩容で歩行練習を終了できるよう**長下肢装具を用いた介助歩行をその日の理学療法の最後に実施した。

病棟では看護師による介助の下，ベッド上からの起立練習を重点的に実施した。さらに短下肢装具で荷重応答期の過剰な膝関節屈曲が生じなくなった時点で病棟でもADL場面に歩行を導入した。

本症例は右皮質脊髄路損傷に加え，両側の皮質網様体路および前頭橋路損傷による筋力低下や予期的姿勢調節能の低下に起因する下肢荷重反応の低下が特徴的であった。歩行時の筋電図からも左内側広筋では初期接地時の筋活動の遅れと弱さが確認できた（**図86**）。下肢筋力強化練習に加え，長下肢装具を用いた歩行練習を行い課題特異的に筋力強化や荷重反応の改善を図った。その結果，左下肢の運動麻痺や両下肢筋力低下が経過とともに改善した。一方で，注意機能の低下や自発性低下から学習に時間を要し，杖歩行が自立したのは171病日であった。回復期では獲得された歩行能力を生活場面に速やかに導入することが重要であるが，本症例のよう

> **実践!! 臨床に役立つアドバイス**
>
> **短下肢装具へのカットダウン**
>
> 短下肢装具での歩容，特に初期接地から立脚中期までの膝関節屈曲角度を評価して膝ロックの有無や短下肢装具へのカットダウンを決定する。短下肢装具で荷重応答期に過剰な膝関節の屈曲がみられる場合，膝関節に弾性包帯を巻き伸展補助を与えることもある。

図86　歩行時における内側広筋の筋活動

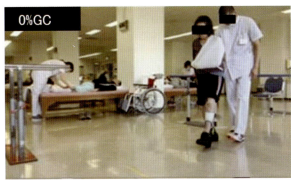
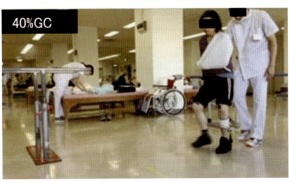
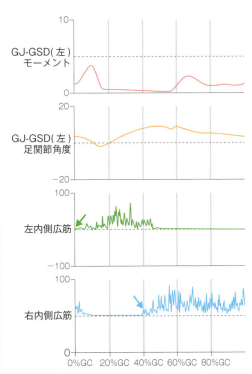

右内側広筋では初期接地前より筋活動が生じているが（→），左内側広筋では筋活動のタイミングが遅く，全体的に活動も弱い（→）。また，筋活動の立ち上がりも右内側広筋に比べると緩やかである。GC：歩行周期

＊GC：gait cycle

に学習が遅延しやすい患者ではそのタイミングを熟慮する必要がある。

生活期

機能改善

生活期は急性期，回復期を経て**症状や障害の状態が安定した時期**である．運動麻痺や感覚障害，高次脳機能障害といった一次的な機能障害に加えて，廃用症候群による関節の拘縮や筋力の低下といった**二次的な機能障害を予防する**ことが重要である．そのほかには呼吸機能や循環機能，精神機能といった**全身的な機能低下へのアプローチ**を実施する必要がある．

この時期は回復期から在宅生活へ円滑に移行できるように残存している機能障害や活動の制限に対して**介護保険サービス**を利用し，自立支援を図る．リハでは在宅や地域の施設で訪問リハや通所リハといったサービスが提供され，残存機能の維持・向上とともに住宅改修や福祉用具の利用，介助方法の支援などを実施する[88]（**表25**）．また，かかりつけ医や介護支援相談員，看護，介護スタッフといった関連職種とのチームアプローチが重要な役割を果たす．生活期で

表25　訪問リハの具体的役割

①心身機能の評価と機能練習の実施
②ADL・IADLへの助言および支援
③家族・介護者への介助方法の支援と介護負担の軽減
④住宅改修などの環境調整に向けた支援
⑤福祉用具の利用の助言および支援
⑥住宅支援の多職種との協業と連携

（文献88）より引用）

臨床に役立つアドバイス

維持期リハの有用性

運動麻痺の機能回復は，一般的に6カ月を過ぎるとプラトーになるといわれているが，シナプス伝達の効率化によって変化が緩やかな機能回復が見込める．生活期においても機能回復を目的としたリハに取り組むことが重要である．『脳卒中治療ガイドライン』では，回復期リハ終了後の慢性期脳卒中患者に対して，筋力，体力，歩行能力などを維持・向上させることが勧められる（グレードA），訪問リハや外来リハ，地域リハについての適応を考慮する（グレードB）ことを推奨している．

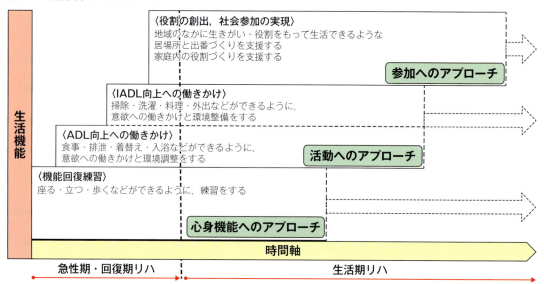

図87　高齢者リハのイメージ

（文献89）より一部引用）

用語解説　日常生活関連活動　排泄・食事・就寝など，日常生活の基本動作ADLに関連した，買い物・料理・掃除などの幅広い動作のこと．また，薬の管理，お金の管理，趣味活動，公共交通機関関連の利用，車の運転，電話をかけるなどの動作も含まれる．

＊IADL：instrumental activities of daily living

は急性期・回復期において主な目標だった立つ，歩くといった心身機能やADLから進展し，IADLや社会参加といった在宅生活を基盤とした総合的なアプローチによって生活の質（QOL）の向上に貢献する必要がある[89]（図87）。

基本動作練習

基本動作はすべてのADLに関与し，特に立ち上がりや歩行・応用歩行は生活行為に欠かせない要因の1つである。そのため，基本動作を安全に遂行することが生活行為を向上させる第一歩となる。生活期では残存機能を活かした基本動作練習や活動性の低下による廃用症候群の予防のために，活動の機会を増やすことが重要である。しかし，片麻痺患者はわずかな環境の変化で不安定になることが多いため，環境に沿ったアプローチが重要である。自立支援を図る場合は，不安定の要因となる機能障害に対して，手すりの設置や装具の着用といった代替手段を選ぶことも必要である。例えば，麻痺側が裸足で不安定な歩行より，麻痺側に装具を着用して歩行の安全性が向上する移動手段を選択することが重要である。

在宅生活では階段昇降やまたぐ動作，坂道といった応用歩行が主な移動手段となる。移動手段においては，次の内容を指導する。

- **階段昇降やエスカレーター，バスや玄関の上かまちかがり框などの段差**は昇りと降りで麻痺側・非麻痺側の順序が異なる。杖や手すりを使用する場合は，まず杖が先行して動作を行う。昇りは，非麻痺側を上段へ上げた後，麻痺側を上段へ上げる。降りは，麻痺側を下段へ降ろした後，非麻痺側を下段へ降ろす（図88）。

図88　階段昇降の動作手順

麻痺側　：左側
非麻痺側：右側

昇り

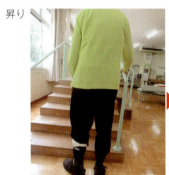
①手すりを持つ

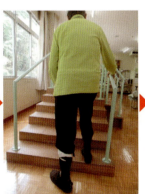
②非麻痺側を上段へ

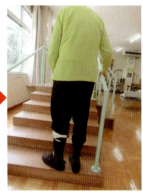
③麻痺側を上段へ

降り

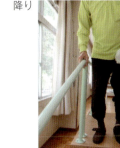
①手すりを持つ

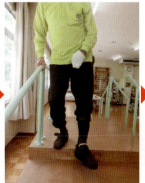
②麻痺側を下段へ

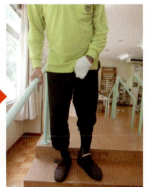
③非麻痺側を下段へ

＊QOL：quality of life

- **またぐ動作**は狭い溝（低い敷居）をまたぐ動作と広い溝（高い敷居）をまたぐ動作で順序が異なる。狭い溝は，麻痺側が溝を越えた後，非麻痺側が溝を越える。広い溝は，非麻痺側が溝を越えた後，麻痺側が溝を越える(図89)。
- **坂道**の昇りは，斜面のほうへ非麻痺側をおき，非麻痺側を上げた後，麻痺側を非麻痺側へ近づける。降りは，麻痺側を前方へ出した後，非麻痺側を麻痺側へ近づける。

ADL指導

在宅生活は個人によって生活環境が異なり，それぞれに対応した情報収集が必要不可欠となる。生活行為は，食事，排泄，整容，更衣などのセルフケアから，掃除，洗濯，家事全般などのIADL，家庭や地域での活動へと広がっていく[90]。リハでは生活行為におけるこれらの関係を理解して目標を設定する必要がある。

在宅では残存機能や住宅状況を基に，住宅改修や福祉用具，補助具の利用など個人や介助者に適した環境整備が行われる。ADLにおいては，以下の内容を指導する。

- **入浴動作**は浴室へは裸足での移動が必要であり，滑りやすい環境である。バスマットやシャワーチェア，バスボードなどの福祉用具，手すりの設置などの環境整備が重要である。浴槽へ入るときは，バスボードに座り，非麻痺側から入り，次に麻痺側を入れる。浴槽から出るときは，麻痺側から出て，次に非麻痺側を出す。
- **更衣動作**は前開きシャツやかぶりシャツがあ

図89　またぐ動作の動作手順

麻痺側　：左側
非麻痺側：右側

狭い溝

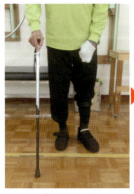 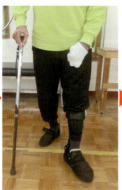 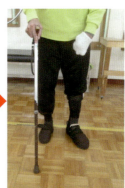

①杖を出す　②麻痺側を出す　③非麻痺側を出す

広い溝

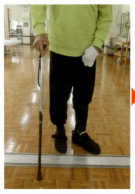 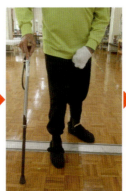 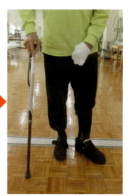

①杖を出す　②非麻痺側を出す　③麻痺側を出す

る。前開きシャツはボタンやファスナーの着脱が必要となるため，残存機能に適した選択が必要である。上衣を着るときは，麻痺側から袖を通した後，非麻痺側の袖を通す。脱ぐときは，非麻痺側の袖から脱いで麻痺側の袖を脱ぐ。かぶりシャツを着るときは，麻痺側から袖を通して非麻痺側の袖を通した後，頭からかぶる。下衣では，麻痺側から履いて非麻痺側を通す。

・**排泄動作や食事動作，整容動作**は利き手が麻痺側の場合，利き手交換を行う。また，福祉用具や自助具の選定が必要である。特に食事動作は食物を口に運んだり，咀嚼や嚥下を行う動作である。食器やスプーン，湯飲みなどの食具の選定，食事形態やポジショニングを検討し，低栄養や誤嚥，脱水といったリスク管理を行う必要がある。

福祉領域（介護老人保健施設）

介護老人保健施設の定義と役割

介護老人保健施設（以下：老健）とは，「要介護者であって，主としてその心身の機能の維持回復を図り，居宅における生活を営むことができるようにするための支援が必要である者に対し，施設サービス計画に基づいて，**看護，医学的管理の下における介護及び機能訓練その他必要な医療並びに日常生活上の世話を行うことを目的とする施設**である」と介護保険法第8条第28項に定義されている。

老健には5つの役割がある（**表26**）。これらの役割は，超高齢社会を支援していくうえでも重要な役割であり，**地域包括ケアシステムの推進（図90）を担うもの**である。地域に住み続けながら，介護が必要になった場合や，急性期や回復期などの医療機関から直接の在宅復帰が難しい場合にも，老健はその役割の1つとして**在宅復帰**や，**在宅生活を継続するための支援**を行っている。

介護老人保健施設のリハサービス

老健には，入所リハ，通所リハ，ショートステイリハ，訪問リハの4つのリハサービスがあり，**在宅復帰や在宅生活支援のための機能維持・改善のリハを提供している**（**図91**）。

筆者の施設では，在宅復帰を希望する，もしくは在宅復帰の可能性がある利用者・家族には，老健入所前の面談で在宅復帰支援パス（**図92**）を用いて説明し，同意を得ている。また，入所リハでは入所前後の訪問指導を行い，在宅復帰

表26　介護老人保健施設の役割

包括的ケアサービス施設	・利用者の意思を尊重し，望ましい在宅または施設生活が過ごせるようチームで支援します。そのため，利用者に応じた目標と支援計画を立て，必要な医療，看護や介護，リハビリテーションを提供します。
リハビリテーション施設	・体力や基本動作能力の獲得，活動や参加の促進，家庭環境の調整など生活機能向上を目的に，集中的な維持期リハビリテーションを行います。
在宅復帰施設	・脳卒中，廃用症候群，認知症などによる個々の状態像に応じて，多職種からなるチームケアを行い，早期の在宅復帰に努めます。
在宅生活支援施設	・自立した在宅生活が継続できるよう，介護予防に努め，入所や通所・訪問リハビリテーションなどのサービスを提供するとともに，他サービス機関と連携して総合的に支援し，家族の介護負担の軽減に努めます。
地域に根ざした施設	・家族や地域住民と交流し情報提供を行い，さまざまなケアの相談に対応します。市町村自治体や各種事業者，保健・医療・福祉機関などと連携し，地域と一体となったケアを積極的に担います。また，評価・情報公開を積極的に行い，サービスの向上に努めます。

（文献91）より引用）

図90　厚生労働省が提言する地域包括ケアシステム

- 団塊の世代が75歳以上となる2025年を目途に，重度な要介護状態となっても住み慣れた地域で自分らしい暮らしを人生の最後まで続けることができるよう，医療・介護・予防・住まい・生活支援が一体的に提供される地域包括ケアシステムの構築を実現していきます。
- 今後，認知症高齢者の増加が見込まれることから，認知症高齢者の地域での生活を支えるためにも，地域包括ケアシステムの構築が重要です。
- 人口が横ばいで75歳以上人口が急増する大都市部，75歳以上人口の増加は緩やかだが人口は減少する町村部など，高齢化の進展状況には大きな地域差が生じています。
- 地域包括ケアシステムは，保険者である市町村や都道府県が，地域の自主性や主体性に基づき，地域の特性に応じて作り上げていくことが必要です。

地域包括ケアシステムの姿

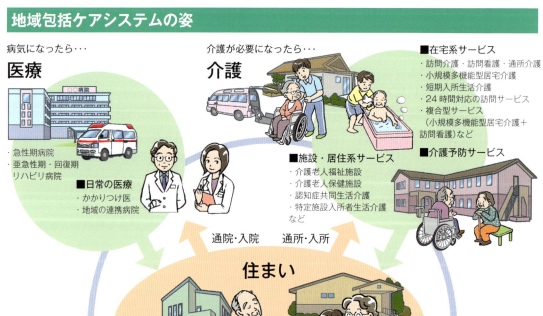

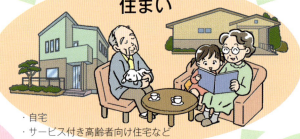

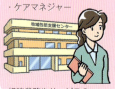

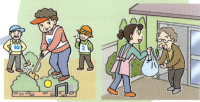

（文献92）より作成）

への課題を多職種にて共有し，カンファレンスで目標を設定している。

老健（入所リハ）での機能改善に向けた基本動作・ADL練習への取り組み

介護保険による入所リハにおけるリハサービスの頻度は，短期集中リハ加算対象者で週3日以上，認知症短期集中リハ加算対象者で週3日以上の個別リハ（20分）が提供されている。また，対象者以外の利用者は週に2日ないしは3日（平成30年度介護報酬改定により変更）の個別リハ（おおよそ20分）が提供されている。

老健では，例えば回復期リハから引き続き在宅復帰を目的とした利用者も少なくない。しかしながら，回復期リハと比較すると個別でのリハサービスの提供時間はかなり少なくなる。よって，PTによる個別リハに加えて，**多職種との協働によるリハの提供や自主練習を設定し，リハの質とともに量の確保が必要**になる。

PTとしては，**評価・予後予測を基に在宅復帰に必要な課題を明確化**し，その**課題がどれぐらいの期間で解決できるかを判断する**ことが重要になる。そこで，当施設では在宅復帰支援スケジュール（**図93**）を立てて，多職種と協働し，在宅復帰に向けた基本動作練習やADL練習をしている。

高齢者が要介護になる要因として，**移動能力・排泄・食事**に加え，**認知症**の問題が挙げられている。また，平成30年度の介護報酬改定から排泄支援や褥瘡発生予防の管理に対しても評価されるようになった。PTとしては，基本動作練習，ADL練習はもとより，排泄や褥瘡予防にもかかわるリハ（**図94**）が求められる。よって，PTは**嚥下・摂食機能，排泄機能，褥瘡に関する知識，ポジショニング，シーティング，環境設定，安全な自主練習の提供，介助技術**などさまざまな知識とスキルが必要になる。また，これらの知識やスキルを用いて，質の高いリハや多職種と連携したサービスの提供，家族へのADL指導を

図91 介護老人保健施設のリハ提供イメージ

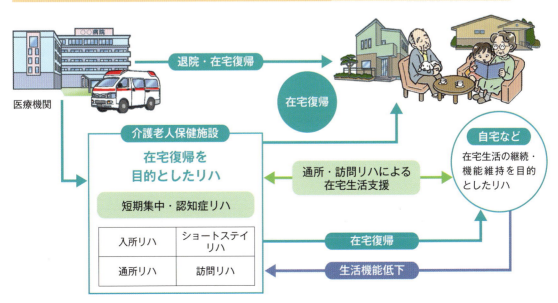

図92　利用者・家族への説明用の「在宅復帰支援パス」の例

在宅復帰を目指すご利用者様とご家族様へ

1　ご利用者様の活動性を大切にし、「できる力」に着目した個別の支援を行います

社会や家庭での役割や楽しみへの意欲の向上、「生活機能」全体の向上を目指します。また、その人らしい生活が送れるように支援をしていき、笑顔のある生活を送っていただくことを大切にしていきます。

2　各専門職種から成る在宅復帰支援チームで支援します

医師、看護師、ケアマネジャー、理学療法士、作業療法士、言語聴覚士、介護士、管理栄養士、相談員から構成される支援チームが在宅復帰を目指して支援していきます。
各職種間が密に連携し、ご利用者様、ご家族様が安心して生活できるように支援していきます。

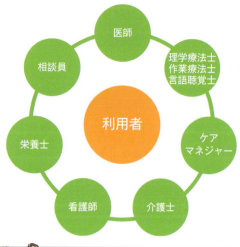

3　在宅復帰までの流れ

期間	段階	週	内容
1カ月	在宅復帰支援	初日～	■在宅復帰を目指す際に支援チームを結成いたします。　■支援チームは、医師、ケアマネジャー、看護師、理学療法士、介護士、管理栄養士、相談員から成る専門職種から結成されます。
1カ月	家屋訪問	～1週間	■支援チームによる在宅訪問を行います。　■家屋訪問にはご本人様、ご家族様もご同行いただきます。　■ご本人様にも同行していただき、自宅での動作を確認いたします。　具体例：・上がり框は？ ・トイレは？ ・階段は？　■ご自宅の静止画、動画の撮影をお願いいたします。 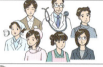
1カ月	初回カンファレンス	～2週間	■家屋訪問の内容と、ご本人様、ご家族様の意向を基に、施設生活における支援内容を決定いたします。　■ご自宅への外出、外泊の時期を決定いたします。　具体例：・在宅生活を想定して歩く ・服薬管理は自分で行う ・洗濯物を干す ・タンスの中の服を整理する
2カ月	家屋訪問	9週間目	■支援チームによる在宅訪問を行います。　■家屋訪問にはご本人様、ご家族様もご同行いただきます。　■退所までの支援内容を再検討し、実施していきます。
3カ月	サービス担当者会議	10週間目	■ご家族様、支援チーム、居宅ケアマネジャーによる在宅生活のサービス内容の調整を行います。　■福祉用具のレンタルや住宅改修についての打ち合わせを行います。 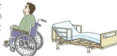
3カ月	住宅改修	11週間目	■サービス担当者会議での決定事項を基に、住宅の改修を行います。　具体例：①手すりの設置 ②段差の解消 ③扉の変更 ④スロープの設置 ⑤浴槽台の設置　■ご家族様への介助指導を行っていきます。また、各職種から退院後の注意点などを記載した紙面をお渡しします。
3カ月	外出・外泊	12週間目	■当施設スタッフがご自宅まで送迎いたします。　■ご利用者様のご自宅での様子やご家族様のお困りであった点などをお聞かせください。　■お聞かせいただいた内容を基に施設生活の支援内容を再検討します。　■再検討した内容を基に退院後、安心して生活できるように支援を行っていきます。
3カ月	退所	～退所日	■送迎希望の際には、ご相談承ります。

図93　杖歩行・トイレまでの5m独歩の課題に向けた在宅復帰支援スケジュールの例

利用者名：●●●●様
担当者：　○○，△△

項目 \ 日付	7/2	7/9	7/16	7/23	7/30
いきいき体操（マシントレーニング）	継続 →				→
自主練習　立ち上がり・着座練習	継続 →				→
フロアリハビリ　杖歩行・見守り（居室から食事席まで）	開始 →				→
トイレ誘導時　3m独歩，見守り			開始 →		→

※フロアリハビリ：介護士・看護師が施設フロアで，課題達成のためのリハを提供すること。

図94　排泄障害の改善に効果的な骨盤底筋運動

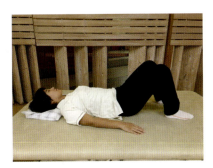
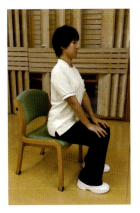
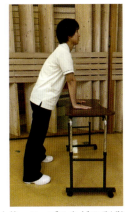

a：仰臥位。足を軽く開き，膝を立てて仰向けに寝る（円背などでこの姿勢が辛い場合，パッドなどを枕代わりに使用する）。

b：座位。椅子に浅く座り，足は軽く開く。手は腿の上，あるいは体の横などに置き，背筋を伸ばす。

c：立位。テーブルなどのそばに立ち，足を肩幅に開く。肩幅に開いた手をテーブルなどにつき，軽く前傾姿勢を取り，もたれる。

[主な実施手順]
①お腹の力を抜いて楽にする。リラックスするために吸息より呼息を意識した呼吸を行う。
②まず，おならが出そうなときに肛門を締めて我慢する状態のように締めた後，緩める動作を繰り返す。
　また，排尿している状態をイメージし，途中で尿を止める感じで尿道を強く締め，緩める動作を繰り返す。
③まず肛門を締め，締めたまま尿道を締め，緩める動作を繰り返す。
④締めるときに，肛門・尿道を吸い上げるような感じで，持ち上げる。
⑤「ぎゅっ」と強く速い締め方と，「ぎゅ～っ」と長く収縮を続ける（5秒程度）締め方の2つの方法を併用して行う。
　収縮のときに息を止めずに，呼吸を普通にしながら収縮する。
⑥10回前後/セット，50回/日を目安とする。

（文献93）より作成）

行わなければならない。

　筆者の施設では，ICFの下，「できるADL（活動）」から「しているADL（活動）」へと「よくする介護」を提供するために，図95のように各職種での専門性を活かした役割分担と連携を図り，支援している。

　在宅復帰に向けて利用者が望むADLは図96のようにさまざまなものがある。施設内での生活そのものをADL練習の場としてとらえ，機能改善とともに目標とするADLを獲得していく。

　また，家族には退所前後の訪問指導や施設内にて直接的なADL指導を行うことで，在宅環境を考慮したADLの安全な動作方法や介助方法を理解し，安心して在宅生活に移行できるように支援する。

通所リハ（デイケア）

通所リハとは

　通所リハとは2000年に施行された介護保険法に基づく介護保険サービスの1つである。医療保険での入院・外来リハと同様，医師の指示に基づき，PT，OT，STによるリハの提供を主体とした通所系サービスであり，病院や診療所，介護老人保健施設などで提供される。サービスの提供時間は事業所によって異なり，1日型や半日型，あるいは1時間強といった短時間型の場合もある。この提供時間中に個別のリハをはじめ，医療的ケア，集団体操，自主トレーニン

図95　国際生活機能分類（ICF）に基づく職種の専門性と連携

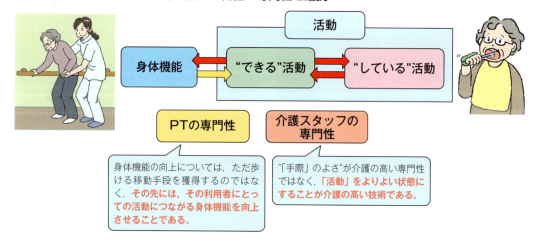

図96　在宅復帰に向けた利用者のさまざまなADLのニーズ

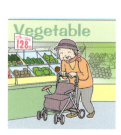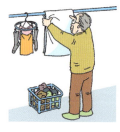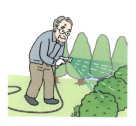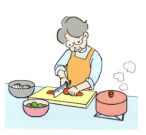

買い物・お茶を入れる・洗濯・掃除・料理・義歯を洗う・
お米を洗う・仏壇にお水を供える・食パンを焼く
　　　　　　　　　　　　　　　など……

＊ICF：international classification of functioning, disability and health

グ，レクリエーション，さらには入浴や食事などが行われ，そのサービス内容も事業所によって異なる。

> **補足**
> PTは個別リハの実施に加え，集団体操や自主トレーニングについてその内容および方法を助言，指導する。

　一方，通所介護も介護保険の通所系サービスの1つであり，1日型や半日型がある。ここではPTやOT，看護師，柔道整復師などの機能練習指導員による，個別あるいは集団での機能練習が提供される。

　通所リハが注目されるようになった背景として，高齢者数の増加はもちろんのこと，2006年に医療保険の疾患別リハが始まり，標準算定日数が設定されたことにある。この標準算定日数を超えてリハを継続するためには，介護保険による通所リハあるいは訪問リハを利用せざるをえない状況になった。つまり**医療保険のリハ終了後の受け皿**として，通所リハの必要性が拡大するようになった。

　通所リハの利用者において，サービス利用に至った原因となる疾患は全国的に「脳血管障害」が最も多く，次いで「関節症・骨粗鬆症」「骨折」「高血圧」である。全体の利用者数のうち，要支援1・2，要介護1・2の利用者数の割合は7割程度であり，比較的軽度の介護認定を受けた利用者が多い。また利用者の大半は，「歩行・移動」を上位の課題として挙げており，「姿勢保持」「移乗」「トイレ動作」「入浴」についても課題となることが多い[94]。つまり利用者の多くは**慢性期**とされる**脳血管障害後の軽度要介護者**で，**歩行や移動に問題を抱える**利用者が多いことになる。また発症後の経過が長ければ，筋萎縮，筋短縮，関節拘縮の問題や，非麻痺側についても廃用，誤用，過用の問題が生じることも多いので配慮が必要となる。

PTの役割

■他職種，他事業所，家族との連携

- 通所リハを実施するうえで，**医師，ケアマネジャー，看護・介護職員，福祉用具業者との連携**は必須である。PTは利用者の有する能力のうち，特に基本動作とされる起居移動動作，姿勢保持，四肢・体幹運動の能力について，その能力を低下させている機能障害は何なのか，専門的に評価，分析し，その潜在性についても検討する。そして**ADLやIADL，社会参加を制限している基本動作の能力低下とその要因となる機能障害は何なのか**，この関係性を説明する必要がある。これに加えて脳血管障害を有する利用者では高次脳機能障害，循環機能障害（心疾患，高血圧，糖尿病など）といった問題も併発していることが多く，その病態も合わせて理解しておかなければならない。そのうえで**自立のために必要な支援方法や，日常生活上の留意点について情報提供を行う**ことが，PTにとっての専門性であり，必要な役割である。

> **補足**
> ここでのADLは食事，排泄，入浴，更衣，整容，移動動作を指す。IADLは家事，買い物，外出，趣味，仕事などを指す。

- 看護職員や介護職員に対しては，**具体的な介護の工夫や留意点について情報を提供**する。例えば脳血管障害片麻痺を有する利用者において，麻痺側の大腿四頭筋の筋緊張低下により立ち上がり動作の殿部離床が困難な場合，トイレ動作や入浴の際の介助法として，膝関節の膝折れを防ぎながら伸展運動を誘導する必要がある（**図97a**）。また殿部離床時の大腿四頭筋が収縮するタイミングに合わせて，足部へ荷重をかけながら膝関節の伸展方向の運動を徒手的に介助して立ち上がる方法もあり（**図97b**），職員間で周知しておく。これによ

り通所リハの時間中に行われるADLは有意義なものとなり，IADLの改善やさらなる参加に至るきっかけになると考えられる。
- 福祉用具業者に対しても同様に麻痺側大腿四頭筋の筋緊張低下がある場合，殿部離床が行いやすいようトイレや浴用椅子の座面を高めに設定することなど，具体的に**どのような能力を補助する必要性があるのかについて情報提供**を行う。
- 家族に対しても，**基本動作能力とその潜在性について専門的な情報提供**を行う。なぜその動作ができないのか，なぜそのような動作しかできないのかを説明し，必要に応じて**介護の工夫**を伝えることで，**家族の負担軽減**につながる。また自宅での自主トレーニングの協力を得ることにもつながる。

実践!! 臨床に役立つアドバイス

問題点同士の関連性を考える
問題点となる機能障害が数多くある場合でも，問題点同士の関連性を考えながら，まずは最小限の機能障害にアプローチし，その効果を再評価すること。

■短時間かつ低頻度での介入

- 入院でのリハと比較すると，多くの場合，**個別のリハの実施時間や頻度は大きく減少**する。入院中の個別リハは毎日行われ，回復期リハ病棟での脳血管障害の場合は理学療法，作業療法，言語聴覚療法がそれぞれ1時間以上行われることもある。しかし通所リハは週2回程度，そのうち個別リハの時間は20分程度で，長くても40分程度である。つまり少ない時間・頻度の個別リハによって，身体機能を改善し，活動，参加へとつなげる必要がある。そのためにもPTは**身体機能について的確に評価し，問題点となる機能障害を絞り込み，治療を実施**しなければならない。

> **補足**
> ここでいう機能障害とは，筋力低下やROM制限，感覚障害，筋緊張亢進・低下であり，いずれもPTがアプローチできる問題点である。

- 例えば脳血管障害片麻痺を有する利用者が麻痺側足関節の背屈可動域制限を呈している場合，立位や歩行では麻痺側足関節が底屈位となり下腿が後傾し，これに伴い膝関節は過伸

図97　立ち上がり動作介助例（右片麻痺）

介助者の左手で膝関節伸展のための殿部（ズボン）引き上げ

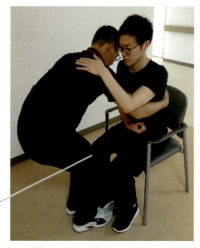

介助者の両膝で右膝を十分に固定

a 膝折れがあり右膝関節伸展の随意運動が困難な場合

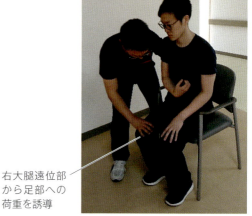

右大腿遠位部から足部への荷重を誘導

b 膝折れはないが右膝関節の伸展運動が不十分な場合

展位，股関節屈曲位となることで体幹が前傾することが多い。下腿の後傾によって後方へ不安定になることが実用性の低下につながっている場合，膝関節伸展筋である大腿四頭筋や股関節伸展筋である大殿筋の筋緊張が低下している可能性もあるが，問題点の関連性を考慮すると麻痺側足関節にアプローチすることが優先される。治療では慢性期であることから，筋短縮に加え筋萎縮も生じていることが十分考えられるため，足関節の背屈可動域を改善させたうえで背屈（下腿前傾）制動としての下腿三頭筋の活動を求める必要がある。そのうえで動作練習や動作指導を行い，立位・歩行の実用性を改善させることで，自宅内での移動や買い物などの外出につながることまでを想定したリハを実施しなければならない。

- 絞り込んだ問題点に対しては，自宅や事業所内での**自主トレーニングを指導**するとともに，個別リハ以外のリハプログラムに組み込み，**看護・介護職員と共有しておく**ことが必要である。これにより高頻度で継続的なアプローチが可能となり，問題点の改善につながる。

■ 自宅内の環境，ADLの想定

- 通所リハでは，サービス開始時や本人の身体機能が変化したとき，本人やケアマネジャーなどの求めがあったときは，**自宅を訪問**し，住宅環境の評価や自宅内での実際のADL，IADLなどを評価し，必要に応じて**改善の提案や動作指導を行う**。入院中とは違い，生活の場は自宅にあるため，通所リハ室で行われる

リハは普段生活している**自宅の環境を常に想定しておく**必要がある。病棟やリハ室のなかでは想像もつかないような環境が自宅内にあり，想像もつかないような方法でADLを遂行していることがあるため，自宅で定期的に開催される**サービス担当者会議に，担当のPTが出席する**ことは大変有意義なものになる。

在宅

在宅でのリハについて

　脳血管障害片麻痺患者では，麻痺側の上下肢や体幹筋に筋緊張異常を認め，長期経過により筋の短縮や関節拘縮によるROM制限を生じることがある。さらに感覚障害や，高次脳機能障害の影響を受け，基本動作（寝返り，起き上がり，立ち上がり，歩行）において実用性低下を認める。PTが関与する**在宅でのリハでは，基本動作に困難を認めることで在宅生活に支障をきたしている患者が対象となる。**

　PTによる訪問リハでは，脳血管障害片麻痺患者が自宅や屋外活動を行っていくうえで困難となっている基本動作の実用性向上を図ることで，本人や家族のニーズに応えていくことになる。

　PTは脳血管障害片麻痺患者やその家族の困っていることを理解したうえで必要に応じ基本動作観察を行う。さらに患者の希望に身の回り動作（食事・整容・更衣・排泄・入浴動作）の改善があるならば，それを視野に入れる必要がある。在宅でのリハならではのニーズを引き出し，治療プログラムに活かしていく。

機能改善

　体幹や麻痺側の上下肢機能において，随意性

> **実践!! 臨床に役立つアドバイス**
>
> **写真に収めておく**
> 　自宅の環境については図や文字で記録するだけでは，後にわかりにくいことがあるため，写真に収めておくと具体的な検討が行いやすい。ただし写真データも個人情報として取り扱うこと。

> **補足**
> 「維持期・生活期」における訪問リハは主に介護保険制度を利用して行われ，実施するには医師の指示の下，本人，家族，医師，PT，ケアマネジャー，看護師，介護福祉士，福祉用具専門相談員などとともにサービス担当者会議にて患者の目標を確認し合い，サービスを開始することになる。

や支持性が得られていない状況では基本動作のなかでも寝返り，起き上がりが困難となる．この場合座位保持にも介助を要する状況が考えられる．麻痺側下肢機能の低下が著明な患者では，下肢の支持性が得られていないことに伴い，立ち上がりや歩行が困難となる．**脳血管障害片麻痺患者の主な機能障害を明確にし，在宅内での基本動作の実用性向上を図るように努めていく．**

在宅でのリハが必要な脳血管障害片麻痺患者については，ADLに介助を要することが想定される．重度の脳血管障害片麻痺患者ではベッド上での生命機能向上のためのアプローチが必要となる．訪問リハにおいてPTは呼吸機能の向上を図るための呼吸リハや嚥下機能の向上のための座位保持練習などの対応ができる．

四肢や体幹の拘縮により衣服の着脱介助が困難である患者，ベッド上にて排泄後のおむつ交換が行いにくい患者，一定の肢位が継続することにより褥瘡が生じている患者には，機能改善のために四肢・体幹のROM練習や肢位変化を促すための寝返り練習が必要となる．

補装具療法

長下肢装具の使用について，患者や家族が長下肢装具の着脱を行い，そのうえで起立，歩行を実践することは負担となる．実際の在宅現場で長下肢装具を使用して生活することはまれである．

立ち上がりや歩行の実用性向上に役立つ装具としては短下肢装具がよく用いられる．短下肢装具は麻痺側足関節周囲筋の筋緊張異常やROM制限，感覚障害を有し，足部に著しい機能低下を認める場合に使用することで，立ち上がりや歩行といった基本動作の能力を引き出すことにつながる．一方で短下肢装具を装着し麻痺側下肢へ荷重していく際には，麻痺側足部や足関節は装具で固定されているため装具の剛性やたわみの程度，底面の形状に依存した動作となることを考慮する必要がある．

在宅生活において入浴時には短下肢装具を外し，浴室周囲を移動する必要がある．裸足でのシャワーチェアーからの立ち上がりや浴室内移動のための歩行能力の向上を考慮していく場合には，PTがかかわる時間のなかで短下肢装具をはずし，麻痺側足部機能の向上を図る必要がある．

基本動作練習

- 寝返り動作において，非麻痺側への寝返りは実用的であり，獲得に至りやすい．背臥位にて非麻痺側上肢が肩関節外転位にてベッドに接した状態から，上腕に対して肩甲骨の外転を伴った肩甲帯の屈曲と肩関節水平内転が生じることにより，胸郭が非麻痺側に回旋して側臥位に向かう．この際，上側となる麻痺側上肢は肩甲帯屈曲と肩関節屈曲運動を行うことで，背側に麻痺側上肢が残らなくて済む．その後，腰椎の非麻痺側回旋に伴って骨盤が非麻痺側に回旋することで側臥位に至る．非麻痺側および麻痺側の肩甲骨外転を伴う肩甲

臨床に役立つアドバイス

リスク管理

在宅でのリハは医師，看護師など他職種が多数存在する病院や施設と異なり，対象者の自宅に1人で訪問する．そのため運動療法実施時に生じる諸問題に対して適切に対応する必要があり，適宜バイタルサインや体調の変化を確認し疲労感に注意しながら運動療法を実施する．また転倒の発生やベッドや車椅子からの転落を発見した際には，家族，主治医やかかりつけ医，担当ケアマネジャーに連絡し適切な処置を行う必要があるため，あらかじめ連絡先や方法を確認しておくことが重要である．

補足
入浴動作における浴室内移動は，浴室内の床面が濡れて滑りやすく転倒の危険性が高まる．そのため安全性の確保を優先し，手すりの設置など環境設定にて対応することや入浴支援にかかわるサービスの利用とシャワーキャリーによる座位での移動も含めて検討していく．

帯の屈曲にはともに前鋸筋の活動が必要である。また腰椎の非麻痺側回旋を伴う骨盤の非麻痺側回旋には麻痺側の内腹斜筋斜行線維の活動が必要になる。

- 起き上がり動作において，片麻痺患者では非麻痺側を支持側とした起き上がり方が自立に向けて妥当な方法となる。非麻痺側への寝返りにて側臥位を経由し，非麻痺側の前腕がベッドに接した状態での肘関節屈曲運動によって肘支持に向かう。肘支持の位置によっては肩関節の内転筋や外転筋，屈曲筋や伸展筋の活動を要する。そして肘支持においては，肘部と骨盤側面を支持面とすることで非麻痺側の胸郭と骨盤の間が重力の影響を受けて離れようとするため，体幹の非麻痺側屈筋の活動が必要になる。ここから両下腿をベッド端から降ろすことで起き上がりが行いやすくなるが，麻痺側下肢では股関節屈曲筋や外転筋の活動，膝関節の伸展筋の活動が必要となる。これら肘支持とともに麻痺側下肢をベッド端から降ろす運動を引き出すこと，もしくは介助を行うことが端座位に向かうには重要となる。その後，非麻痺側の手支持へは肘関節の伸展運動を行い，端座位に至ることとなる。

- 立ち上がり動作において，脳血管障害片麻痺患者では，麻痺側足底の表在感覚障害や足・膝・股関節の深部感覚障害，足・膝・股関節周囲筋の筋緊張異常，足関節背屈のROM制限などの原因により麻痺側下肢の支持性が低下しやすい。立ち上がり動作の実用性向上には，麻痺側下肢の主な機能障害を明確にし，改善を図る必要がある。立ち上がりの自立を図るため，必要に応じて装具や手すりの使用を促すこともよい。

- 歩行動作では，立ち上がり同様，自宅内の移動には，麻痺側下肢の支持能力が重要となる。座位保持が可能な症例では，体幹機能は比較的良いことが推測される。座位保持は可能であるが，立ち上がりや立位保持，歩行が困難な患者には，麻痺側下肢の支持性向上を図るための練習がプログラムの上位に挙がる。麻痺側足関節において背屈のROM制限により歩行能力の実用性に低下を認める患者には，足関節へのアプローチが重要となる（**図98**）。短下肢装具の使用によって足部・足関節機能を補うことで，歩行の実用性が即時的に高まる場合には，装具の使用も考慮する。また安全性，安定性の確保のための手すりの設置は，患者の日常生活を支援していくうえで有用となる。福祉用具専門相談員やケアマネジャーとともに適宜提案をし，設置を検討していく。

臨床に役立つアドバイス

指導内容や介助方法の統一

　脳血管障害片麻痺患者は在宅生活において介助や支援を必要とすることが多く，在宅生活を支援するため他職種が連携してかかわりをもつ。このなかで患者の日常生活をサポートするための指導や介助方法は可能な限り統一することが望ましい。日常生活を指導していくなかでは，指導内容や介助方法を示した紙を介助が必要な場所に貼っていつでも参照できるようにすることや，本人や家族の了解が得られるようであれば実際に介助している場面の動画や画像を撮影し，かかわるスタッフ間で閲覧することにより，統一した方法を共有するなどの工夫も必要である。

図98 麻痺側足関節のROM練習

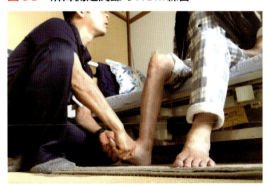

ADL指導

在宅生活での身の回り動作が困難な患者において，家族や介護サービスによる介助を余儀なくされている場合，ニーズに応じて介助量の軽減を図るためのアプローチを行う．物的介助によって身の回り動作の遂行が可能になるならば，積極的に福祉用具を使用することも有用になる．

PTは基本動作の改善を図ることによってADLの向上につながるように評価とアプローチを継続していく．**必要に応じて，患者に自主トレーニングを提案し，訪問リハ以外の時間でも機能改善が得られ，ADLの向上につながるように支援していく．**

高次脳機能障害，認知症に対する理学療法や患者対応

原因と症状

- **高次脳機能障害**は，神経学的症候のうち言語や記憶，注意といった認知機能に関連する症状をいう（**表27**）．高次脳機能障害の原因は，脳血管障害（脳梗塞，脳出血，くも膜下出血）が最も多く，そのほか脳腫瘍や脳炎，Parkinson病などでも生じる．

- **認知症**は後天的な脳の障害によって持続性に認知機能が低下し，日常生活や社会生活に支障をきたす状態をいい，その原因としてAlzheimer病や血管性認知症，レビー小体型認知症の頻度が高い．認知症は原因疾患や病期により多彩な症状を示し，中核症状には記憶障害，失語，遂行機能障害などがある．認知症の周辺症状には行動異常と心理症状があり，前者は徘徊，暴言・暴動，せん妄，後者はアパシー，うつ，妄想などである．

> **補足**
> 認知症患者のなかには，脳血管障害の病歴がなくても無症候性脳梗塞を発症している場合もある．

表27 高次脳機能障害の代表的な症状

障害	症状
注意障害	簡単なミスが目立つ，2つ以上のことを同時にできない，作業に集中できない，など 【注意機能の分類】注意の焦点化，持続性注意，選択性注意，転換性注意，配分性注意
記憶障害	約束を忘れる，物の置き場所がわからなくなる，など
失語症	話したいことをうまく言葉にできない，相手の話を理解できない，滑らかに話せない，文字の読み書きができない，復唱ができない，など 【失語のタイプ】ブローカ（運動性）失語，ウェルニッケ（感覚性）失語，伝導失語，超皮質性運動/感覚失語，皮質下性運動/感覚失語，失名辞失語，全失語 ※多くは左大脳半球損傷で生じる
失認	物の形状が認識できない（視覚性失認），親しい人の顔が判別できない（相貌失認），救急車のサイレンが何の音か認識できない（聴覚性失認）など
失行	道具が上手く使えない・誤った使い方をする，急須・やかん・湯呑みといった複数の道具使用（系列行為）が上手くできない（観念失行），ジャンケン・バイバイなど慣習的な動作がうまくできない（観念運動失行）など ※観念失行，観念運動失行は左大脳半球損傷（下頭頂小葉）で生じる
半側空間無視	配膳された食事の左側（右側）半分を残す，車椅子をこぐと左側（右側）の障害物にぶつかる，など ※多くは右大脳半球損傷で生じる（左半側空間無視）
遂行機能障害	段取りよく作業を進められない，物事の優先順位をつけられない，など
社会的行動障害	感情のコントロールができない，場違いな行動を取る，など

> **用語解説**
> **アパシー** 感受性，感情，関心の欠如と定義される．
> **ワーキングメモリー** 一連の作業，動作をする際に必要な情報を一時的に記憶・処理する能力．

症候・障害

　高次脳機能には，言語や記憶などそれぞれが独立して障害されうる機能と，それら独立した高次の認知的活動の基盤として，すべての機能にかかわっている土台の機能がある．土台の機能には，意識（覚醒）状態，注意の持続や分配，そしてそれらを管理・統制する**作動記憶（ワーキングメモリー）**などが含まれる．高次脳機能障害は，その認知的活動を保障する意識状態や注意機能などの影響を受けるため，時間や日によって症状が変動することもある．

　運動や感覚は左右の大脳半球が同じように機能しているが，高次脳機能は左右の大脳半球で主要な機能が異なる（脳の側性化）．高次脳機能障害の局在を理解するうえでは，脳領域の機能と側性化を考慮する必要がある（**図99**）．また，高次脳機能障害は交連線維や連合線維など脳機能ネットワークの損傷でも出現することがある．

理学療法と患者対応

　脳画像から起こりうる高次脳機能障害を予測し，脳画像所見と行動場面での観察所見を照合し，スクリーニングにより障害像を把握する．行動場面の観察や神経心理学的検査の結果から，注意障害であれば持続性注意や選択性注意など，それぞれの高次脳機能のどの側面が障害されているかを捉える．

　治療プログラムの立案は，患者の障害された行為と日常生活上での重要度を加味して決定し，現実的な場面を想定した練習が必要となる．その際，ある行為や課題が「できるか否か」ではなく，「どこで間違うのか」「どのようにできないのか」という質的な分析が重要となる．

　高次脳機能障害に対して一定の効果が期待される治療方法を**表28**に示す．理学療法では，必ずしも高次脳機能障害に対する体系的な治療手法を採用するわけではないが，これらの方法

> **臨床に役立つアドバイス**
>
> **失認に対する治療のポイント**
> 　視覚性失認は視覚のみを介した認知の障害であり，りんごを視覚的に認識できなくても匂いを嗅ぐことで認知できる．同様に，相貌失認では顔の認識はできないが，声を聴くことで誰なのかが判別できる．このように，ほかのモダリティを活用した代償手段の獲得は日常生活の改善に有効な手段となる．

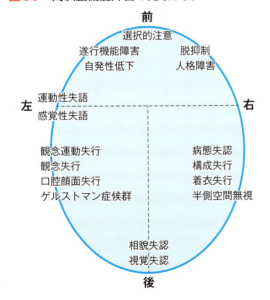

図99 高次脳機能障害の見取り図

> **基礎へのフィードバック**
>
> **神経ネットワーク**
> 　連合線維は同側の大脳半球の異なる部位を連絡し，このうち上縦束の損傷は半側空間無視の出現に関与することが知られている．交連線維は左右大脳皮質を連絡し，脳梁離断症候群が代表例である．投射線維は大脳皮質と脳幹・小脳など大脳以外を連絡し，脳幹病変や小脳病変による認知機能障害には線維連絡が関与しているとされる．

> **学習の要点**
>
> **失行症**
> 　「洋服の前後や裏表がわからない．洋服に腕を通そうとしたが頭を出す部分に腕を入れてしまった」という症例はどのような失行症だろうか．答えは着衣失行である．観念失行や観念運動失行は左大脳半球損傷で生じるが，着衣失行は右大脳半球損傷による．

表28 高次脳機能障害の治療と方法の例

	治療	方法
注意障害	・タイムプレッシャーマネージメント ・環境調整	・作業に対して十分な時間を取ることに配慮する ・周囲の聴覚的・視覚的外乱（情報量）を排除し調整する，など
記憶障害	・外的補助手段を使う ・誤りなし学習 　（エラーレスラーニング）	・メモやスケジュール管理など事前に手本を見せる，誤りがあったらすぐに修正する，など
失行	・代償方法を習得する練習 　（ストラテジートレーニング）	・動作の順序を言語化する，記述して提示する，図柄にするなど，障害の代償方法を習得させる練習，など
半側空間無視	・プリズム順応法 ・環境調整，無視空間への手がかり提示	・視野が10°偏位するプリズム眼鏡を装着し，リーチ練習をする ・皿の配置を右に寄せて皿の数を数える，車椅子の左ブレーキを長くして目印をつける，など
遂行機能障害	・自己教示法 ・問題解決法	・行動様式をコントロールするために言語的な調整を介在させて患者の思考様式を変えていく方法 ・課題内容を吟味し（分析段階），解決するまでの過程をいくつかの工程に分けて正しい順序で実行する（解決段階），など
社会的行動障害	・認知行動療法	・自己の障害や取り巻く環境，第三者の自分への対応，将来などに対する否定的認識，誤った解釈を修正し，現在の状況に適切に対応できるように繰り返し指導，練習する，など

は患者対応における手がかりとなるため，日常的な理学療法場面に取り入れるとよい。

　高次脳機能障害や認知症は，外見からでは判断しにくく，患者本人だけでなく患者の家族も患者とのかかわりにおいてストレスを抱えていることが多い。そのため，各症候の特性を分析し，日常生活や社会活動における代償や対応の方法を指導することも大切である。

装具療法

脳卒中に対する装具に必要な機能

　起立歩行練習を行う時期の脳卒中患者の病態として，多くの患者において股関節周囲筋の活動が低下し，足関節，足趾の屈筋群の緊張が亢進する。患者の多くは筋を制御する方策を失っている。治療法として，より制御しやすくするため，アライメントの保持と関節運動に必要な関節モーメントを低減させる必要がある（**表29**）。

■立ち上がり・立位保持

　椅座位から立位までの過程で，離殿時最大となる**股関節伸展**，**膝関節伸展**，**足関節底屈モー**メントが発生する。立位の正常アライメントでは，足関節底屈筋による制御が主となる。高齢者においては腰椎前弯消失，骨盤後傾に伴い，身体重心が後方に偏位し，代償的に体幹全体を前傾し，上肢の支持に頼る傾向にある。体幹直立に最も必要な機能は，股関節伸展による骨盤の直立である。また，多くの患者で腹圧上昇による胸郭の引き上げも困難であるが，これに対する有効な装具療法はなく，逆に長期装着に伴う腹筋群の廃用性筋力低下が問題となる。同時に足関節制御に必要な底屈モーメントを低減させるため，短下肢装具（AFO）によって足関節の剛性を高めることもできる。

■歩行

　歩行周期中，転倒のリスクが高まる相は以下の3相である。

- 荷重応答期：正常歩行では股関節伸展モーメント，膝関節伸展モーメント，足関節背屈モーメントが発生する。**大殿筋**の筋出力不足は，体幹を前傾させ，膝関節を過伸展させ，足関節を底屈させる。**大腿四頭筋**の筋出力不足に

＊AFO：ankle foot orthosis

表29　起立歩行時の機能障害と装具

機能障害		装具
立位	膝折れ	AFOの背屈制動。重症例ではKAFOの膝継手ロック
歩行 荷重応答期	膝折れ	AFOの背屈制動。背屈補助の減少
	膝過伸展	AFOの底屈制動。背屈補助の増大
	足関節背屈不足	
遊脚期	足尖の引っかかり	AFOの底屈制動。背屈補助の増大。靴MTPの背屈増大

より膝折れ，あるいは過伸展と表出する現象は変化する。**前脛骨筋**の筋出力不足により踵ロッカーは阻害され，立脚肢を倒立振り子とした前方移動が困難となる。逆にAFOで足関節が固定されると，下腿の過剰な前傾により膝折れが起こる。立脚相で必要な筋活動のほとんどが伸張性であり，プラスティックやバネの弾性力で補助することは理論的には正しいが，適切な補助力は観察と分析に基づいて設定すべきで，さらに回復，疲労により変化する。

- 立脚終期：麻痺側への荷重の受け継ぎが不十分であれば，立脚終期において股関節の伸展は不十分となり，外旋位となる。膝関節伸展も不十分となり，前足部ロッカーも機能せず，踵離地が困難な患者が多い。以上より身体重心の前方移動の阻害は，荷重応答期の問題に起因するものであることが示唆される。
- 遊脚期：トゥドラッグ（toe drag）とよばれる足尖の引っかかりは，足関節，足趾の背屈筋の出力不足に起因するが，前述の立脚期の問題と合わせて装具の剛性は決定すべきである。

装具の選択で考慮すべき点

- **固定すると患者自身で制御する機会は失われる。**
- **制御は必要最低限に止める。**例えば側方不安定性がない関節に両側支柱は不要。
- **歩行における足部，足趾の重要性を理解し，装具の足部，靴に反映させる。**

ボバース概念に基づくアプローチ

背景

Bobath概念に基づくアプローチは，1940年代にイギリスのPTであるベルタ・ボバースとその夫の医師であるカレル・ボバースの2人によって創始された。当時の脳血管障害片麻痺患者（脳性麻痺児）へのアプローチは，無理矢理に硬い筋肉を伸ばすなどが中心であった。ベルタ・ボバースは患者（患児）をそのとき感じている苦痛から解放させ，より快適により容易に患者が運動できることを目指していた。このとき，英王族などを描いていた著名な画家である片麻痺患者への治療を担当することとなり，その治療を通して歩行や手の機能には姿勢が大きく関与していると考えるようになった。このようなベルタ・ボバースの治療における患者の変化を，カレル・ボバースが当時の神経生理学などの理論的根拠から解説するという形で，ボバース概念は展開されていった。

そもそも損傷を受けた中枢神経系は回復しない，という考えが当たり前であった時代に，麻痺側を含む全身の活動を促していく，患者の潜在能力を引き出す，麻痺側の機能回復を図る，という理学療法を実践し，当時においてそのアプローチの展開・拡大を可能にしたことを考えると，彼女らがどれほどの苦難に遭遇したか，想像すると計り知れない思いに駆られる。生涯を通じてチャレンジしてきた2人のそのスピリッツは，現代のボバースセラピストに脈々と受

＊KAFO：knee ankle foot orthosis　＊MTP：metatarsophalangeal (joint)

け継がれている．ボバース概念は臨床活動をベースにしていることが，現在の神経リハビリテーションのなかでも多くのセラピストに支持されている大きな理由であると考えられる．

ボバース概念とは

国際ボバース講習会講師会（IBITA）の会議にて，少しずつ定義が見直されてきているが，2008年の定義がわかりやすいので記載しておく．ボバース概念とは，中枢神経系の損傷による**機能，運動と姿勢コントロール**に障害のある個人の評価と治療における**問題解決アプローチ**（クリニカルリーズニング）である．現在もこの定義については，IBITAメンバーにて検討が続けられている．この定義にもあるように，機能（ICFにおける「活動」や「参加」）に着目していること，その背景である**姿勢コントロール**の重要性を訴えていること，それは**個人**によって違うことを強調している点が特徴であるといえる．

最新の理論的展開

現代のボバース概念は，運動制御（姿勢制御）のシステムモデル，神経可塑性，運動学習の原理，ヒトの機能的・効率的運動の応用などの理論に基づいている．臨床的実践においては**ボバース臨床実践モデル（MBCP）**を用いて患者の評価と治療を進めている．

MBCP（図100）は，患者に対する包括的アプローチを実践していくうえでのワークシートである．患者の基本的情報，機能的運動と姿勢の観察と分析，操作（hands on，口頭指示，環境的要因）したときの反応などから，その患者を象徴している，また治療していくうえでの**重要な手がかり**を挙げる．この重要な手がかりは，それぞれに肯定的要素と否定的要素に分けて整理し，次の運動診断などのリーズニングの手がかりとしていく．患者の運動がどのようなものか（運動診断），患者の潜在性についてはどうか，を考え

図100 ボバース臨床実践ワークシート

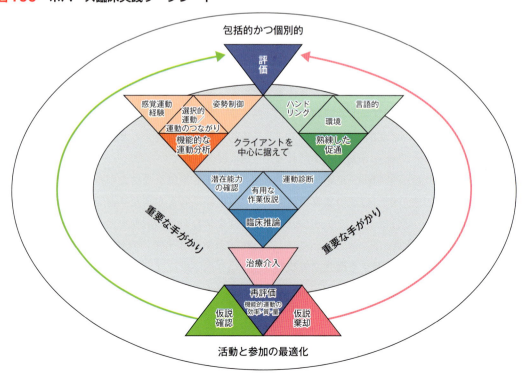

用語解説 **運動診断** 個々の患者の運動・臨床症状の特徴の概要を把握すること．

＊IBITA：International Bobath Instructors Training Association　＊MBCP：model of Bobath clinical practice

ることで問題点について仮説を選択していくという段階へリーズニングを進めていく。その仮説の選択から治療プログラムを立案，実践して，治療中の患者の反応などから再度リーズニングを行うという流れとなっている。このように患者について仮説・証明を繰り返しながら，「常に考えることを続けていくセラピスト」（thinking therapist）であること，患者のために考え実践し続けることを，ベルタ・ボバースは望んでいた。

ロボットを用いたトレーニング

リハロボットの目的
■患者の機能回復に対するロボットによるパワーアシストの有効性

脳血管障害によって失われた運動機能の再獲得に，運動学習理論に基づくニューロリハビリテーションが国内外で行われている。本項ではロボットによるパワーアシストの目的，適応，効果について解説する。

■回数効果と課題難易度

運動学習の設定において重要な2点は回数，および課題難易度である。新たな運動課題の遂行は「スキル」と考えられ，何回練習すればよいのか，諸家の報告にもばらつきがある。これは単純な課題でさえ，結果の評価が困難であることを示している。そのなかで，著者らはサルによるプリズム適応実験に基づき，500回を運動学習に必要な回数として提唱している[95]。しかし，脳卒中片麻痺患者に500回の繰り返しが可能な動作はほぼ皆無である。すなわち従来の方法では課題難易度が高すぎることになる。難易度の高すぎる課題に対して，患者は異常に筋緊張を高め，転倒の防止を試み，非麻痺側上下肢の支持に頼り，その結果，肝心の麻痺側の筋活動は困難となる。リハロボットは，回数という「量」と同時に身体のどこをアシストすればよい

かという「質」の問題も，パワーアシストの方向，自由度の制限などによって操作することができるため，そのような脳卒中片麻痺患者の状態に合わせて適切な調節が可能である。

リハロボットの種類と適応
■weight support treadmill（WST）とLokomat

パワーアシストの始まりは1980年代のWSTである。懸垂による下肢関節筋のトルク軽減と，PTの徒手による介助運動であるが，Lokomatは徒手による介助をロボット化させた装置である。

■フィードバックとその種類

ロボットにはヒトの感覚を正確に評価することは未だ困難だが，どのようなフィードバックが可能かは理解できる。まず患者が脚を動かそうとした（動機）結果，下肢の質量（体性感覚），アライメント変化（体性感覚，視覚）がフィードバックされる。ここにパワーアシストを介在させることにより，フィードバックされる感覚が変化することが期待できる。

ロボットを用いたトレーニングの実際
■動作分析と評価基準

理学療法の目的は，基本動作の再建であることから，動作分析は治療プランの立案に必要不可欠な評価である。動作分析から異常動作の原因を推察することが重要である。

■トレーニングのアウトカム

治療効果は，パフォーマンスの変化に反映されるため，動作分析に基づいて治療の有効性を評価する。治療の結果，期待した変化が得られない場合は，分析結果や介入方法を再評価する。

■実際の症例

60歳代，男性，発症後8年経過した脳梗塞右片麻痺患者。歩行は自立しているが，歩行能力の改善を治療の目的としている。歩行分析により，荷重応答期の大殿筋の機能不全が主要問題と考えられた。そこで，ロボットスーツHALを使用した1,000歩の歩行練習を実施した。HAL

は，動作意思に基づいてアシストを付加するため，患者に対して「力を入れると脚が動く」感覚をフィードバックできる．荷重応答期の大殿筋の電位をトリガーに立脚期の股関節伸展をアシストする設定で歩行練習を実施した結果，荷重応答期の股関節屈曲角度が減少，立脚終期の股関節伸展角度が増大した（**図101**）．

認知神経リハビリテーション

片麻痺患者は脳損傷によって何を失うのだろうか．人は生まれてからさまざまな経験を通じて構築された固有の神経ネットワークにより身体の動きを調整している．片麻痺患者は中枢神経系の損傷により，これまで動作を行う際に使用してきた神経ネットワークが断片的に使えなくなり，以前のように立ち上がろうとしても上手く自分の身体を制御できないというような脳の中の身体と実際の身体とに不一致が起こっている．

認知神経リハとは

認知神経リハは1970年代にイタリアの神経内科医，カルロ・ペルフェッティによって考案され，現在進行形で発展を続けている治療法である．この治療では，一人ひとりの**脳機能には個別性がある**ことを前提とし，それが**可塑的に変化しうる**ことを基礎として，運動学習の観点から運動機能回復を目指していく．

例えば，片麻痺患者の起立動作は非麻痺側身体を中心として動くような非対称性かつパターン化されたバリエーションのない動きとなるの

> **実践!!**
> ### 臨床に役立つアドバイス
>
> **認知神経リハの練習を実施する際のコツ**
>
> "経験は脳を変える"，とよくいわれるが，患者が練習のなかで，「あ，なるほど，そうやって動けばいいのね」と，腑に落ちるような経験を与えることができると，劇的な変化を示すことが多い．
>
> 筆者が臨床で意識しているのは，認知課題で質問責めにするのではなく，獲得したい動作に対して，どんな情報を学習してほしいかを患者との対話のなかで模索していくことである．そこが認知神経リハの練習の面白さであり，難しさである．そのためには健常者の"当たり前"を押し付けずに，患者がどういう世界で生活しているかを推測していくことから開始する．もしかしたら歩くときに膝のことがまったく想定されていないかもしれない．そういった場合に，患者に何を教えたいのかを明確にし，それを教育することができる道具を選択し，現状よりも洗練した動きを再構築するための練習を提供できるかどうかがPTの腕の見せ所になる．

図101 歩行練習によるパフォーマンスの変化

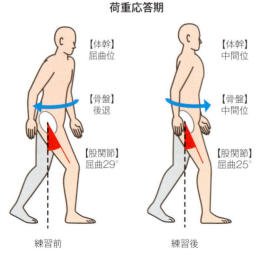
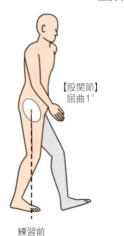
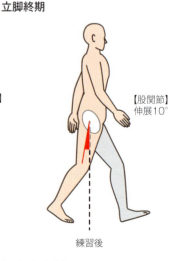

練習後，荷重応答期の股関節屈曲角度が減少し，立脚終期の股関節伸展角度が増大した．

が特徴である．片麻痺患者は意図してそのような動作を行っているのだろうか．正常から逸脱した動きの背景には，先に述べたような脳の中の身体が歪んでしまうという病態が存在する．認知神経リハに基づく治療では，外部から見て取れる運動のエラーの評価（外部観察）と，**患者が自己身体を内的にどう捉えているのかについての評価（内部観察）**を行い，そこから運動のエラーの原因を解釈していく．

実際の治療

実際の治療では，PTはさまざまな独自の"道具"を使用して認知課題を患者に提示し，患者が脳損傷を受けた後の自分の身体に対する認識を深めていくような介入をしていく．道具によって患者に提示できる認知課題は異なってくるが，例えば図102に示した道具（傾斜板）では何を患者に教えられるだろうか．この道具ではPTが足部の位置を他動的に前後方向に動かして，踵がどの位置に移動したかをあらかじめ規定された番号で答えてもらい，膝関節-足関節の位置関係の認識，膝関節の角度変化とそれに伴う殿部・足底の圧情報変化の認識，体幹の左右対称性の保持などを求めて，起立動作に必要な情報を構築していくことを目指す．

そこで注意しなければいけないことが2つある．1つ目は，評価と治療は同時に行っていくことである．認知課題中の患者のさまざまな反応を感じ取り，動かす速度や声かけ，全身の姿勢アライメントに注意することが重要である．例えば，傾斜板の課題では，主に膝と足部の位置関係が認識可能かを評価しながら同時に治療していくが，課題を出すことに集中するばかりに骨盤・体幹が崩れた状態で課題を実施してしまうことがあり，これでは治療としては不十分である．課題中のエラーの原因が姿勢アライメントのズレである可能性も考慮して，「どうして間違ったのでしょうね？ もしかして，左右の身体が非対称になってないですか？ もっと格好良く座

図102　傾斜板を使用した認知課題の提示

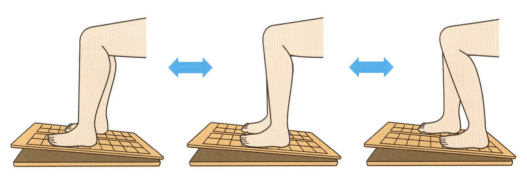

セラピストが足部の位置を他動的に前後方向に動かして，踵がどの位置に移動したかをあらかじめ規定された番号で答えてもらう．

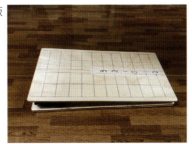

傾斜板

るにはどうしたらいいですか？ 左右の膝の位置,揃えてみましょうか。お尻の上に肩があるともっと格好いいですね！」などと声かけしながら適切な運動を学習させていく。

2つ目は，認知課題が単なるクイズになってしまわないことである。いわゆる感覚入力ではなく，患者が何を手がかりにして踵の位置を判断しているのかを問うことが重要である。そして，獲得したい動作をイメージさせながら，それに必要な情報を構築していく。例えば，先に述べた踵の位置の番号の問いに加えて，「踵の位置は大体わかってきましたね。では質問を変えます。どこが動いていますか？ そうですね，膝ですね。ほかにもありますか？ そう，足首も動きますね。これが〇〇さんの膝と足首の動きです。動く時にとても大事になるのでよく覚えてくださいね。」，「また質問を変えます。踵が膝よりも前にあると，足の裏の体重はどこにかかりますか？ 後ろのときと比べて，どっちが立ち上がりやすそうですか？ そうですね，踵が膝よりも後ろにあるほうが立ちやすいですね。その感じで立ってみましょう。」，「ちょっと待ってください。今，上半身真っすぐですか？ お尻の体重はどっちにかかっていますか？ 足の裏の体重は左右で半々になっていますか？ 小趾と母趾だとどっちにかかっていますか？ 左右で半々にして，小趾も母趾もちゃんと接地した状態からおじぎして立ってみましょう。」といった一連の対話のなかで，運動に伴って生じるさまざまな感覚情報から動作の改善の可能性を模索していく。そして運動の意図と結果を照合して，誤差修正をしながら，より洗練された動きを創り出していくように治療を行う。

ほかにも 図103 に示した不安定板や，図104 に示したスポンジなどの道具を介してさまざまな情報を再構築していくことができるが。これ

図103　不安定板を使用した認知課題の提示

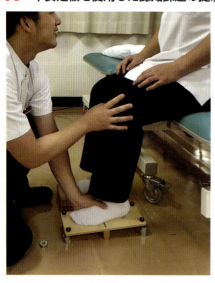

PTが足関節を底背屈方向に動かして，前方（または後方）にどれくらい不安定板が傾斜したかを問う。その際，5mmの円盤を抜き入れして，平らな状態と比べると何枚分下がったかを答えてもらう。患者との対話のなかで，足関節の運動覚情報，足尖部と踵の位置関係，足底面の水平性，下腿の垂直性，それに伴う体幹の垂直性などの情報を構築し，その情報と獲得したい動作との関連性から運動プログラムを修正することができる。

図104　スポンジを使用した認知課題の提示

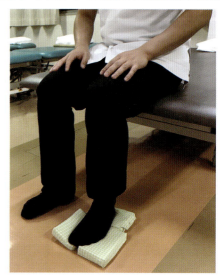

骨盤・体幹は垂直位を保ったまま他動的に一側の下肢を持ち上げて，足底に異なる硬さのスポンジを3個配置し，スポンジの上にそっと足底を乗せ，踵，母趾，小趾に配置されている3種類のスポンジの硬さを判別させる。患者との対話のなかで，足底で圧情報の差異を識別させて足底が床へ接触する際の予測的な情報や，微細な足関節の運動覚的な情報を構築し，その情報と獲得したい動作との関連性から運動プログラムを修正できる。

以外にもさまざまな種類の道具があり，多くのPTはどの道具を使えばいいかわからないという問題に直面する。これは経験に左右されるといえるが，下肢の練習で最も基礎になるのが前述の傾斜板である。まずは傾斜板を用いた練習を実施して，次にどの道具を使うか考えていくことが基本となる。

認知神経リハに基づく治療では，PTは患者に経験を与え，患者はその新たな経験から自己身体への自覚を促し，新たな神経ネットワークを再構築し，自身で運動を調整できるようにしていくことを目指している。

電気刺激療法

脳卒中に対する電気刺激療法の目的

脳卒中患者に対する電気刺激療法は，使用目的から治療的電気刺激（TES）とFESに大別される（図105，106）。

TESは，痙縮の減弱，関節可動域（ROM）の改善，随意運動の促通，筋力の維持・向上，亜脱臼の改善などを目的として使用される。FESは，麻痺肢の神経や筋への電気刺激により，麻痺筋を収縮させることで，障害された動作（手指開排，歩行，立ち上がりなど）の再建を目的に使用される。

脳卒中に対するTES

数十分の電気刺激により，即時的に痙縮減弱やROM改善，随意運動の促通が得られる。また反復して使用することで，効果の持続や筋力維持・向上，亜脱臼の改善などの効果を得ることが可能である。

- 痙縮やROMの改善のためのTES：痙縮筋の拮抗筋（刺激筋）のIa求心性神経線維に対する刺激による，Ia抑制性介在ニューロンを介した相反性抑制の増強により，痙縮筋の脊髄運動ニューロンの活動が低下することで，痙縮を減弱する。この減弱により，痙縮により制限されていたROMが改善する。

【適用例】前腕・手指の伸展筋群（屈筋群の痙縮軽減），前脛骨筋と総腓骨神経（ヒラメ筋の痙縮軽減）

- 随意運動の促通のためのTES：麻痺筋の電気刺激によりIa求心性神経線維を賦活することで，刺激筋の脊髄運動ニューロンへ神経活動を伝導・伝達する。さらに神経活動が求心性に上行し，一次体性感覚野に到達する。一次体性感覚野は，隣接する運動野領域との間に機能的な結合を認めており，一次運動野の活

図106　前脛骨筋と総腓骨神経へのTES

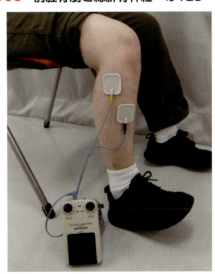

図105　前腕と手指の伸展筋群へのTES

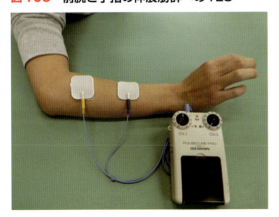

*TES：therapeutic electrical stimulation　　*FES：functional electrical stimulation

動を促通する．そのため，随意的な運動時には，一次運動野の活動を高め，脊髄への下行性入力を増大することが可能になる．TESにより，これらの神経ネットワークにおいて，シナプスの伝達効率の上昇やリクルートメントの増加などが起こり，運動が行いやすい状態になると考えられる．

【適用例】前腕および手指の伸展筋群，大腿四頭筋，前脛骨筋と総腓骨神経，ヒラメ筋

- 筋力維持・向上のためのTES：末梢神経への電気刺激によりα運動線維を賦活し，筋収縮を促すことが可能である．そのため，TESにより麻痺筋の収縮を繰り返すことで筋の廃用を軽減できる可能性がある．急性期や重度麻痺を呈した脳卒中患者では麻痺肢の筋収縮が困難であり，活動度が低下するため，筋の廃用が生じやすい．そのため，発症後早期からTESを使用し筋の廃用を軽減することで，その後のリハを有利に進められる可能性がある．

【適用例】前腕および手指の伸展筋群，大腿四頭筋，前脛骨筋と総腓骨神経

- 肩関節亜脱臼の改善のためのTES：体表から棘上筋や三角筋後部線維を刺激し，筋収縮を反復して促していくことで，脳卒中後（特に急性期と亜急性期）の肩関節の亜脱臼の減少に有効である可能性がある．

脳卒中に対するFES

麻痺肢の神経や筋への電気刺激により，α運動線維を賦活し，麻痺筋を収縮させることで，障害された動作を再建する．上肢では，麻痺肢の手関節背屈と手指伸展筋群を刺激することで，開排動作を補うために使用されることが多い．下肢では，歩行の遊脚相に総腓骨神経を刺激し，運動麻痺を呈した足関節の背屈筋を収縮させることで，麻痺肢のトゥクリアランスを確保する

ことを目的に用いられることが多い．

電気刺激療法と他のリハ手法の併用

TESやFESは，運動療法，装具療法，トレッドミル歩行，体重免荷歩行，ペダリング運動など，他のリハ手法と併せて用いることで相乗的な効果が得られる可能性があり，通常のリハを促進する手段として使用することが有益である．

促通反復療法

促通反復療法とは，川平和美 促通反復療法研究所（川平先端ラボ）所長・鹿児島大学名誉教授により提唱された**脳卒中**に対する運動療法である．促通反復療法は**川平法**ともよばれ，促通パターンを繰り返し行うことで，麻痺の改善を促進しようとするものである．

川平法は，同一の運動を**高頻度**で行うことを重要視している．高頻度の運動を行うことによって，その運動に関与している**シナプス伝達の効率促進**とそれに伴う**組織学的結合強化**が生じるとされ，**「エラーレス学習」**による特定の出力に関与する神経路の再建と強化を図ろうとするものである．川平法は脳損傷後のニューラルネットワークの再構築過程に着眼し，これらの変化を治療者の手により意図的に変化させ，特定の神経路を活性化しようとするものである．

麻痺肢に対し同一の運動を高頻度で行うことは勧められている．麻痺の改善には習得目標の運動の実現と反復が必要不可欠である．実際に，高頻度の運動を主眼とする川平法は，良好な治療成績が報告されており，**エビデンス**に基づいた治療手段である[96]．

川平法の方法

①**タッピング**や**こする**などの操作によって**伸張反射**や**皮膚反射**を誘発し運動を発現させる．
②運動を行っている間は，運動部位を**注視**させ，

 エラーレス学習　誤りや探索させることなく行う学習過程のこと．

積極的に声かけをし，意識的に運動を反復して行わせる。

　川平法はこの2点を重要視し，対象者の意図した運動を，努力性の共同運動パターンとして強化するのではなく，意図した運動をより容易に実現させることを目的とする[97]。

> **補足**
> 川平法は振動刺激や電気刺激，ボツリヌス療法，磁気刺激などと併用することも積極的に行われており，より効果的な治療手段が開発されている。

川平法で行われるさまざまなパターンのなかで，基本的なパターンの一部を紹介する。

- 手指の促通法（図107）：指をいったん屈曲させ，その後遠位部から近位部へと移るように操作し運動を誘導する。あくまでも随意運動で行うようにする。手関節は掌屈するとより指の伸展を行いやすい。
- 足関節の促通法（図108）：術者の母指で小指側のMP関節付近を素早くタッピングし，足部を内反させ，足部の外反を誘発する。

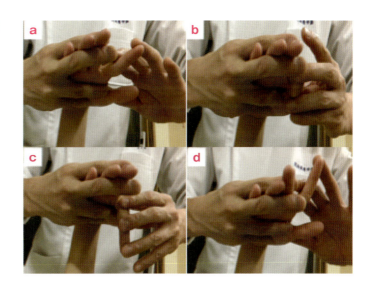

図107　右第二指の伸展

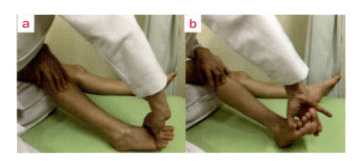

図108　足関節の背屈

＊MP：metatarsophalangeal（joint）

- 下肢全体の促通法（**図109**）：術者は股関節外旋・外転・軽度屈曲位の下肢を伸展方向へ素早く引き，股内旋と足関節の底屈によって，股関節の屈曲・内転・外旋，膝屈曲，足関節背屈を誘導する。

　川平法は治療手段として有益なものであり，さらなる普及が必要であろう。

運動学習理論を用いたアプローチ

運動学習とは

　運動学習とは経験に基づいて新たな運動技能を習得することであり，再現性をもって行動が変容する過程である。運動技能が向上すると，正確さが増し，時間が短縮され，エネルギー効率がよくなり，状況に適した協調性が獲得される。運動を学習すると関連する動作にも影響を及ぼすことがあり，これを**学習の転移**という。前の学習が後の学習を促進することを正の転移，妨害することを負の転移という。

運動学習の過程

　運動学習の過程には段階があり，学習段階に応じて練習課題やフィードバックの与え方を調整する必要がある。学習の過程は，①**認知段階**，②**連合段階**，③**自動化段階**に区分される。認知段階は，意識的に注意を払いながら運動を試行錯誤的に行い，学習すべき運動課題を認知する段階である。連合段階は，運動の調節を繰り返しながらスキルを磨いていく段階である。自動化段階は，ほとんど注意しなくても正確で効率性のよい完成された運動が自動化された段階である。

運動学習の種類

　運動学習の種類には，教師あり学習，教師なし学習，強化学習がある。

- 教師あり学習：小脳を神経基盤とするエラー学習（フィードバック誤差学習）である。意図したパフォーマンスとの誤差情報に基づき学習が行われる。誤差情報が下オリーブ核から登上線維を経てプルキンエ細胞に伝えられ，誤差を修正するように学習を反復することで内部モデルを修正していく方法である。
- 教師なし学習：神経細胞には使用依存性の可塑性があり，運動課題の反復によって学習が促進される。使用頻度を増やすことで，神経ネットワークの効率性や運動関連領域の拡大が認められることが知られている。

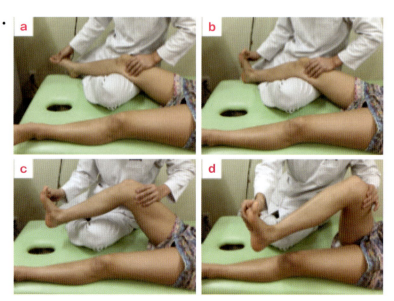

図109 股関節の屈曲・内転・外旋，膝屈曲，足関節背屈

- 強化学習：運動結果の報酬（または罰）によって目的を達成するための行動を学習する方法であり，大脳基底核を神経基盤とする．学習の**動機付け**と深く関与している．動機付けには，個人的な満足感や喜びに基づく内的動機付けと，物品などの報酬による外的動機付けがある．動機付けの強さ（覚醒レベル）はパフォーマンス効率と関係性があり，動機付けが中等度のときにパフォーマンスは最大となり，逆に低すぎても高すぎてもパフォーマンスは低下する（逆U字現象）．賞罰の種類については，罰では即時的効果が認められるものの，報酬のほうが運動記憶の長期的保持に効果的であるとされている．

フィードバックの種類

新たな運動技能を習得するためには，獲得すべき運動との誤差（エラー）を認識し，誤差を修正する手続きが必要である．フィードバックは運動学習の促進になくてはならない重要な因子であり，フィードバックの種類や与え方が学習効果に影響する．

- 内在的フィードバック：運動を通して学習者が得る視覚，聴覚，体性感覚などの感覚情報を内在的フィードバックという．
- 外在的フィードバック：外部から与えられるフィードバックであり，運動中または運動後に提示する「結果の知識」や「パフォーマンスの知識」などがある．

アプローチの方法

運動スキルを習得し，目標とする運動課題を達成するためには，標的とする課題を反復して練習する**課題特異的トレーニング**が治療の原則となる．立ち上がり，歩行，更衣動作など，獲得したい実動作でトレーニングを行い，PTには課題の**難易度調整**や効果的に**フィードバック**を与えることが求められる．学習すべき標的動作が複数の運動スキルから構成されている場合に，あらかじめ課題内容をいくつかの部分に分けて，それらを順次実施していく方法を部分法という．運動課題の始めから終わりまでを行い，それを反復する方法を全体法という．

> **補足**
> 運動学習の初期段階では，付与された「結果の知識」によって学習者は運動の誤差修正を行うが，自己の固有感覚情報を利用して運動の誤差修正を行えるようになれば外在的フィードバックは不要となる．

経頭蓋磁気刺激（TMS）

TMSの作用メカニズムとrTMSの効果

経頭蓋磁気刺激（TMS）は，大脳皮質に対する非侵襲的な刺激方法の1つである．頭皮に接するように設置したコイルから変動する磁場を発生させることで，大脳皮質のニューロンを刺激することができる．図110にTMSの作用メカニズムを示す．

図110の①でコイルに流す瞬間的な電流を一定の間隔で連続的に発生させ，ニューロンを繰り返し刺激する方法を，**反復性経頭蓋磁気刺激（rTMS）**とよんでいる．rTMSは刺激部位の神経活動を局所的に変化させられることが知られていて，1秒間に何回の刺激を行うか（刺激頻度）

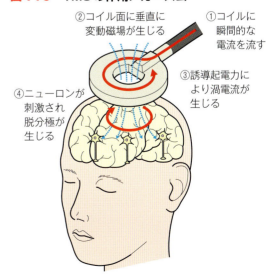

図110　TMSの作用メカニズム

①コイルに瞬間的な電流を流す
②コイル面に垂直に変動磁場が生じる
③誘導起電力により渦電流が生じる
④ニューロンが刺激され脱分極が生じる

*rTMS：repetitive transcranial magnetic stimulation

の違いによって，次のような性質がある．

- **高頻度 rTMS**：刺激頻度が **5 Hz 以上**の場合
  → 刺激部位の神経活動を**亢進**させる
- **低頻度 rTMS**：刺激頻度が **1 Hz 以下**の場合
  → 刺激部位の神経活動を**抑制**する

このような効果を有するrTMSは，脳卒中の後遺障害や中枢神経疾患などの治療に応用され，これまでに，**脳卒中後運動麻痺**，**高次脳機能障害**，**うつ病**，**てんかん**，**パーキンソン病**など，さまざまな病態でrTMSの有効性が示されるようになった．

脳卒中後上肢麻痺に対するrTMS治療

脳卒中後上肢麻痺を有する患者が麻痺側上肢の自動運動を行った際のfunctional-MRI検査の結果から，次の事実が明らかとなっている．麻痺側大脳における損傷部位周囲の残存領域の賦活化のみならず，非麻痺側大脳でも運動野を中心とする広い領域でも賦活化される[98]．

麻痺の改善にとって麻痺側の残存領域の働きが重要と考えると，非麻痺側の運動野を中心とした賦活はむしろ邪魔になる．そこで，麻痺の改善を目的としたrTMS治療では，以下のようなプロトコルが想定される．

① **非麻痺側大脳運動野**に抑制性の**低頻度rTMS**を適用する
② **麻痺側大脳運動野**に興奮性の**高頻度rTMS**を適用する

どちらの方法も間違いではなく，これらのrTMS治療と集中的リハビリテーションを併用することで，脳卒中後の麻痺側上肢の機能に有意な改善が得られることは，現在では広く知られるところとなっている．

CI療法

CI療法とは

constraint-induced movement（CI療法）は**脳卒中**の上肢麻痺に対するリハのなかでも最もエビデンスが確立し，世界的で実践されている治療法の1つである．『脳卒中治療ガイドライン2015』（日本脳卒中学会）では，麻痺が軽度な患者におけるCI療法の奨励グレードはＡである．上肢麻痺の治療に関するメタアナリシスでは，CI療法は最も効果が高いだけではなく，効果のばらつきは小さい．

CI療法とは非麻痺側上肢を拘束し，麻痺側上肢を強制的に使用する状況をつくり，難易度をきめ細かに調整した段階的練習項目（**shaping**項目）を短期集中的に実施する治療法である．CI療法の臨床で重要な点は，①非麻痺側の拘束，②多様性と繰り返し，③難易度調整と達成度，④課題指向的アプローチ（**task-oriented approach**），⑤ **transfer package** である[99,100]（**表30**）．

CI療法の理論的な背景と歴史

1980年 Taub[101] による求心遮断したサルの非麻痺側肢を1～2週間拘束することで麻痺肢の使用が改善した報告がCI療法の原型となる．麻痺側上肢が使用されない理由を学習性不使用（learned non-use）が進んでいる状態としている．Nudo[102] の人工的な脳梗塞のサルに対するCI療法の集中練習により，四肢などの積極的な使用に依存した**脳の可塑性**（use-dependent plasticity）が明らかになり，これがCI療法の基本的な理論となる．

CI療法の実践

CI療法の適応基準は，手関節が20°以上随意的に伸展でき，母指を含む3本指のMP関節とIP関節が10°以上伸展できる，それ以外に状態が

 transfer package　学習によって改善した機能をADLに転移させる方法論．

＊MRI：magnetic resonance imaging　　＊IP：interphalangeal（joint）

安定していて高次脳機能障害が重度でないこと，患者自らが治療を希望していることなどが挙げられる[99]。非麻痺側上肢の拘束方法はアームスリング，三角巾，ミトン型手袋などを用いて非麻痺側肢から非損傷脳への入力を減らし，麻痺肢による随意運動を促す。1日の実施時間は1日6時間×週5日を2週間がオリジナルである。

> **補足**
> 練習時間や拘束時間を短縮した修正CI療法として1日0.5〜3時間のプロトコルでも効果が報告されている[103]。

CI療法はその拘束時の課題が重要となり，粗大運動・巧緻動作・両手動作を上肢機能の改善に応じた適切な難易度調整と課題の提供を行う。そのなかでtask-oriented（課題指向的）な練習を実施する。その後，PTの監督下でなくとも，患者が主体的に麻痺手を日常生活で使用していくことを促し（transfer package）患者がより主体的にCI療法を含むリハに参画することを推進する。

近年，非麻痺下肢を拘束した下肢CI療法や，上肢でも装具，随意運動介助型電気刺激装置（IVES），ロボット療法などの併用により，適応の拡大を狙った治療展開がみられる。また，脳への磁気や電気刺激と併用した研究報告もみられ[104]，今後のCI療法の発展が期待されている。

表30 CI療法のコツ

非麻痺側拘束
　非損傷脳への入力減少，代償動作を減らし，新たな随意運動を誘導することが目的。

課題の難易度調整
　きめ細かな難易度の設定。「難しすぎず簡単すぎない」程度。

課題の多様性と繰り返し
　キネマティクス（作業座標，身体座標，軌道など）やダイナミクスなどの多様性を意識。多様な入出力関係をニューラルネットワークに学習させる。かつ，患者が飽きないように配慮。

task oriented（課題指向的）アプローチ
　最初は動作の質よりも課題達成を優先。要素的な運動に分割しない。徐々に要素的動作の質向上へ。

達成感
　目標物（道具や身体部位）や達成目標（位置や時間）などを明確にする。
　患者自身が達成感を自覚できる課題。強化学習的な配慮。

transfer package
　日常生活における麻痺側上肢使用を促進する行動戦略。メタ学習。

（文献100）より引用）

> **臨床に役立つアドバイス**
>
> **治療の経過を追う基本評価をしっかり**
> 　近年，リハビリテーション科医により，明確な機能変化がみられる治療方法がいくつか報告されている。われわれPTは，具体的な理学療法を行うことに加えて，ROM角度や筋緊張の程度といった基本となる理学療法評価を継続して測定し，変化を示せるように心掛けることも重要である。

＊IVES：integrated volitional control electrical stimulator

まとめ

- 脳卒中の分類を述べよ(→p.26)。 試験
- 脳梗塞の分類を述べよ(→p.26)。 実習 試験
- BADとはどのような病態か？ 好発部位は(→p.27)？ 実習 試験
- 脳梗塞発症のにおけるチャッズスコアの意義について述べよ(→p.28)。 実習 試験
- くも膜下出血の手術法にはどのようなものがあるか(→p.28)？ 実習
- 脳脊髄液の循環について述べよ(→p.29)。 試験
- 脳血管障害の代表的な症候はどのようなものか(→p.29〜30)。 実習 試験
- 内頸動脈系の脳動脈を図示せよ(→p.32)。 試験 実習
- CTで診断できる脳血管障害は何か(→p.32)？ 実習
- MRIで診断できる脳血管障害は何か(→p.32)？ 実習
- 逆Ωサインとは何か(→p.33)？ 実習
- 錐体路の走行について図示しなさい(→p.33)。 試験 実習
- 脳出血の好発部位を述べよ(→p.34)。 実習
- 主な言語野の場所と言語障害の特徴について述べよ(→p.34)。 試験 実習
- 脳血管障害発症予防の降圧目標はいくつか(→p.37)。 実習 試験
- 脳血管障害後のてんかん発作が再発しやすいのはどのような場合か(→p.37)。 実習 試験
- ニューロモデュレーションとは何か(→p.37)。 実習 試験
- 脳卒中ケアユニットとは何か(→p.37)。 実習 試験
- 心原性脳塞栓症と非心原性脳梗塞に対する薬物療法の原則は何か(→p.38)。 実習
- 脳梗塞再発予防におけるワルファリンとシロスタゾールの服薬管理の概要はどのようなものか(→p.38)。 実習 試験
- 高血圧性脳出血の急性期管理の概要はどのようなものか(→p.39)。 実習 試験
- くも膜下出血後において遅発性脳虚血の予防が必要な期間はいつか(→p.40)。 実習 試験
- くも膜下出血後に起こる合併症にはどのようなものがあるか(→p.40)。 実習 試験
- 続発性正常圧水頭症の治療法はどのようなものがあるか図1(→p.40)。 実習 試験
- 痙縮治療の方法にはどのようなものがあるか(→p.41)。 実習 試験
- 脳血管障害の理学療法評価について述べよ(→p.43)。 試験
- 脳血管障害の呼吸器循環機能の評価について述べよ(→p.45)。 試験
- 脳血管障害に対する筋緊張検査の具体的な方法について述べよ(→p.48)。 実習 試験
- 脳血管障害の運動機能評価について述べよ(→p.52)。 実習 試験
- 高次脳機能障害の評価について述べよ(→p.55)。 実習 試験
- 協調運動の評価について述べよ(→p.63)。 実習 試験
- 脳血管障害の歩行の評価について述べよ(→p.70)。 実習 試験
- 脳血管障害の総合評価について述べよ(→p.72)。 実習 試験
- 脳血管障害のリスク管理の方法を述べよ(→p.83)。 実習 試験
- 脳血管障害の急性期，回復期，生活期での理学療法の特徴と具体的な方法について理解できる(→p.85〜99)。 実習 試験
- 通所リハ，在宅での理学療法の特徴について述べよ(→p.99〜110)。 実習 試験
- 高次脳機能障害，認知症に対する理学療法が理解できる(→p.110〜112)。 実習 試験
- さまざまな理学療法について理解し，実践できる(→p.112〜125)。 実習 試験

【引用文献】

1) Libby P : Current concepts of the pathogenesis of the acute coronary syndromes. Circulation, 104 (3) : 365-372, 2001.
2) Rockson SG, Albers GW : Comparing the guidelines: anticoagulation therapy to optimize stroke prevention in patients with atrial fibrillation. JACC, 43 (6) : 929-935, 2004.
3) 鈴木俊明, ほか：脳血管障害片麻痺に対する理学療法評価 改訂第2版, 13-43, 神陵文庫, 2017.
4) Lance JW : Symposium synopsis. In spasticity: Disordered motor control (ed by Feldman RG, Young RR, Koella WP). Symposia Specialists, 485-494, 1980.
5) 田中勵作：痙縮の神経機構―再訪. リハビリテーション医学, 32 (2) : 97-105, 1995.
6) 吉田賢作：再出血・てんかん予防と血圧管理. INTENSIVIST, 9 (4) : 909-918, 2017.
7) 日本脳卒中学会 脳卒中ガイドライン委員会編：脳卒中治療ガイドライン2015. 協和企画, 2015.
8) 平野照之：第2次パラダイムシフトを迎えた脳梗塞治療. 臨床神経, 57 (5) : 203-207, 2017.
9) 藤本佳久, 片岡 惇：2つの病態とタイムコースを意識した集中治療. INTENSIVIST, 9 (4) : 885-899, 2017.
10) 藤島一郎：口から食べる嚥下障害Q&A 第4版. 中央法規, 2015.
11) Borg G: Perceived exertion as an indicator of somatic stress. Scand J Rehabil Med, 2 (2) : 92-98, 1970.
12) Borg G: Psychophysical bases of perceived exertion. Med Sci Sports Exerc, 14 (5) : 377-381, 1982.
13) 鈴木俊明, ほか：脳血管障害片麻痺に対する理学療法評価 改訂第2版, 69-71, 神陵文庫, 2017.
14) Suzuki T, et al. : Effect of continued stretching in patients with cerebrovascular diseases. -H-reflex study-. The 8th World Congress of the International Rehabilitation Medical Association (IRMA VIII), 189-194, 1997.
15) Bohannon RV, et al. : Interrater reliability of a modified ashworth scale of muscle spasticity. Phys Ther, 67 (2) : 206-207, 1987.
16) 嶋田智明, 天満和人：よくわかる理学療法評価・診断のしかた, 134-135, 文光堂, 2012.
17) Ferraro M, et al. : Assessing the motor status score: a scale for the evaluation of upper limb motor outcomes in patients after stroke. Neurorehabil Neural Repair, 16 (3) : 283-289, 2002.
18) 鈴木俊明, ほか：神経疾患の評価と理学療法, アイペック, 2015.
19) 落合慈之 監：脳神経疾患ビジュアルブック 237, 学研メディカル秀潤社, 2009.
20) 水澤英洋 編：小脳の最新知見―基礎研究と臨床の最前線（医学のあゆみ別冊）, 28, 医歯薬出版, 2016.
21) 田崎義昭, 斎藤佳雄 編：ベッドサイドの神経の診かた, 南山堂, 1987.
22) Mao HF, et al. : Analysis and Comparison of the Psychometric Properties of Three Balance Measures for Stroke Patients. Stroke, 33 (4) : 1022-1027, 2002.
23) Benaim C, et al. : Validation of a Standardized Assessment of Postural Control in Stroke Patients The Postural Assessment Scale for Stroke Patients (PASS). Stroke, 30 (9) : 1862-1868, 1999.
24) Hang YC, et al. : Postural Assessment Scale For Stroke Patients Score as a Predictor of Stroke Patient Ambulation at Discharge from the Rehabilitation Ward. J Rehabil Med, 48 (3) : 259-264, 2016.
25) Berg K, et al. : Measuring balance in the elderly : preliminary development of an instrument. Physiotherapy Canada, 41 (6) : 304-310, 1989.
26) 高見彰淑：評価の知識, 脳卒中理学療法の理論と技術（原 寛美, 吉尾雅春 編）第1版, 230, メジカルビュー社, 2013.
27) Berg K, et al.: The Balance Scale : reliability assessment with elderly residents and patients with an acute stroke. Scand J Rehabil Med, 27 (1) : 27-36, 1995.
28) Blum L, Korner-Bitensky : Usefulness of the Berg Balance Scale in Stroke Rehabilitation : A Systematic Review. Physical Therapy, 88 (5) : 559-566, 2008.
29) Shumway-Cook A, et al. : Predicting the probability for falls in community-dwelling older adults. Phys Ther, 77 (8) : 812-819, 1997.
30) Karnath HO, et al. : The Neural Representation of Postural Control in Humans. Proc Natl Acad Sci U S A, 97 (25) : 13931-13936, 2000.
31) Karnath HO, Broetz D: Understanding and Treating "Pusher Syndrome". Physical Therapy, 83 (12)

: 1119-1125, 2003.
32) 阿部浩明：Contraversive pushing の評価と背景因子を踏まえた介入．理学療法研究，28: 10-20, 2011.
33) Bergmann J, et al.：Inconsistent classification of pusher behaviour in stroke patients：a direct comparison of the Scale for Contraversive Pushing and the Burke Lateropulsion Scale. Clin Rehabil, 28 (7)：696-703, 2014.
34) Duncan PW, et al.：Functional Reach：a new clinical measure of balance. J Gerontrol, 45 (6)：192-197, 1990.
35) Jonsson E, et al.：Does the Functional Reach Test Reflect Stability Limits in Elderly People? J Rehabil Med, 35 (1)：26-30, 2003.
36) Higuchi Y, et al.：Does Fear of Falling Relate to Low Physical Function in Frail Elderly Pearsons? Associations of Fear of Falling, Balance and Gait. J Jpn Phys Ther Assoc, 7 (1)：41-47, 2004.
37) 対馬栄輝，ほか：下肢の運動戦略とFunctional Reach Test -足・股・踵上げ運動戦略の違いがFunctional Reach距離，重心の前後移動，重心動揺面積に及ぼす影響-．理学療法科学，16 (4)：159-165, 2001.
38) Wolf SL, et al.：Establishing the Reliability and Validity of Measurements of walking test using Emory Functional Ambulation Profile. Phys Ther, 79: 1122-1133, 1999.
39) Baer HR, Wolf SL：Modified Emory Functional Ambulation Profile：an outcome measure for the rehabilitation of poststroke gait dysfunction. Stroke, 32: 973-979, 2001.
40) Liaw LJ, et al.：Psychometric properties of the modified Emory Functional Ambulation Profile in stroke patients. Clin Rehabil, 20: 429-437, 2006.
41) Coyne KS, et al.：Evaluating effects of method of administration on Walking Impairment Questionnaire. J Vasc Surg, 38: 296-304, 2003.
42) 池田俊也，ほか：日本語版 WIQ（歩行障害質問票）の開発．脈管学 45, 233-240, 2005.
43) Podsiadlo D, Richardson S：The timed "Up & Go"：a test of basic functional mobility for frail elderly persons. J Am Geriatr Soc, 39: 142-148, 1991.
44) 内山 靖，ほか：臨床評価指標入門：適応と解釈のポイント 第5版,, 109-113, 協同医書出版社, 2010.
45) Shumway-Cook A, et al.：Predicting the probability for falls in community-dwelling older adults using the Timed Up & Go Test. Phys Ther, 80: 896-903, 2000.
46) Vos-Vromans DC, et al.：The responsiveness of the ten-meter walking test and other measures in patients with hemiparesis in the acute phase. Physiother Theory Pract, 21: 173-180, 2005.
47) 古名丈人，ほか：都市および農村地域における高齢者の運動能力．体力科学，44: 347-359, 1995.
48) 上月正博，ほか 編：リハビリテーションにおける評価Ver3 第1版, 179-183, 医歯薬出版, 2016.
49) Lyden P, et al.：Improved reliability of the NIH Stroke Scale using video training. NINDS TPA Stroke Study Group. Stroke, 25 (11)：2220-2226, 1994.
50) 日本脳卒中学会Stroke Scale委員会：日本脳卒中学会・脳卒中重症度スケール（急性期）Japan Stroke Scale. 脳卒中, 19：2-5, 1997.
51) 鈴木俊明，ほか 編：神経疾患の評価と理学療法, 322-333, アイペック, 2015.
52) 里宇明元，ほか 編：脳卒中患者の機能評価—SIASとFIMの実際．Springer, 1997.
53) 村岡香織，辻 哲也：SIAS, Fugl-Meyer. 臨床リハ，14 (6)：570-575, 2005.
54) Fugl-Meyer AR, et al. ：The post-stroke hemiplegic patient. 1. a method for evaluation of physical performance. Scand J Rehabil Med, 7 (1)：13-31, 1975.
55) Duncan PW, et al.：The stroke impact scale version 2.0: evaluation of reliability, validity and sensitivity to change. Stroke, 30 (10), 2131-2140, 1999.
56) 越智光宏，ほか：Stroke Impact Scale version 3.0の日本語版の作成および信頼性と妥当性の検討．Journal of UOEH 39 (3)：215-221, 2017.
57) Mohoney FI, Barthel DW：Functional evaluation; The Barthel Index. Maryland State Med. J, 14：61-98, 1965.
58) Data management service of the uniform data system for medical rehabilitation and the center for functional assessment research: Guide for use of the uniform data set for medical rehabilitation, Version 3.0. State University of New York at Buffalo, 1990.（千野直一 監訳：医学的リハビリテーションのための統一データセット利用の手引き，慶應大学医学部リハビリテーション科，1990.）
59) 千野直一 編著：脳卒中患者の機能評価 SIASとFIMの実際．43-96, シュプリンガー・ジャパン, 2009.
60) 道免和久，ほか：機能的自立度評価法（FIM）．総合リハ，18 (8)：627-629, 1990.
61) van Swieten JC, et al.：Interobserver agreement for the assessment of handicap in stroke

patients. Stroke ,19: 604-607, 1988.
62) 篠原幸人，ほか：modified Rankin Scaleの信頼性に関する研究―日本語版判定基準書および問診票の紹介. 脳卒中，29：6-13, 2007.
63) Shinohara Y, et al.: Modified Rankin Scale with expanded guidance scheme and interview questionnaire: Interrater agreement and reproducibility of assessment. Cerebrovasc Dis, 21: 271-278, 2006.
64) 日本脳卒中学会 脳卒中合同ガイドライン委員会編：脳卒中治療ガイドライン2015, 328, 協和企画, 2015.
65) Fukuhara S, et al.: Translation, adaptation, and validation of the SF-36 Health Survey for use in Japan. J Clin Epidemiol, 51 (11): 1037-1044. 1998.
66) Fukuhara S, et al.: Psychometric and clinical tests of validity of the Japanese SF-36 Health Survey. J Clin Epidemiol, 51 (11): 1045-1053, 1998.
67) 池上直己，ほか：臨床のためのQOL評価ハンドブック, 34-44, 医学書院, 2001.
68) 鈴木俊明：脳血管障害片麻痺に対する理学療法評価 改訂第2版, 60-62, 神陵文庫, 2017.
69) 日本脳卒中学会 脳卒中ガイドライン委員会 編：脳卒中治療ガイドライン2015, 269-280, 協和企画, 2015.
70) Coleman ER, et al.: Early rehabilitation after stroke: a narrative review. Curr Atheroscler Rep, 19 (12):59, 2018.
71) Taub E, et al.: New treatments in neurorehabilitation founded on basic research. Nat Rev Neurosci, 3 (3):228-236, 2002.
72) 手塚純一，ほか 編：理学療法MOOK22 急性期の脳卒中理学療法，7-11，三輪書店，2017.
73) Biernaskie J, et al.: Efficacy of rehabilitative experience declines with time after focal ischemic brain injury. J Neurosci 24 (5): 1245-1254, 2004.
74) Bernhardt J, et al. Efficacy and safety of very early mobilisation within 24 h of stroke onset (AVERT): a randomised controlled trial. Lancet, 386 (9988): 46-55, 2015.
75) Herisson F, et al. Early Sitting in Ischemic Stroke Patients (SEVEL): A Randomized Controlled Trial. PLoS One, 11 (3): e0149466, 2016.
76) 林田来介，ほか：急性期脳卒中患者に対する座位耐性訓練の開始時期．総合リハ, 18：929-934, 1990.
77) 二木 立：脳卒中患者の障害の構造の研究（第1報）片麻痺と起居移動動作能力の回復過程の研究．総合リハ, 11 (6)：463-476, 1983.
78) 原 寛美，ほか：脳機能回復理論と治療選択．PTジャーナル, 49 (9)：779-786, 2015.
79) Nude RJ, et al : Use-dependent alterations of movement representations in primary motor cortex of adult squirrel monkeys. J Neurosci, 16 (2): 785-807, 1996
80) Bohannon RW：Muscle strength and muscle training after stroke. J Rehabil Med, 39 (1), 14-20, 2007.
81) 吉尾雅春：脳卒中急性期理学療法に期待すること 回復期理学療法の立場から．PTジャーナル, 47 (6)：487-493, 2013.
82) 西岡心大，ほか：本邦回復期リハビリテーション病棟入棟患者における栄養障害の実態と高齢脳卒中患者における転帰ADL帰結との関連．日本静脈経腸栄養学会雑誌, 30 (5)：1145-1151, 2015.
83) 渡邉 修：前頭葉損傷のリハビリテーション オーバービュー．臨床リハ, 26 (3)：242-248, 2017.
84) 吉尾雅春：理学療法と下肢装具．PTジャーナル, 51 (4)：281-289, 2017.
85) 高草木 薫：歩行の安全性にかかわる神経生理機構．PTジャーナル51 (5), 389-396, 2017.
86) 奈良 勲 監修，内山 靖 編集：理学療法学事典 第1版, 374-375, 医学書院, 2006
87) 石井慎一郎：動作分析 臨床活用講座 バイオメカニクスに基づく臨床推論の実践, 234-235, メジカルビュー社, 2013.
88) 日本訪問リハビリテーション協会 編：訪問リハビリテーション実践テキスト, 22, 青海社, 2016.
89) 厚生労働省ホームページ：平成28年版厚生労働白書―人口高齢化を乗り越える社会モデルを考える―（http://www.mhlw.go.jp/wp/hakusyo/kousei/16/backdata/01-04-03-25.html）（2018年5月2日時点）
90) 日本訪問リハビリテーション協会 編：訪問リハビリテーション実践テキスト, 160, 青海社, 2016.
91) 全国老人保健施設協会：介護老人保健施設の理念と役割．(http://www.roken.or.jp/wp/about_roken/rinen)（2018年3月1日時点）
92) 厚生労働省：地域包括ケアシステム．(https://www.mhlw.go.jp/stf/seisakunitsuite/bunya/hukushi_kaigo/kaigo_koureisha/chiiki-houkatsu/)（2018年3月1日時点）
93) 中田晴美：尿失禁予防プログラム．続 介護予防完全マニュアル（鈴木隆雄ほか 監修）．財団法人東京都福祉保健

財団,65-89,2005.
94) 厚生労働省:リハビリテーションと機能訓練の機能分化とその在り方に関する調査研究事業報告書.平成27年度介護報酬改定の効果検証及び調査研究に係る調査,平成27年度調査.
95) Yin PB, Kitazawa S: Long-lasting aftereffects of prism adaptation in the monkey. Exp Brain Res,141 (2) : 250-253, 2001.
96) 川平和美:片麻痺回復のための運動療法 第3版,医学書院,2016.
97) 下堂薗恵:促通反復療法の治療成績と効果的な併用療法の開発.臨床神経学,53:1267-1269,2013.
98) 安保雅博:経頭蓋磁気刺激治療の効果.東京慈恵会医科大学雑誌,132 (2) :31-36,2017.
99) 道免和久 編:ニューロリハビリテーション,112-182,医学書院,2015.
100) 道免和久:CI療法の理論と実際. Jpn J Rehabil Med, 48 : 184-187, 2011.
101) Taub E : Somatosensory deafferentation research withmonkeys : implications for rehabilitation medicine. In Behavioral Psychology in Rehabilitation Medicine : Clinical Applications (ed by Ince LP), 371-401, Lippincott Williams and Wilkins, 1980.
102) Nudo RJ, et al. : Neural substrates for the effects of rehabilitative training on motor recovery after ischemic infarct. Science, 272 : 1791-1794, 1996.
103) Page SJ, et al.: Efficacy of modified cinstraint-induced movement therapy in chronic stroke: a single-blinded randomised controlled trial. Arch Phys Med Rehabil, 85 (1) : 14-18, 2004.
104) 天野 暁,道免和久:CI両方と電気刺激の併用治療. Jpn J Rehabil Med, 54 (8) : 579-582, 2017.

【参考文献】
1. 鈴木俊明,ほか:脳血管障害片麻痺に対する理学療法評価 改訂第2版,71-78,神陵文庫,2017.

MEMO

2 頭部外傷の理学療法

1 疾患の病態

- 外傷性脳損傷（TBI）などの頭部外傷は，突発的な頭部への振動や衝撃が脳へダメージを与えることである[1]
- 脳卒中，感染，脳腫瘍は含まない
- 治療は病態や病型によって行われるため，十分理解する必要がある

発症と病態生理

- **転倒転落**，**交通事故**，コンタクトスポーツ，衝突，暴行による頭部外傷が多い。わが国では，**高齢化**に伴って転倒転落などの非交通事故例が増加している一方で，若年者の交通事故例は減少している[2]。高齢者重症頭部外傷の特徴は，急性硬膜下血腫，脳挫傷・脳内血腫など局所性脳損傷および外傷性くも膜下出血の頻度が高いことである。急性硬膜外血腫の頻度は低い。また，転倒などの比較的軽度な外力でも神経線維の剪断損傷（shearing injury）が発生しやすい[3]。**一次性脳損傷**は衝突の瞬間に生じる不可避な脳への力学的なダメージであり，**二次性脳損傷**は受傷による神経学的障害をさらに進行させるものである。二次性脳損傷の特徴の1つに，受傷後に会話可能な状態から急激に意識障害が進行すること（talk and deteriorate）がある。**Glasgow coma scale（GCS）**を用いた意識レベルによる重症度の判定から，軽度（GCS14〜15），中等度（GCS9〜13），重度（GCS3〜8）に分けられる。

力学的機序

頭部外傷による脳損傷（脳振盪も含む）のメカニズムは，重症度にかかわらず類似している。力学的には，頭部への外力，つまり衝突する力（並進加速度）または回転する力（角加速度）が脳に加わることで引き起こされる。また，身体の他の部位にかかる衝撃も脳に対して慣性力が作用し，損傷することがある[4]。並進加速度や角加速度は，**頭部へ衝撃が加わる部位**に近接した直撃損傷（coup injury）だけでなく，**衝突部位と反対側**に生じる脳損傷である対側衝撃損傷（contrecoup injury）を引き起こす（図1）[5]。そのため，頭部への外力は，頭蓋内占拠性病変周囲の脳実質の損傷（局所性脳損傷）にとどまらず，脳の広い範囲の深部白質線維へ剪断力が加わる

図1　直撃損傷と対側衝撃損傷

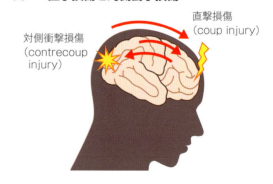

用語解説
頭蓋内占拠性病変　頭蓋内の正常組織（脳）がある部分を血腫や腫瘍などで塞いでいる局所変化。
剪断力　物体（神経線維）の断面に対して，2つの力が互いに反対方向に作用するときに物体が滑り，切断されるように作用する力。

＊TBI：traumatic brain injury

ことによるびまん性脳損傷の原因となる。

病態生理学的機序

- 一次性脳損傷後，さらに神経ネットワークを離断させる脳損傷の増悪（二次性脳損傷）が数分〜数カ月間続く。
- 二次性脳損傷を引き起こす原因は，全身性作用と局所性作用に分けられる（**表1**）[4]。
- 脳損傷による輸送システムの障害や微小循環障害は脳浮腫を引き起こし，血液脳関門の破綻や脳代謝異常を悪化させる。また，脳の低灌流や低酸素による脳虚血はフリーラジカルの産生，免疫活性，神経炎症反応の原因となる。このような過程で組織が死滅し，損傷の増悪が生じる[4]。
- びまん性脳損傷では，神経線維の局所的な損傷部位だけでなく，形態学的に正常な神経線維の領域も変性する。

表1 二次性脳損傷の原因

全身性作用	局所性作用
低血圧/ショック症状	頭蓋内圧亢進
低酸素/低換気	微小循環障害
高体温	脳血管攣縮
自律神経機能不全	脳代謝異常
サイトカイン濃度の上昇	電解質不均衡
生体防御能低下/易感染性	脳浮腫
	神経伝達物質の蓄積/興奮毒性
	血液脳関門破綻
	フリーラジカルの産生
	てんかん

病型[3,6)]

局所性脳損傷

- 急性硬膜外血腫：頭蓋骨と硬膜の間（硬膜外）にある中硬膜動脈や静脈洞からの出血により生じる（**図2a**）。硬膜が剥がされるように血腫を形成する。
- 急性硬膜下血腫：硬膜と脳表の間に出血が起こり，短時間で血腫が脳を圧迫する（**図2b**）。脳挫傷の合併を伴わない場合（simple hematoma type）と合併を伴う場合（complicated hematoma type）に分けられる。

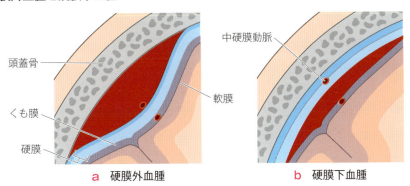

図2 硬膜外血腫と硬膜下血腫

a 硬膜外血腫　　b 硬膜下血腫

用語解説　脳灌流圧　「平均動脈圧−頭蓋内圧」で表され，脳血流を決定する因子となる。

- 脳挫傷，脳内血腫：**脳実質の破壊**と**微細な血管の損傷**によって血腫が生じる。

びまん性脳損傷

- びまん性軸索損傷：頭部への強い角加速度によって，脳の**広範囲の軸索（神経線維）および皮質と髄質の境界**が損傷する。好発部位は，**脳梁，脳幹**などの脳深部である。
- 外傷性くも膜下出血：重症頭部外傷患者に多く，CT上のくも膜下出血量が多い症例で脳血管攣縮が生じやすい。脳動脈瘤の破裂によるくも膜下出血よりも症状は軽い。
- びまん性脳腫脹：受傷後の低血圧，低酸素血症などが原因となる二次性脳損傷で生じる広範囲の脳腫脹である。

臨床に役立つアドバイス

重症患者の管理

近年では，集中治療室からリハを開始し，意識レベルの回復が十分でない患者の離床を行うことが多い。現場では，運動麻痺や感覚障害などの有無を確認するだけでは患者の症状を理解することが困難である。そこで，対光反射の有無，瞳孔径の左右差および四肢の筋緊張などの神経学的所見，脳灌流圧を把握するための平均血圧や頭蓋内圧のモニタリングが重要になる。もし，これらに問題があるなら，脳へ悪影響が生じている可能性がある。そのため離床などの理学療法場面では，神経学的所見やバイタルサインの変化に細心の注意を払う必要がある。

2 症候・障害

- 脳の損傷の部位や程度によって，さまざまな症候・障害が現れる
- 高次脳機能障害（認知障害）について理解する

症候・障害

頭部に対して直接的な外力・衝撃が加わったり，あるいは頭部を打っていなくても，激しく揺さぶられたりすることで軟らかい脳が頭蓋骨内でぶつかって脳が損傷を受け，出血やむくみ（浮腫）が生じる。脳が収まっている頭蓋腔は限られた大きさであることから，脳が出血やむくみを生じるとそこにかかる圧力が徐々に高まり，脳組織が圧迫されることによって，さまざまな症候がみられる。

具体的にどのような症候や障害が生じるかについては，どの部分で出血を生じているのか，あるいはどういった形で脳組織が圧迫されているのかによって異なるが，**意識レベルの低下，疼痛（頭痛），嘔吐などの初期症状**がみられることがある。また，脳にかかる圧力が増え続ける（頭蓋内圧亢進）と脳が下方（尾側）に押し下げられ，**脳幹部を圧迫**することがある（**図3**）。このとき，**心拍や呼吸などに異常が生じ，重度の意識障害に陥ったり，生命の危険に及んだりする場合**もある。従って，頭部外傷を受けた後は，時間経過とともに症候が変化する可能性を考え，臨床症状を慎重に観察しておく必要がある。

急性期の医学的治療が施された後，脳に損傷が残存した場合には，その損傷部位や程度によって運動障害，感覚障害，視覚障害，言語障害など，さまざまな障害を生じる可能性がある。また，一見してそのような障害が生じていないようにみえる場合においても，**記憶障害，注意障害，遂行機能障害，社会的行動障害**などのいわゆる**高次脳機能障害（認知障害）**が現れることがある（**表2**）。頭部外傷においては，脳が外力

によって損傷を受けるため大脳皮質へのダメージを生じやすく，こうした高次脳機能障害が生じる一因となる。

臨床に役立つアドバイス

どのようなときに高次脳機能障害を疑うか？

高次脳機能障害については，いずれか1つの障害が発生するというわけではなく，いくつかの要素が複合的に生じている場合がある。運動麻痺や言語障害などがなく，一見異常がみられないような患者でも，さまざまな会話を行ったり行動を目にしたりしているなかで，コミュニケーションにおける"ちょっとした違和感"を感じたときには，各種検査を用いて高次脳機能障害の有無について評価を行うとよいだろう。その評価に応じて，実際に理学療法を行う際の配慮や環境設定などについて考えることができる。

基礎へのフィードバック

脳の機能解剖学

脳幹は間脳，中脳，橋，延髄の4つの部分からなり，呼吸や循環，自律神経系などの中枢がある。そのため，この部位が障害されると，血圧・呼吸・体温など生命維持にかかわるあらゆる機能の調節が難しくなってしまう。

一方，大脳皮質には前頭連合野・側頭連合野などがあり，高度な精神活動に関与していることから，この部位が障害されることによって感情や思考，判断などに影響が及ぶ。

図3 頭部外傷による脳幹の圧迫

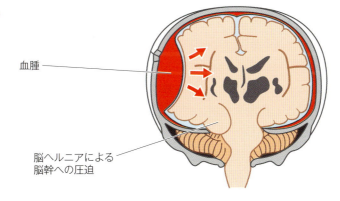

血腫

脳ヘルニアによる脳幹への圧迫

表2 高次脳機能障害（認知障害）の具体的な症候

障害	具体的な症候の例
記憶障害	・受傷以後において，新しいことが覚えられなくなる（前向健忘）ため，約束を守ったりすることが難しくなる ・受傷以前の体験・記憶やエピソードが思い出せない（逆向健忘）
注意障害	・ある物事に対して意識や注意を向けることそのものが難しくなる ・長時間，物事に対して集中した状態を保つことが困難となる ・周りの環境に気を取られ，落ち着きがなくなる ・周囲に注意を向けられなくなるために，同時並行で複数の作業をすることができない ・損傷された側の脳と反対側の視界に入るものに対して気づきにくくなる（半側空間失認：特に右頭頂葉損傷において左半側空間失認を生じやすい）
遂行機能障害	・目的に沿った動作を行うことが難しく，手順を考えたり進めたりすることができなかったり，場当たり的な行動に出たりする ・行動を自分で修正していくことが困難で，同じような失敗を繰り返すことがある
社会的行動障害	・意欲の低下を生じ，依存的性格になったり，引きこもりがちになったりする ・感情（情動）がコントロールできず，突然興奮して大声で怒り出したり，暴力的行為に至ったりする。また，逆に子どもっぽくなってしまったりする ・会話において，場の雰囲気に応じた形で相手との距離感を保ったり，適切な言葉遣いを選択したりすることが困難である ・会話のなかで急に違う話をし始めたり，話の脈絡がなくなったりする

3 医学的検査

- 第一選択はCTによる画像診断である
- びまん性軸索損傷に対してはMRIが有用となる
- 画像所見の特徴によって診断される

第一選択

　頭部外傷の初期診断で第一選択となるのはCTによる画像診断であり，基本的にMRIの適応はない．その理由として，MRIよりもCTのほうが検査時間が短く禁忌が少ないことに加えて，MRIの複雑な信号の解釈よりもCTの濃度の解釈のほうが容易だからである．血腫が大きくなるにつれて**頭痛や嘔吐，意識障害などの頭蓋内圧亢進症状**が出現することが多い頭部外傷にとって，できるだけ早く原因を明らかにすることは治療において非常に重要な意味をもつ．一方で，出血を伴わないびまん性軸索損傷はCTに反映されないためMRI所見が有用となる．

所見の特徴

急性硬膜外血腫(図4)

- 外傷側の頭蓋骨と硬膜の間に血腫が形成される．
- ほとんどの場合，血腫の近くに頭蓋骨骨折が存在する．
- 頭蓋骨と硬膜の間にある血腫が硬膜をはがしながら増大するため，境界が明瞭な**両側凸レンズ型の高吸収域**を示す．
- 大脳鎌や小脳テントを超えて広がる．

急性硬膜下血腫(図5)

- 硬膜とくも膜の間に血腫が形成される．外傷側およびその対側のどちらにも生じる．
- 血腫は大脳の周囲を薄く広く拡がる．
- 硬膜の内側にある血腫が軟らかい脳の表面に拡がって増大するため，外側に凸な**三日月型の高吸収域**を示す．
- 大脳鎌や小脳テントを超えることはない．

慢性硬膜下血腫

- 硬膜下での出血が髄液と混ざり，硬膜の最内層に被膜を形成しつつ数週から数カ月かけて拡大する．
- 形態的特徴は急性硬膜下血腫と同じである．
- 髄液と混ざることで吸収値が低下するため，低吸収域(図6)や等吸収域，高吸収域などさまざまな様相を呈する．

脳挫傷(図7)

- 皮質灰白質を含む脳実質表層の損傷とそれに伴う出血である．
- 前頭葉下部や側頭葉前部が好発部位である．
- 壊死や浮腫を反映した低吸収域と，点状出血を反映した高吸収域が混じった**不均一な像**を示す．

びまん性軸索損傷

- 回転性加速・減速が冠状断面に加わったときに生じる剪断変形(ねじれ)に伴う白質の損傷である．
- **CTでは特徴的な所見を認めない．**
- 非出血性の損傷は，MRIのT2強調画像やFLAIR像，拡散強調画像で高信号を示す．
- 脳梁，上部脳幹，大脳基底核が好発部位である．

> **補足**
> **MRIを第一選択にしない理由**
> - MRIは禁忌事項が多い：外傷による金属異物混入やペースメーカーがあるとMRIは実施できない．
> - MRIは不得意が多い：MRI所見では骨折や金属異物，気脳症の評価ができない．
> - MRIは検査部位ごとにコイル交換が必要：MRIは姿勢や部位が変わるたびにコイルを交換する必要があるため時間と労力を要する．一方でCTは全身の検査が同時に実施することができる．

＊CT：computed tomography　＊MRI：magnetic resonance imaging
＊FLAIR：fluid-attenuated inversion recovery

- 慢性期になると，軸索損傷の終末像として神経細胞の萎縮による脳萎縮を呈する。

図4　硬膜外血腫
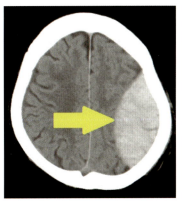

図5　硬膜下血腫
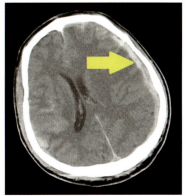

図6　慢性硬膜下血腫
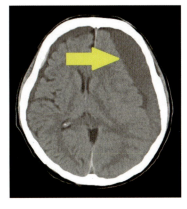

図7　脳挫傷
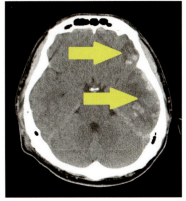

臨床に役立つアドバイス

頭部外傷患者はほかにも外傷を伴っていることがある？
　頭部外傷は，転落事故や交通事故などで発症するため，ほかにも骨折を伴うことが少なくない。肩関節や下肢の骨折，指の骨折などがあると動作や歩行の獲得を目指すうえで評価が重要となるため，計画的なプランニングをしよう。

4 医師による治療

POINT

初期治療と神経モニタリング
- 初期治療はA：airway，B：breathing，C：circulationを管理したうえで，D：dysfunction of central nervous systemに対応（初期ABCD評価）
- 頭部外傷集中治療の目的は二次性脳損傷の抑制
- 受傷早期の低酸素，低血圧および頭蓋内圧亢進の管理は重要

頭部外傷の急性期治療
- 脳損傷による占拠性病変が脳ヘルニアを招くリスクがある場合，開頭手術の適応
- 頭蓋内圧管理のための治療は非侵襲的治療法から段階的に実施

高次脳機能障害に対する薬物療法
- 頭部外傷後の高次脳機能障害に対する薬物療法は包括的アプローチのなかで実施
- 薬物療法による治療効果と副作用のモニタリングが重要

初期治療と神経モニタリング

- **頭部外傷**は外傷のなかでも頻度が高く，**防ぎうる外傷死**（PTD）が多く含まれることから，大きなエネルギーが作用したと思われる重症頭部外傷では，救急現場から病院初療室までの呼吸・循環の安定化が特に重視される。初期治療は，初期ABCD評価，つまりA：airway（気道確保），B：breathing（呼吸管理），C：circulation（循環管理）をまず管理したうえで，同時進行でD：dysfunction of central nervous system（中枢神経障害）に対応する。

- 頭部外傷の初期診療では**頭部外傷分類**（p.132参照）に従って，①軽症：観察入院，②中等症：入院して厳重管理下での経過観察もしくは予防的に外科的処置や頭蓋内圧モニタリングの適応，③重症：外科的処置や頭蓋内圧モニタの設置などの集中治療を行う[7]。

- 頭部外傷集中治療の目的は，頭部外傷後の**二次性脳損傷**を可及的に抑制することである[8]。二次性脳損傷は機能予後に強く関与するため，受傷早期の低酸素，低血圧および**頭蓋内圧亢進**の管理は重要であり（**図8**），頭蓋内圧15〜25 mmHg程度で治療を開始することが望まし

補足
初期治療では末梢血酸素飽和度≧95％，動脈血酸素分圧≧80 mmHgとし，脳虚血期にある受傷急性期では脳血流の維持に重要な動脈血二酸化炭素分圧を，頭蓋内圧亢進時には30〜35 mmHg，頭蓋内圧正常時には36〜40 mmHgで管理する。収縮期血圧≧120 mmHg，平均動脈血圧≧90 mmHgを目標とし，脳虚血を避けるために脳灌流圧（平均動脈圧から頭蓋内圧を引いた値）≧50 mmHg（呼吸窮迫症候群を避けるために70 mmHgを超えないように管理）とする[10]。

図8 頭蓋内圧モニタ

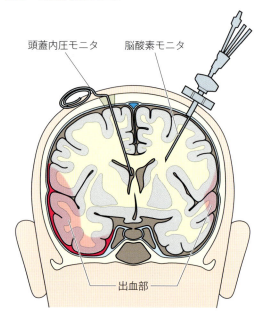

* PTD：preventable trauma death

い[9]。重症頭部外傷での頭蓋内圧亢進に対する外科的処置（外減圧，内減圧，受傷後12時間で初期GCS＜6の患者に対する脳室ドレナージ）は予後を改善する。

- 重症頭部外傷治療・管理のガイドラインは，①GCSスコア8点以下，②低血圧（収縮期血圧＜90mmHg），③CT所見：正中偏位，脳槽の消失などがみられる場合などで，全脳モニタリングである**頭蓋内圧モニタリング**の実施を推奨している[9]。

> **補足**
> 頭蓋内圧の正常値は，新生児は1.5〜6mmHg，小児は3〜7mmHg，思春期〜成人は10〜15mmHg以下とされる。

- 神経モニタリングは局所モニタリングと全脳モニタリングに大別される。脳びまん性障害が主体であれば局所脳酸素飽和度のような局所モニタリングが全脳の病態を反映しうるが，局所性脳損傷では，局所モニタリングを脳内のどこに留置するかでデータが大きく変化するため，臨床症状や血液生化学データ，画像診断，理学所見に各種モニタリングを組み合わせて評価する "multimodality monitoring" が有用となる[11]。

> **補足**
> 脳室内カテーテルによる測定は，頭蓋内圧値の信頼性が高く安価で，髄液ドレナージとしても使用可能であることから最も推奨されている[8]。その他の方法として脳実質内や硬膜下腔の圧が測定される。

臨床に役立つアドバイス

切迫するD
「切迫するD」すなわち，①意識障害（GCS8点以下），②急速な意識レベル低下（GCS2点以上の低下），③脳ヘルニア徴候（テント切痕ヘルニアの有無で判断）：瞳孔不同，対光反射消失，片麻痺，Cushing現象は，急性期理学療法で評価するべき指標である。

頭部外傷の急性期治療

- 局所性脳損傷による占拠性病変によって脳ヘルニアを招くリスクがある場合（切迫するD）に外科手術による血腫除去が必要となる。画像上での開頭手術適応は，急性硬膜外血腫：厚さ1〜2cm以上の血腫またはテント上で20〜30mL以上（後頭蓋窩部で15〜20mL以上），急性硬膜下血腫：厚さ1cm以上，脳内出血・脳挫傷：血腫の直径が3cm以上，広範囲の挫傷性浮腫，脳底槽・中脳周囲槽の消失とされる。穿頭術では十分な血腫除去が困難であることから，開頭手術までの姑息的治療としてとらえる。開頭範囲を小さく止める小開頭手術は低侵襲で十分な血腫除去が可能であることから，硬膜下腔が広く，手術時のworking spaceが比較的確保できる高齢者で選択される[12]。

- 頭蓋内圧管理のための治療は，非侵襲的な治療法から段階的に行う（**図9**）[8,11]。

①全身管理（呼吸管理，鎮静，鎮痛）：頭蓋内圧亢進に対して気管挿管を含めた呼吸管理および鎮静・鎮痛による全身管理を行う。特に動脈血二酸化炭素分圧高値（＞36mmHg）や人工呼吸器非同調によるファイティングでの呼気終末気道内圧上昇に注意する。

②頭位挙上：頭位挙上は頭蓋内圧管理において有用だが，過剰に挙上させると脳灌流を低下させるので15〜30°が推奨される。頸部屈曲による静脈還流障害は脳組織充血を招いて頭蓋内圧を上昇させるため頭位は正中位に保持する。

> **補足**
> Cushing現象とは，頭蓋内圧亢進による延髄孤束核などの脳幹部の機械的ストレスを介した脳血流減少に対応して血管中枢や交感神経の興奮による心拍数増加，血圧上昇が起こり，末梢交感神経活性が亢進することで，末梢血管収縮を伴う高血圧となり，その結果として頸動脈洞・大動脈弓などの圧受容体刺激を介した徐脈を呈することである。

---

*GCS：Glasgow coma scale

③**浸透圧療法**：浸透圧勾配によって間質の水分を血管内に引き込むことで頭蓋内圧を下げる方法であり，わが国ではグリセロールが多用される。

④**脳室ドレナージ**（**図10**）：頭蓋内コンプライアンスが低下した状態では，髄液をわずかに排出させただけでも頭蓋内圧低下および脳灌流圧上昇が期待できる。しかし，脳腫脹が強くて脳室容積が虚脱しているとドレナージ可能な脳脊髄液の量が減るので，ドレナージの治療効果は小さい。脳室虚脱を防ぐために髄液排出は間欠的に行われる。

⑤**減圧開頭術**：頭蓋内圧上昇に対して内科的治療の効果が乏しい場合に選択される。外減圧術と内減圧術に分類される。前者は，頭蓋骨の一部を開頭してはずし（開窓），硬膜も切開して脳圧を頭蓋外に逃がす手術であり，脳の腫れが改善してから骨を戻す手術（頭蓋形成術）を行う。後者は，一般的な治療を施しても頭蓋内圧管理が不十分な場合に，損傷した脳組織や浮腫をきたした脳組織を切除することで，頭蓋内に圧緩衝間隙を確保する方法である。術直後の頭部CT検査は重症頭部外傷全例に必須であり，患側および対側の挫傷性脳内血腫，急性硬膜外血腫，急性硬膜下血腫などの続発性出血は，数時間以内に起こり，遅くとも48時間以内に約80％が明らかとなる。外減圧部では術部の急性硬膜外血腫[10]や，脳挫傷拡大，硬膜下水腫，感染，水頭症，そしてsinking skin flap症候群（SSFS）などの合併症がある。

⑥開頭術後例などにおいては虚血再灌流障害を改善する**脳低温療法**や内科的・外科的治療に抵抗性の頭蓋内圧上昇を管理するために高用量の**バルビツレート療法**が行われる。

- 以上に加えて，一次的に頭蓋内圧上昇を抑えるために過換気による呼吸療法，早期からの経胃空腸栄養の開始，感染や早期痙攣予防が行われる。高齢者に多い慢性硬膜下血腫の予後は年齢と相関し，脳組織の解剖学的・生理学的脆弱性に加えて，抗凝固薬や抗血小板薬内服が転帰不良の原因となる。抗血小板薬・抗凝固薬を内服している患者の頭部外傷治療における出血傾向の是正などが治療上での問題となる[14]。

> **補足**
> 頭蓋内コンプライアンスとは頭蓋内の圧変化に対する容積変化（$\Delta V/\Delta P$）として表される。
> ・SSFS：外減圧術後に減圧部の陥没とともに，頭部CTでの対側への正中偏位，頭位挙上で増悪する頭痛などの症状を呈する。高齢者，男性に比較的多く，頭蓋形成までの期間が長期化すると発症しやすい。大気圧と脳組織との圧較差や骨欠損部の局所脳循環障害，脳脊髄液灌流，脳代謝の低下などの関与が示唆される[13]。頭部患側を下にして骨盤高体位（Trendelenburg体位）を維持するなどの対応を要する。

高次脳機能障害に対する薬物療法

- 頭部外傷後には人格障害やうつ，適応障害などの多様な高次脳機能障害を呈するが，それらの薬物療法に関するエビデンスは十分ではなく，症例ごとに治療反応性を確認しながら，包括的アプローチの一手段として実施される。

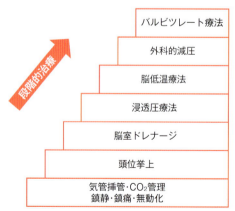

図9　頭蓋内圧亢進に対するstepwise protocol

ICP上昇，神経学的所見の悪化の原因をCTで確認し，mass effectを伴うものは手術による除去を考慮する。適正CPP（60mmHg）を維持するよう努める。

＊ICP：intracranial pressure　＊CPP：cerebral perfusion pressure

- 前頭前野，特に眼窩前頭皮質損傷による**興奮性・攻撃性**は社会生活において問題となる。抗てんかん薬および気分安定薬のバルプロ酸ナトリウム（デパケン®）やカルバマゼピン（テグレトール®），気分安定薬のリチウム（リーマス®）が投与される。沈静効果を早急に得るにはハロペリドール（セレネース®）などの抗精神病薬が投与されるが，副作用として錐体外路症状が問題となる。リスペリドン（リスパダール®）などの非定型抗精神病薬は錐体外路症状が少ない。攻撃性に対してβブロッカーであるプロプラノロール（インデラル®）の有効性が報告されている[15, 17]。

- 前頭葉損傷や脳の全般的な損傷に由来する**意欲・発動性の低下**（apathy：無気力）に対する薬物療法のエビデンスはなく，抗うつ薬による行動覚醒が期待される。ドパミン遊離促進薬のアマンタジン（シンメトレル®）投与による脳内ドパミン系賦活が自己制御困難な不穏を起こすことがあるので，治療に際しては経過をよく観察する必要がある[16]。脳梗塞後遺症後の意欲低下に対する脳循環改善薬のニセルゴリン（サアミオン®）も用いられる。

- **抑うつ症状**は，受傷後の社会的機能低下や失業などのストレス因子などが関与しており，それらを含めた包括的アプローチが重要になる[17]。ベネフィット−リスク比のうえで三環系抗うつ薬よりも選択的セロトニン再取り込み阻害薬（SSRI）が第一選択薬とされる[15]。頭部外傷後の疼痛性の身体表現性障害には鎮痛作用をもつセロトニン・ノルアドレナリン再取り込み阻害薬（SNRI）の有効性が示唆されている[17]。

- **注意障害**や**遂行機能障害**にはドパミン遊離促進薬や脳循環改善薬のほか，認知症に伴う場合にはアセチルコリンエステラーゼ阻害薬　ドネペジル（アリセプト®）やNMDA受容体拮抗薬　メマンチン（メマリー®）などが投与される。

実践!! 臨床に役立つアドバイス

薬物療法の効果と副作用のモニタリング

理学療法においては，薬物療法による治療効果を確認しながら，副作用の出現に留意し，それらを詳細に主治医に報告する必要がある。

図10　脳室ドレナージ

外耳孔（Monro孔の位置に相当）から排液チャンバーの大気開放部までの高さで頭蓋内圧が規定される。頭蓋内圧を20cmH₂O（≒14.7mmHg）に維持したい場合にはこの高さを20cmとする。

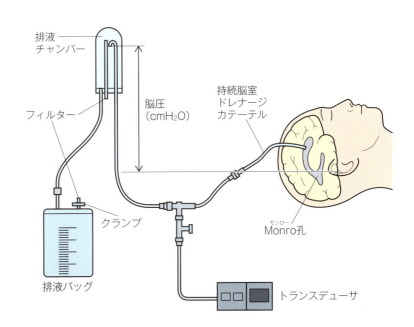

＊SSRI：selective serotonin reuptake inhibitors　　＊SNRI：serotonin and norepinephrine reuptake inhibitors
＊NMDA：N-methyl-d-aspartate

5 理学療法評価

- 意識レベル
- 高次脳機能の評価

総論

頭部外傷とは頭部に加わった外力による損傷で，障害の程度はすでに前項までの疾患の病態，症候・障害で詳細に述べられているように，外傷の状態によっても多彩な病態や障害を呈することが特徴である．そのため，身体障害だけでなく，**高次脳機能障害**への理学療法評価とアプローチが重要となる．

身体障害への理学療法評価に関しては，p.43，1 脳血管障害の理学療法（理学療法評価　総論）で述べたが，まず，医療面接を通して患者のADLを把握し，能力障害に関連した動作観察を行う．次に動作観察の内容から能力障害の問題点を挙げて，その能力障害の問題点をもたらす原因となる機能障害の問題点は何かということについて仮説を立て，その仮説を証明する作業として理学療法検査を行うことが大切となる．ただし，頭部外傷の障害の程度はさまざまであり，脳幹部損傷症例においては四肢麻痺を認めることがあるが，純粋なびまん性軸索損傷症例では片麻痺を認めることはまれである．また，脳幹を基軸にして大脳半球が前後左右に加速・減速された場合は，小脳から中脳に向かう上小脳脚が損傷されやすく，四肢や体幹の失調を認めやすくなる．このように身体障害の評価の際には，障害部位を考えて行う必要がある．

高次脳機能障害への理学療法評価では，損傷部位によってさまざまな評価が必要になる．大脳皮質あるいは皮質下の広範囲損傷は，知的機能の障害を残しやすい．前頭葉，側頭葉を中心とする挫傷は，記憶障害，注意障害，遂行機能障害の低下が問題になりやすい．記憶障害は，重度の頭部外傷障害のほぼ全症例に認められる．

そのため，本項では，**意識レベル**の評価，高次脳機能障害に関する評価について紹介する．

意識レベル

意識障害とは[18]

意識障害とは，高次脳機能が後天的な脳の器質的変化により障害され，それが可逆的かつ一過性である状態を指す．意識障害には**清明度の低下**と意識内容の変化がある．意識の清明度は，外的な刺激に対してどのように反応するかでその状態を判定する（**表3**）．

意識障害の評価指標

臨床での評価法として，**Japan coma scale（JCS）**，**Glasgow coma scale（GCS）**が広く使われている．

JCS[19,20]（**表4**）

覚醒の程度から，まず3群（1桁，2桁，3桁）に分けて，さらにそれぞれを3段階に分けて評価する．3-3-9度方式ともよばれる．意識が清明である場合には0点で，全10段階の評価である．

- ①Ⅰ（1桁で表現）：自発的に覚醒している状態

表3　「意識障害」の程度による一般的表現

清明	覚醒しており，自分あるいは周囲のことがわかっている状態
傾眠	刺激がなくなると，意識が低下してしまう状態
昏迷	意識が低下しており，外界からの強い刺激で反応する状態
半昏睡	外界からの強い刺激に対する反応はあるが，覚醒しない状態
昏睡	完全に意識が消失し，外界からの強い刺激に対する反応もない状態

である。会話内容によってさらに「1, 2, 3」に分ける。
- ②Ⅱ（2桁で表現）：刺激すると覚醒するが，刺激を止めると眠り込んでしまう状態である。どのような刺激で覚醒するかで，「10, 20, 30」に分ける。何らかの理由で開眼できない場合は，会話内容によって分ける。
- ③Ⅲ（3桁で表現）：刺激をしても覚醒しない状態である。痛み刺激に対する四肢の反応によって，「100, 200, 300」に分ける。

表4　JCS

Ⅰ．刺激しないでも覚醒している状態（1桁で表現）
　1：だいたい意識清明だが，今ひとつはっきりしない
　2：見当識障害がある
　3：自分の名前，生年月日が言えない

Ⅱ．刺激すると覚醒する状態－刺激をやめると眠り込む（2桁で表現）
　10：普通の呼びかけで容易に開眼する
　　＊（合目的な運動もするし言葉も出るが間違いが多い）
　20：大きな声または体を揺さぶることにより開眼する
　　＊（簡単な命令に応ずる）
　30：痛み刺激を加えつつ呼びかけをするとかろうじて開眼する

Ⅲ．刺激をしても覚醒しない状態（3桁で表現）
　100：痛み刺激に対し，払いのけるような動作をする
　200：痛み刺激で少し手足を動かしたり，顔をしかめる
　300：痛み刺激に反応しない

＊：顔面外傷，開頭術後の両眼瞼浮腫など何らかの理由で開眼できない場合
付加記号
　R：Restless（不穏状態）
　I：Incontinence（尿便失禁）
　A：覚醒しているが反応がない状態
　　Apallic state（失外套症候群）
　　Akinetic mutism（無動性無言）

覚醒度により3段階に分け，それぞれを言語，運動により3段階に分ける。意識清明を含め10段階で評価する。3-3-9度方式ともいう。

（文献20）より引用）

GCS[19,21]（表5）

「開眼（E）」を1～4の4段階，「発語（V）」を1～5の5段階，「動作（M）」を1～6の6段階でそれぞれ評価する。合計は3～15点の13段階で，最重症が3点，意識清明が15点である。

- ①開眼（E）評価のポイント：「自発的に開眼」，「言葉で開眼」，「痛み刺激で開眼」，「開眼しない」の4段階で評価する。
- ②発語（V）評価のポイント：言語による最良の応答によって評価する。4点の「混乱がある」は，応答は適切だがその内容が間違っている状態を指す。3点の「不適切である」は，言語として成立しているが会話として成立していない状態である。
- ③動作（M）評価のポイント：運動による最良の応答によって評価する。口頭もしくは模倣により「命令に従う」場合，6点となる。痛み刺激に対しWernicke-Mann肢位，徐皮質姿勢と

表5　GCS

	観察項目	評点
開眼（E）	自発的	E4
	言葉により	3
	痛み刺激により	2
	まったくみられない	1
言葉による最良の応答（V）	見当識あり	V5
	混乱がある	4
	不適切である	3
	理解できない	2
	まったく言葉がない	1
運動による最良の応答（M）	命令に従う	M6
	痛み刺激の部位に手を持ってくる	5
	逃避する（屈曲する）	4
	異常屈曲する（図11a）	3
	四肢を伸展する（図11b）	2
	まったく反応しない	1

開眼（E），最良の言語応答（V），最良の運動応答（M）により13段階で評価する。それぞれの観察項目を個別に記録する。

（文献21）より引用）

＊E：eye opening　＊V：best verbal response　＊M：best motor response

図11　GCS　運動応答

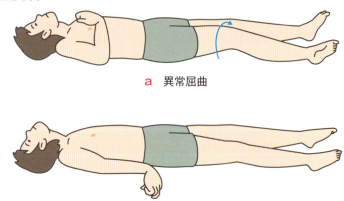

a　異常屈曲

b　四肢を伸展

なる上肢の異常屈曲を示すのは3点，4点に相当する屈曲は異常肢位を取らない。

高次脳機能の評価：記憶障害

頭部外傷（TBI）の好発部位として，前頭葉や側頭葉に脳挫傷が起こりやすいとされている。前頭葉が障害されるとワーキングメモリーの障害や注意障害，遂行機能障害などのさまざまな高次脳機能障害が出現するとされている[22]。記憶障害の評価には言語や数字で書かれたものや聞いたものを記憶する**言語性記憶**，図や人の顔などを記憶する**視覚性記憶**，未来の実行すべき予定を記憶する**展望性記憶**がある[23]。展望性記憶とは，お湯を沸かすためにつけた火を数分後に消すことを覚えておくというように日常的な生活のなかで必要となる記憶であり，一度覚えた記憶を一定時間後に再生する能力を**遅延再生**という。それぞれ目的に応じて異なる検査を用いる必要があり，記憶障害の評価には以下のものが挙げられる。

- Wechsler記憶検査（WMS-R）：記憶障害に対する総合的な評価方法であり，注意機能を同時に評価することができる特徴がある。13の下位項目からなり，言語性記憶，視覚性記憶，遅延再生の全般的な評価を行うことができる（**表6**）。WMS-Rは同年代の健常者と比較して規定するため，加齢に伴う機能の低下の影響を除外することができるが，検査時間を要するため，患者には負担となることがある。
- 三宅式記銘力検査：言語性記憶の検査である。本検査は関連のある対語（有関連対語）10対と関連のない対語（無関連対語）10対を読み聞かせた後に，一対を読んでもう一方を想起させる。一時的に提示された言語を記憶，想起することから，ワーキングメモリーが関与するとされている。
- Benton視覚記銘検査：視覚性記憶，視覚構成能力を評価する検査である。10枚の図版を用いて，施行A（10秒提示即時再生），施行B（5秒提示即時再生），施行C（模写），施行D（10秒提示15秒後再生）の4つの施行がある。検査に時間を要さない特徴があるため，WMS-Rのスクリーニングとして一部用いることができる。
- Rivermead行動記憶検査（RBMT）：日常生活場面における記憶障害を評価することを目的とした検査である[24]。検査内容は9つの下位項目があり，姓名，持ち物，約束，絵，物語，顔写真，道順，用件，見当識と日付に分けられ，言語性記憶，視覚性記憶，展望性記憶の

＊TBI：traumatic brain injury　＊WMS-R：Wechsler memory scale-revisted
＊RBMT：Rivermead behavioral memory test

評価を行うことができる（**表7**）。本検査は同等の難易度の4種の並行検査があるため，練習効果を排除して記憶障害を評価することができる。

高次脳機能の評価：注意障害

- TBIによって前頭葉が障害されると注意機能に障害を及ぼすことがある[22]。注意機能の低下は記憶や遂行機能などさまざまな認知機能に影響を及ぼすとされている。注意障害が出現すると，目的となる作業に対して注意を選択することができない場合や複数の刺激のなかで目的となる刺激に対して注意を持続することが困難になる。注意障害は，**全般性注意**と**方向性注意**に分類される。全般性注意とは，①**選択性**，②**持続性**，③**転換性**，④**配分性**に分けることができる。

①**選択性**：たくさんの刺激のなかから特定の対象に注意を向ける機能である。

②**持続性**：特定の対象に振り向けた注意を一定時間持続する機能である。

> **基礎へのフィードバック**
> **ワーキングメモリー**
> 　短期記憶の1つであるが，入力された情報を一時的に保持し，必要なときに必要な情報のみを再生し，必要でない情報は削除する能力であることから短期記憶とは異なるものであるとされている。

表6　WMS-Rの下位検査

下位検査	記憶指標	課題内容（あるいは例）
1. 情報と見当識	―	本人の名前や年齢，日時，総理大臣の名前など
2. 精神統制	注意／集中	20から1までの数字の逆唱などを早く行う
3. 図形の記憶	視覚性記憶	図形を短時間見た直後，多くの図形から選ぶ
4. 論理的記憶Ⅰ	言語性記憶	150字ほどの物語を聞いた直後，内容の再生
5. 視覚性対連合Ⅰ	視覚性記憶	6つの図形の色の対を示し，直後に図形を示して対の色を答える
6. 言語性対連合Ⅰ	言語性記憶	8つの単語の対を聞いた後，単語の対を答える
7. 視覚性再生Ⅰ	視覚性記憶	図形を見た後，その図形を描く
8. 数唱	注意／集中	数字の順唱，逆唱
9. 視覚性記憶範囲	注意／集中	四角を触り，同順序・逆順序のタッピング
10. 論理的記憶Ⅱ	遅延再生	論理的記憶Ⅰの物語の内容を遅延再生
11. 視覚性対連合Ⅱ	遅延再生	視覚性対連合Ⅰの図形と色の対を遅延再生
12. 言語性対連合Ⅱ	遅延再生	言語性対連合Ⅰの単語の対を遅延再生
13. 視覚性再生Ⅱ	遅延再生	視覚性再生Ⅰの図形を遅延再生

表7　RBMTの下位検査項目

項目	下位検査項目	課題
1・2	姓名の記憶	顔写真を見せ，姓名を記憶させる。遅延後に再生させる
3	持ち物の記憶	被検者の持ち物を隠し，他の検査終了後に想起させて返却を要求させる（展望記憶）
4	約束の記憶	20分後にアラームが鳴るようにセットし，鳴ったら決められた質問をする（展望記憶）
5	絵カードの記憶	提示した絵カードの遅延再認（視覚的課題）
6a・b	物語の記憶	物語の直後再生と遅延再生（言語的課題）
7	顔写真の記憶	提示された顔写真の遅延再認（視覚的課題）
8a・b	道順の記憶	部屋の中の道順を検者がたどり，直後遅延後に被検者にたどらせる（空間的課題）（展望記憶）
9a・b	用件の記憶	8の道順課題の途中で，ある用事を行わせる（直後・遅延）（展望記憶）
10	見当識	日付，場所，知事名の想起（近時，遠隔記憶）

③**転換性**：異なる課題を交互に処理する機能である。
④**配分性**：いくつかの作業を同時に処理する機能である。

また，方向性注意の障害とは半側空間無視などの特定の方向に注意が向けられない状態のことであり，これは頭頂葉の障害でみられることがある。注意障害の評価には注意機能のどの機能を評価するかが重要となる。注意障害の評価には以下のものが挙げられる。

- 標準注意検査法（CAT）：日本高次脳機能障害学会が作成したものであり，注意機能の総合的な検査法である。CATには7つの下位項目があり，注意の強度や短期記憶の評価となる数唱，注意の選択性の評価となる抹消検出課題，また，注意の配分性や転換性を評価するSDMT，記憶更新検査，PASAT，上中下検査，最後に注意の持続性の評価となるCPTがある（**表8**)[25]。CATは正答数や正答率で評価し，得点が高いほど注意機能が良好であるとされる。
- PASAT：CATに含まれている評価法である。1秒または2秒おきに数字を読み上げて，直前の2つの数字を足して返答させる。60回のうちいくつ正答することができるかで評価する。この検査では数字の保持や数字の処理を同時に行う必要があるため，注意の選択性や配分性を評価することができる。
- trail making test（TMT）：TMT-AとTMT-Bの2種類の検査法がある（**図12**）。TMT-Aは用紙上に不規則に配置された1から25までの数字を順に結ぶ課題であり，注意の選択性の評価となる。また，TMT-Bは1から13までの数字と「あ」から「し」までのひらがなを1→あ→2→い…のように交互に順に結ぶ課題であり，注意の転換性と配分性の評価となる。
- moss attention rating scale（MARS）：外傷性脳損傷患者を対象とした行動観察による注意障害の評価である[26]。2日以上患者を観察した後に採点を行うことを評価の条件としている。

表8　CATの下位項目

①span
　1）digit span（数唱）
　2）tapping span（視覚性スパン）
②cancellation and detection Test
　（抹消検出課題）
　1）visual cancellation task（視覚性抹消検査）
　2）auditory detection task（聴覚性検出課題）
③symbol digit modalities test（SDMT）
④memory updating test（記憶更新検査）
⑤paced auditory serial addition test（PASAT）
⑥position stroop test（上中下検査）
⑦continuous performance test（CPT）

図12　TMT検査

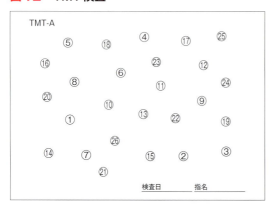
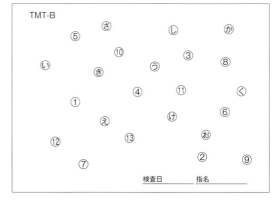

＊CAT：clinical assessment for attention　＊SDMT：symbol digit modalities test
＊PASAT：paced auditory serial addition tasks　＊CPT：continuous performance task

22項目からなり，5段階の尺度で評価を行う．得点が高いほど，注意機能が良好となる．

- Ponsfordらが作成した日常観察における注意スケール：日常生活における行動観察から注意機能を評価する方法である[27]．14の項目があり，眠そうで活力に欠けてみえる，いわれないと何事も続けられない，落ち着きがないなど注意障害による日常生活での問題について5段階で評価を行い，得点が低いほど，注意機能が良好となる（**表9**）．

高次脳機能の評価：遂行機能障害

遂行機能は非常に多岐にわたる高度な機能であるため，標準的な神経心理学的検査で捉えることは難しい．標準的検査は誰にとっても課題の意味は同じになるようにつくられている．遂行機能は日常定型的で答えが1つに決まっているような課題には影響しない．

- WCST：前頭葉には，新しい情報と以前の情報を頭にとどめて適切な対象・判断を選択し，その構えを維持し，更新される情報に従って転換していくワーキングメモリーの機能による「認知機能の柔軟性」が重要である．この側面に対する代表的な検査として，**Wisconsin card sorting test（WCST）**がある（**図13**）．これは，赤，緑，黄，青の1～4個の三角形，星型，十字型，丸からなる図形のカードを示しながら，被験者の反応をみる検査である．検者は，被験者に対して色・形・数の3つの分類カテゴリーのいずれかに従って，1枚ずつカードを示す．被験者は，それがどのカテゴリーに属するのかを自分自身で類推し，反応カードを示す．評価は，達成された分類カテゴリー数と，保続数，保続性誤り数によって行う[28]．**保続**とは，被験者が自分の考えた分類カテゴリーに固執し続けることをいう．

- Stroop課題：選択的注意は，一般的に注意を引き付ける刺激・情報への反応傾向を抑制しつつ，比較的難しい処理を持続的に行う「集中力」である．前頭葉は，この選択的注意において重要な役割を果たしている．選択的注意に対する評価法として，**ストループ課題**がある（**図14**）．ストループ課題は，色と語の意味が

表9　日常観察における注意スケール

1	眠そうで活力（エネルギー）に欠けてみえる
2	すぐに疲れる
3	動作がのろい
4	言葉での反応が遅い
5	頭脳的ないし心理的な作業（例えば計算など）が遅い
6	言われないと何事も続けられない
7	長時間（15秒以上）宙をじっと見ている
8	1つのことに注意を集中するのが困難である
9	すぐに注意散漫になる
10	一度に2つ以上のことに注意を向けることができない
11	注意をうまく向けられないために，間違いをおかす
12	何かする際に細かいことが抜けてしまう（誤る）
13	落ち着きがない
14	1つのことに長く（5分間以上）集中して取り組めない

臨床に役立つアドバイス

評価前に覚醒レベルを向上させる

覚醒レベルが低下していると注意障害だけでなく，さまざまな高次脳機能障害が出現する．そのため，高次脳機能障害の評価を行う前に覚醒レベルを向上させることが重要となる．もし，覚醒レベルが十分に向上していない場合は，高次脳機能障害の評価はスクリーニング程度に留めておく．

図13　WCST

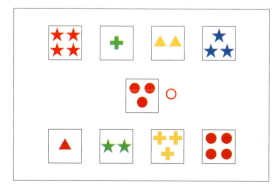

不一致なカラーワードに対して色を回答するものである。例えば，文字色と文字意味が一致している文字（赤色で書かれた「赤」という文字など）と，文字色と文字意味が不一致の文字（赤色で書かれた「青」という文字）それぞれにおいて，文字のインクの色を答える。このとき，文字色と文字の意味が不一致の場合と一致している場合を比較して，提示されてから正しく反応するまでの時間を評価する。文字色と文字の意味が不一致の場合は，色名（感覚情報）ではなく文字（言語情報）を回答する反応を抑制しているため反応潜時が長くなる[29]。

- 多種多様な遂行機能に関する検査：遂行機能障害の検査にはさまざまなものがある。生産性や自己制御の能力を測定する検査には，語彙，図柄，アイデアの産出量を測る**流暢性検査**がある。抽象的な概念の形成能力を検討する検査では，一連の刺激に含まれている共通した原則を見つけ出すことが要求される**Wechsler adult intelligence scale (WAIS)の類似問題**，ことわざの説明課題が用いられる。計画性の評価方法としてはBender-Gestalt test（ベンダー・ゲシュタルト）の配置，WAIS-Rの積み木，Wechsler intelligence scale for children(WISC-R)の迷路，Hanoi（ハノイ）の塔がある[30]。

高次脳機能の評価：社会的行動障害

社会的行動障害は，社会生活や練習の場面で問題となる行動がどのようなきっかけで起こるのかを記録・分析して検査する。特に家庭や職場での状況を病院で再現するのは困難であることから，情報収集が重要となる。対人関係の問題では，どのようなときに，どのような相手に対してどのような問題が起こるのかについて丁寧に聴き取ることが重要である。代表的な検査方法としては，Vineland-II（ヴァインランド）適応行動尺度とS-M社会生活能力検査がある。

- ヴァインランド-II適応行動尺度：ヴァインランド-II適応行動尺度では，検査者が被験者の様子をよく知っている回答者に半構造化面接を行う。被験者の年齢ごとに開始項目があり，適応行動領域では，4つの「領域標準得点」と，それらを総合した「適応行動総合点」によって，被験者の適応行動の全体的な発達水準がわかる[31]。4つの適応行動領域を構成する2～3の

実践!! 臨床に役立つアドバイス

遂行機能障害検出のコツ

遂行機能は，高次脳機能からの情報を基にそれらを統合・制御するものであるため，高次脳機能障害の評価を事前に済ませておく必要がある。言語の理解はどうか，道具を扱う際に失行はないか，注意障害や記憶障害はないか，などである。前頭葉損傷がある被験者の場合には，当然ながら複数の高次脳機能障害を合併することも考えられるため，その際は，遂行機能障害を検出しようとする評価方法が的確に実施できるかどうかを見極める必要がある。

基礎へのフィードバック

半構造化面接

半構造化面接は，主の質問と回答に対する質問をあらかじめ用意しておき，質問に対する被験者の回答と状況に応じて，被験者に対する質問の表現や内容，順序を臨機応変に変更しながら進める面接法である。質問には，構造と自由度があることで，一定の方向性を保ちつつ被験者から情報を得ることができる。

図14　ストループ課題

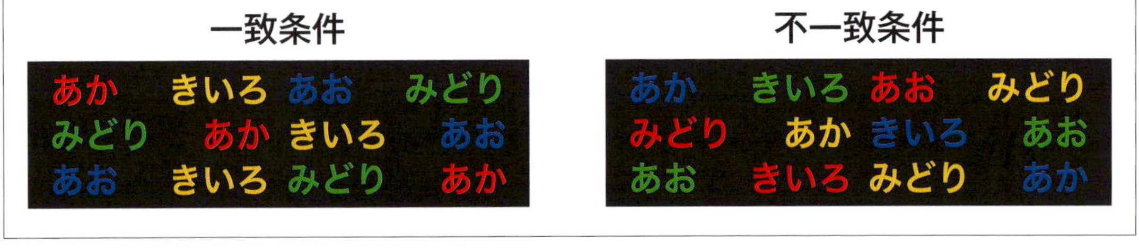

一致条件	不一致条件
あか　きいろ　あお　みどり みどり　あか　きいろ　あお あお　きいろ　みどり　あか	あか　きいろ　あお　みどり みどり　あか　きいろ　あお あお　きいろ　みどり　あか

下位領域では「v評価点」が算出され，領域内における発達の凹凸がわかる．適応行動領域とそれを構成する下位領域はプロフィールを描くことができ，視覚的に被験者の特徴を把握することができる．また，下位領域の点から相当年齢を求めることができ，被験者の得点がどの年齢集団の平均的水準と一致するかを知ることができる．

- S-M社会生活能力検査：発達的な順序性の視点から社会適応の様子を行動や振る舞いの発現で評価しようとする発達検査である．領域別に社会生活年齢と社会生活指数が算出され，社会生活年齢プロフィールを描くことで特徴がわかり，適切な指導を行うことができる（**表10**）．各項目について○か×を記入していくという算出方法である[30)]．
- 多種多様な社会的行動障害の評価方法：意欲・発動性の評価としては**標準意欲評価法（CAS）**があり，5つの下位評価から構成され，33項目からそれぞれ4段階で評価を行う．情動コントロールの評価としては，**ギャンブリング課題**というものがある．ギャンブリング課題は，報酬額と損失額およびその発生確率の組み合わせが異なる4つのカードの山から，自由な順序でカードを引くことによって，できる限り持ち金を増やすというゲームであり，その遂行には情動に基づくリスク判断が重要とされる．社会的行動障害の対象者は，結果的に損失を出すことが多い．社会的行動障害の行動観察には，一定の基準により分類された項目がある．その1つに**Prigatano（プリガターノ）の能力判定表**がある．これは自記式の評価法であるが，回答者は対象者自身とその代理人に分けてそれぞれ実施するとその乖離を明らかにすることができる．

表10 S-M社会生活能力検査の6領域

身辺自立（SH）	衣服の着脱，食事，排泄などの身辺自立に関する生活能力．社会適応のための身辺処理スキル
移動（L）	自分の行きたいところへ移動するための社会的な生活行動能力
作業（O）	道具の扱いを始めとした作業遂行に関する生活能力
意思交換（C）	言葉や文字などによるコミュニケーション能力
集団参加（S）	対人関係を始め，社会生活への参加に関する生活行動能力
自己統制（SD）	自図形や数量の理解・処理といった数学的思考を含んだ，問題解決に向かって思考する力

6 理学療法

- 記憶障害の理学療法（機能改善・基本動作練習・ADL指導）
- 注意障害の理学療法（基本動作練習・ADL練習）
- 遂行機能障害の臨床症状
- 遂行機能障害の理学療法（問題解決練習・自己教示法・基本動作練習・ADL練習）
- 社会的適応障害の理学療法（基本動作練習・ADL練習）

記憶障害の機能改善

頭部外傷後に生じる記憶障害は，陳述記憶の一部である**エピソード記憶**の障害が顕著に認められる．記憶障害は職業や就学などの社会復帰を困難とさせることが多く，積極的にかかわっていくことが重要である．リハの課題としては，単純な課題から複雑な課題へ，少ない刺激の課題から多くの刺激の課題，慣れている課題から

＊S-M社会生活能力検査：social maturity scale ＊CAS：clinical assessment for spontaneity ＊SH：self-help
＊L：locomotion ＊O：occupation ＊C：communication ＊S：socialization ＊SD：self-direction

目新しい課題へ進めていく必要がある。記憶障害を有する患者への代表的なリハを以下に紹介する。

- 誤りなし学習（errorless learning）（図16）：誤りを経験する学習（errorful learning）に比べて，記憶障害を有する患者の学習成績が有意に向上するといわれている。健常者は努力して思い出す経験がその後の想起に有効に働く。しかし，記憶が障害されると，誤りを犯したというエピソードを記憶することができず，誤った行動が潜在記憶に残るため，誤りを排除することができない。例えば，最初に誤った道順を学習すると，同じ誤りを繰り返すため，目的地へ着くことができずに迷子になることがある。

> **基礎へのフィードバック**
> **記憶の分類**
> 　記憶は大きく短期（即時）記憶と長期（近時，遠隔）記憶に分けられる。前者にはワーキングメモリ（課題を行うための一時的な記憶），後者には陳述記憶（言葉にできる）と非陳述記憶（言葉にできない）がある。陳述記憶には意味記憶（言葉の意味などの知識）とエピソード記憶（個人的な体験や思い出），非陳述記憶には手続き記憶（料理や身体で覚えた記憶）がある（図15）。

- 間隔伸張法（spaced retrieval）：学習すべき情報や行動パターンについて，再生時間を次第に延長することで長期記憶へと転送することを目的とする方法である。まず，短い保持時間の後にテストを行い，想起に成功したらその後の保持時間を長くしていく。具体的には，再生や再認の時間をまず30秒から開始し，成功したら1分，3分，5分，10分へと延長していく。失敗した場合には，成功する再生時間へ戻して施行を繰り返して行っていく。車椅子のブレーキ操作など生活場面に対するリスク管理向上にも用いることができる。

- PQRST法：文章を記憶するために有効な学習法であり，言語的記憶戦略法とよばれている。Preview（始めにざっと目を通す），Question（文章の要点について尋ねる），Read（質問に備え読む），State（読み終わった情報を確認する），Test（質問に答える）で構成される。

- イメージ連想法：別のイメージに置き換え，関連付けて覚える方法である。例えば，果物の「バナナ」を覚えるときは「黄色で細長い果物」，人物の名前を覚える際には名前からイメ

図15　記憶の分類

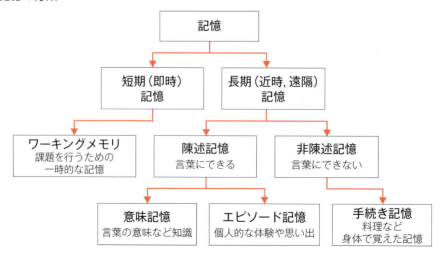

用語解説　エピソード記憶　「個人が経験した出来事に関する記憶」のことであり，出来事の内容に加えて，周囲の環境や自己の身体的・心理的な状態などがともに記憶されていることが特徴である。例えば，「昨日の夕食は家族が美味しいと喜んでくれたのでとてもうれしかった」，「厳しい練習に音をあげそうになったが高校最後の大会で優勝することができた」など

ージする風景や歴史上の人物になぞらえたりするなかで，自発的な記憶の想起を促していく．
- 反復練習：同じ課題を何度も繰り返していく練習である．これは，視覚的に記憶を強化することで記憶の固定を図っていく．例えば，同じ道を何度も歩き，数分後に再び同じ道を歩くなどで記憶を強化していく．

記憶障害の基本動作練習

- 記憶障害患者の基本動作練習では，患者自身の「行いたい」という意志を尊重したうえで，リハに参加してもらうことが大切である．そのうえで自身がどのような場所にいるのか，周囲はどのような環境にあるのかを感じてもらう必要がある．そして，何を行うのか，どのように動くのかを注意深く観察していく．また，頭部外傷においては運動障害を合併することも多いことから，治療者は，目的とする動作に必要な運動は何なのか，改善すべき機能障害が何なのかについて，姿勢や動作の観察から問題点を導き出していく必要がある．
- 例えば，トイレに行きたいという欲求を満たすための移動手段として，歩行を選択したのならば，PTは患者の歩行を観察し，安全性や安定性などの実用性に問題がないか判断していく．必要であれば，動作が円滑に遂行できるように介助を行う．また，誤りなし学習を強化するために，事前に地図を作成する（**図17**），事前に車椅子でトイレまでの道順を確認する，必要であれば目印などの手掛かりを確認する（**図18**），単一な道順を繰り返し行うことも工夫の1つになる．また，道順を間違えそうになったら，否定的な言動で制止するのではなく，声掛けによる聴覚的手掛かりや目印などの視覚的手掛かりによって，失敗を経験させないことも基本となる．徐々に動作の実用性が向上してくるのであれば，手掛かりを減らしていく，患者から少し離れた場所で見守るなどにより，患者自身に達成感を与えることが大切になる．

図16 誤りなし学習

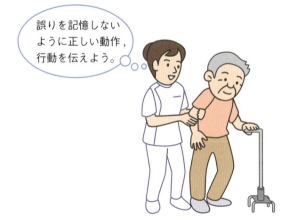

図17 目的地までの地図

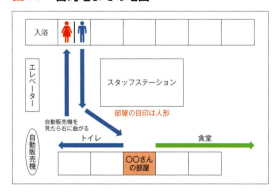

図18 目的地までの手がかり

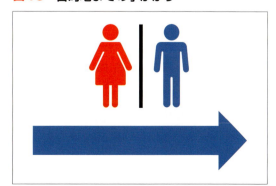

記憶障害のADL指導（補助具の使用）

環境調整を行う
- メモ帳を携帯し内容をすぐに書き留める。
- 大切な約束や情報は付箋紙を利用し，目の届きやすいところに貼り付けておく。
- 使用頻度が高いものはあらかじめ置き場所を決めておく，使用後は確実に元の場所に戻す習慣をつける。
- 大切な物は置き忘れないよう身に付ける。

記憶の代償方法を利用する
- 付箋紙やメモ帳，カレンダーなどに書き込む。
- テープレコーダーなどの録音機器に音声として記録する。
- 時計やタイマーなどの音によって用事の時間を思い出す。
- スマートフォン，タブレットなどはさまざまな機能が付加されており，スケジュール管理や自分へのメールなどを活用し，行動のきっかけを作る。

決まったスケジュールで生活をする
- 時間ごとや日ごとにスケジュール表を作成する。決まった時間に沿って生活するように心がける（図19）。
- スケジュールにより，次に何をどのように行動するかのかがわかるようになるため，記憶に対する負担の軽減にもつながる。

図19 付箋紙を利用したスケジュール表

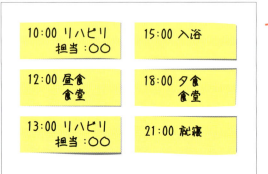

家族指導を行う
- 家族に障害を理解してもらい，患者自身が混乱に陥る前に適切なタイミングで援助を依頼する。
- できることを増やしていく過程において，習慣化することは非常に時間と手間がかかるため，すぐに結果を求めて本人を追い込まないことに注意する。

注意障害とは

注意障害は患者によってさまざまな症状を示すため，患者の特徴を理解したうえでそれに応じたアプローチが必要となる。一般的に注意障害とは，全般性注意障害と方向性注意障害に分類される。頭部外傷においては，特に全般性注意障害が生じやすいとされている。全般性注意については，**選択性注意，持続性注意，転換性注意，配分性注意**の4つの構成要素に分けることができる。そこで，それぞれの構成要素の障害に応じた特徴的な症状について説明する。

- 選択性注意の障害：内的や外的の不要な刺激によって，本来必要となる事柄を選び出すことが困難となる障害である。（例：電車の中で会話ができない）
- 持続性注意の障害：一定時間集中することができない，もしくは，集中できる時間が短くなる。注意機能のなかで最も根幹をなす障害

臨床に役立つアドバイス

補助具を利用する
　記憶障害があると，自身が置かれている状況がわかりにくくなるため，漠然とした不安を抱きやすく心理的に不安定となり，自分の行動や発言に自信をもちにくくなる。小さなことでも成功する体験を増やしていくことで，主体的に楽しめる場所を作ることが大切である。補助具をうまく利用することで，安心して行動できる範囲を広げていくとよい。

用語解説　方向性注意障害　一側の大脳半球が損傷することにより生じるとされており，対側空間へ注意を向けることが困難となる。一般的に「半側空間無視」とよばれる。

である。（例：本や新聞を読むことができない）
- 転換性注意の障害：注意を切り替えることが困難となる。つまり，ある事柄にのめり込んでしまいほかに注意が向かなくなる障害である。（例：ゲームをしているときに話しかけても聞くことができない）
- 配分性注意の障害：いくつかの事柄に対して注意を同時に向ける必要がある課題が困難となる。つまり，2つ以上の作業を同時に行うことができなくなる障害である。（例：会話をしながら歩く，自動車の運転ができない）

以上4つの構成要素のどこに問題が生じているのかを，注意機能評価を用いて紐解き，それに応じたリハを展開することが望ましい。続いて，注意障害を抱えている患者に対してリハを行うにあたり考慮するべき点について説明する。
- トレーニング室の環境：多くの人がいるところや物で溢れかえっている環境では，ほかに注意が逸れてしまいリハに集中して取り組むことができない場合がある。そのため，個室またはカーテンで区切り，**視覚や聴覚から得られる情報を必要最小限にする**といった対応が必要となる。
- PTの対応：課題遂行中は集中が途切れないように適宜声かけを行うことが望ましい（**図20**）。また，頭部外傷の患者は**易疲労性を有する**場合が多いため，細かく休息を入れることが重要となる。また口頭指示を与える際は，わかりやすい表現で簡潔に伝えることがポイントとなる。
- 課題の難易度：まずは容易な課題から行い，次第に複雑な課題へ難易度を調整していく。また，本人が興味をもてる課題を選択するのも注意機能を向上させるためには重要となる。

注意障害に対する具体的なリハの方法

- attention process training（APT）：これは机上のトレーニングであり，全般性注意におけるそれぞれの構成要素（持続性注意，転換性注意，選択性注意，配分性注意）に対して特異的にアプローチが行えるトレーニングとなっている。また，APTを一部修正して日本語訳を行った modified attention process training（MAPT）も使用される（**表11**）。
- time pressure management（TPM）：脳損傷後の患者は情報処理速度が低下している場合があるため，時間を十分に確保することが重要になる。手順は，①ほかの人より何かを行う

図20　選択性注意障害

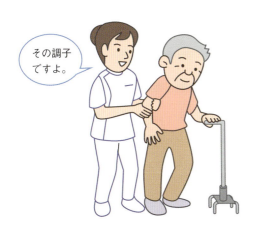
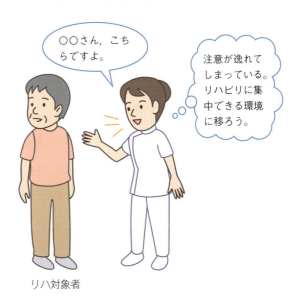

リハ対象者

のに時間がかかるということを自覚させる，②作業を行うには十分な時間が要るということを理解させる，③この方法を日常生活にも適応できるように練習する，となる．これにより，注意障害による日常生活の誤りを少なくする．

注意障害に対する基本動作練習

注意障害の頭部外傷患者に対する基本動作練習を行ううえでのポイントを説明する．

- 周囲から得られる感覚情報を調節する：周囲からの多くの情報によって動作遂行が困難となることを防ぐ目的がある．例えば注意の持続性が低下している患者では，着座動作の練習中に周りに気を取られ注意散漫となり，着座動作の遂行が困難となる．工夫の一例として，患者の前方に鏡を設置し，動作を視覚的に確認にさせることで，自己に注意を引きつけながら着座動作の練習を行うことができる（図21）．また，歩行練習において，周囲に注意が向き動作の維持が困難となるような患者に対しては，閉眼またはタオルなどを用いて視覚情報を遮断したうえでPTが誘導し歩行練習を行うといった方法も効果的である（図22）．

- 課題の難易度を調整する：易疲労性があり注意機能が低下している患者に対して，最初から難易度の高い課題を設定するのではなく，確実に行えるレベルから練習を始め，成功体験を与えることが大切となる．例として立ち上がりや着座動作練習においては，座面が低い椅子より高い椅子を選択することで課題の難易度を下げることができる．

注意障害に対する日常生活活動（ADL）練習

- ADLの改善を図るためには，動作を細分化し，

表11　APTとMAPT（表中の番号は左右で対応する）

APT	MAPT
(1) sustained attention（持続性注意） 　①number cancellation 　②attention tapes（テープへの注意課題テスト） 　③serial number	(1) sustained attention 　①数字抹消テスト 　③数字系列テスト
(2) selective attention（選択性注意） 　①shape cancellation with distractor overlay 　②number cancellation with distractor overlay 　③attention tapes with background noise 　　（聴覚的妨害を加えたテープへの注意課題テスト）	(2) selective attention 　①シートカバーを付けての図形抹消テスト 　②シートカバーを付けての数字抹消テスト
(3) alternating attention（転換性注意） 　①flexible shape cancellation 　②flexible number cancellation 　③odd and even number identification 　④addition subtraction flexibility 　⑤set dependent activity	(3) alternating attention 　①目標図形が変化する図形抹消テスト 　②目標図形が変化する数字抹消テスト 　③偶数，奇数の末梢テスト 　④足し算，引き算テスト 　⑤高，中，低テスト　漢字，平仮名テスト
(4) divided attention（分配性注意） 　①dual tape and cancellation task 　　（テープと抹消の二重課題テスト） 　②card sort（カードの仕分け課題テスト）	

（文献33）より一部引用）

段階を付けて繰り返し練習していくことが重要となる。例えば，車椅子のブレーキをかけ忘れた状態やフットレストを上げ忘れた状態で，ベッドやトイレへ移乗しようとする場面をよく目にする。これは，ブレーキやフットレストに注意が向いていないことを示している。そこで，車椅子へ安全に移乗できる方法を身につけるためには，段階的に練習を行っていくことが有効である。具体的には，まずブレーキを左右かけるところから練習を始める（図23）。この段階が達成できたら次にブレーキをかけてから，フットレストを上げるまでの一連の動作を練習する。このように一連の動作を細分化して指導することで習慣化を図り，行動の変容へとつなげることが大切である。

図21　鏡を用いた立ち上がり・着座練習

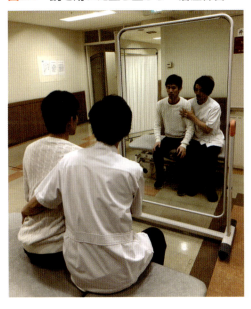

図22　視覚情報を遮断した歩行練習

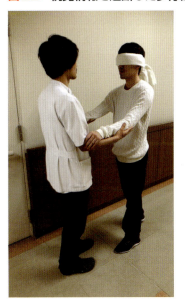

図23　注意障害のADL練習

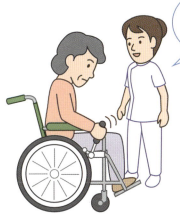

> まず，ブレーキを左右かけるところから始めましょう。

実践!!　臨床に役立つアドバイス

治療プログラム立案のポイント

注意障害は症例によって多彩な症状を示すため，症例の特徴に合わせてアプローチを検討する必要がある。そのためには，持続性，選択性，分配性，転換性のどの要素が不足しているのか十分に把握したうえで治療プログラムを立案することが重要となる。

基礎へのフィードバック

視覚情報の処理過程

外界からの情報はまず網膜へ投射され，視神経を介して後頭葉に在る視覚野へ伝えられる。その後，頭頂葉と側頭葉へ情報が伝えられそれぞれで処理される。頭頂葉へ向かう経路は背側経路とよばれ空間認知に関与する。また，側頭葉へ向かう経路は腹側経路とよばれ，物体の色や形の認知に関与する。

遂行機能障害とは

遂行機能障害とは主に前頭葉の受傷により出現しやすい高次脳機能障害である。また，遂行機能障害は他の高次脳機能障害が出現していない状態でも出現する可能性がある。そのため入院中はその存在に気付かれることがない場合がある。しかし，実際の生活へと戻った際，自身で立てた計画や日常生活におけるルーチンからはずれることでその症状が出現してくることがある(図24)。

遂行機能障害の臨床症状

遂行機能は日常生活や社会生活における適応行動と密接な関係にある。日常生活や社会生活においてその状況は多様に変化していく。そのため，遂行機能が障害されることにより計画やルーチンから逸脱した際，状況の的確な分析，状況に準じた実行のための計画立案，計画の実行，実行後の評価，評価した後の適切な修正・実行といった過程が困難となる。そのため日常生活では料理を行う際の手順がわからなくなったり，スケジュールを組み立てるのが困難になることがある(図25)。

遂行機能障害に対する問題解決練習

認知・問題解決の過程を明瞭に意識化することで認知機能の制御を高める。
①問題や課題の分析
②問題の解決
③解決した問題の正誤を正確に評価
④結果が誤っていた場合はこの一連の過程を繰り返す。

基礎へのフィードバック
遂行機能
遂行機能とは下記の機能から構成される一連の認知・行動を表す概念である。
①目標設定
②目標を達成するための計画を立案する
③計画の実行
④行動した結果，当初の目標に適した行動をとり適切かつ効率的に修正する

学習の要点
遂行機能障害と注意障害の違い
注意障害は目の前の課題に対して対応するのが困難であるのに対して，遂行機能障害では将来の予定・予想される事象への対応が困難となる。そのため遂行機能障害では日常生活において，料理の手順が悪い，見知らぬところへ交通手段を利用し行くことができない，などが症状として挙げられる。また，仕事に関しては時間内・期限内に仕事を終えることが困難，仕事の段取りが悪い，などが挙げられる。

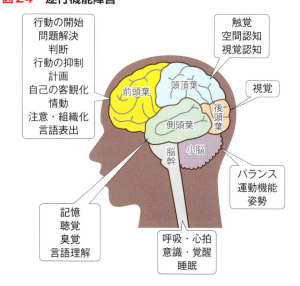

図24　遂行機能障害

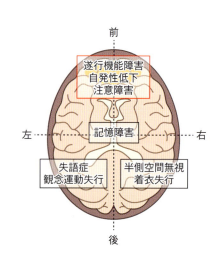

①〜④の過程を言語化しながら行うことが有効であり，問題解決練習は深い思考や広い思考を要する課題を利用する。

遂行機能障害に対する自己教示法

行動の実行手順の言語化によって普段は無意識で行っている行動への意識を高める。自己で立案した実行計画を明確に逐一言語化し，言語を媒介にした遂行機能の代償手段として用いる。そして解決手順の確立が行えれば順に声のボリュームを下げ，さらに声を出さないようにし，最終的には内言語による行動調整へと潜在化していく。

遂行機能障害に対する基本動作練習

頭部外傷で起きる機能障害によって引き起こされる立位，座位，起き上がり，歩行などの基本動作は日常生活へと回帰するうえで必須である。そのなかで遂行機能障害によって引き起こされる排泄，整容，入浴，食事でのADLの場面で困難となる動作に対して**問題解決方法の提示**や**マニュアルの作成**などを行い対応していくことが必要と考える。

遂行機能障害に対するADL練習

普段のルーチン化されたADLの場面では表出しない遂行機能障害であるが，イレギュラーなことが生じた際にはその問題を解決することが困難となる。上記で示した問題解決練習や自己教示法による行動の言語化によって実際のADL場面を想定した練習を行うことにより，問題解決が円滑に行えるようになる。また，この問題解決をマニュアル化することでスムーズに行える。あらかじめ実行手順をわかりやすく記したものを携帯し，問題に遭遇した際，それを活用し解決していく。

スケジュールノートとマニュアル

スケジュールノートの利用によって行動を時間的に枠づける補助手段となる。1日，1週間，1カ月と必要に応じて使い分ける。
問題解決をマニュアル化し，困難な課題が出現した際に必要に応じて作成したマニュアルを使用して対応する。

臨床に役立つアドバイス

退院に向けて
実際の臨床の場では，遂行機能障害が日常生活や社会活動のどの場面で生じているのかを明確に評価する必要がある。その問題が出現する状況を疑似的に設定し，どのような過程をたどり問題解決へと導かせるのかを考えること。また，問題を解決するために生活環境を整えることも重要となる。その生活環境を整えるためには同居する家族や関係者には遂行機能障害の症状や日常生活への影響を理解してもらう必要がある。

図25　遂行機能障害の臨床症状

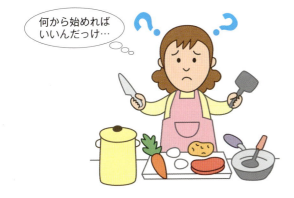
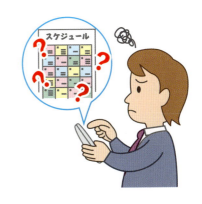

社会的行動障害とは

- 社会的行動障害は，脳との明確な対応関係があるものではなく，さまざまな問題行動の総称として用いられる。しかし，主に前頭葉，側頭葉の基底部が責任病巣とされており，情動回路である大脳辺縁系機能の不全が背景にあるとされている。また，①自己制御過程，②社会的感度，③社会的問題解決能力，④社会的自己意識の障害に分類[34]され，**意欲・発動性の低下や情動コントロールの障害，対人関係の障害**などが挙げられる（図26）。

- 社会的行動障害は単独で現れる障害ではなく，記憶・注意・遂行機能障害などの認知機能障害と密接に関連する。患者はこれらの認知障害により環境を適切に認知・制御できないことから，不安が強くなり混乱し，行動障害がさらに悪化する。そのため，社会的行動障害に対しては，本人・家族・リハスタッフ全体で取り組み，包括的リハアプローチを実施していくことが重要である[35]（図27）。

- 社会的行動障害への対応では，患者が自己の病態をどのように認識しているかということが重要となる。病態認識の有無や程度によって，同じアプローチに対する反応が大きく異なる。病態認識の低下した患者では，失敗を繰り返すことでリハに対する意欲が低下し，拒否的な言動が現れることで治療を展開することが困難となることもあり注意が必要である。

> **基礎へのフィードバック**
> **大脳辺縁系**
> 古皮質（海馬，脳弓，歯状回），旧皮質（嗅葉，梨状葉），中間皮質（帯状回，海馬回），皮質下核（扁桃体，中隔，乳頭体）の総称。視床下部と連絡し合って，記憶や情動，本能行動と深くかかわっている。

図26　高次脳機能障害診断基準となる社会的行動障害

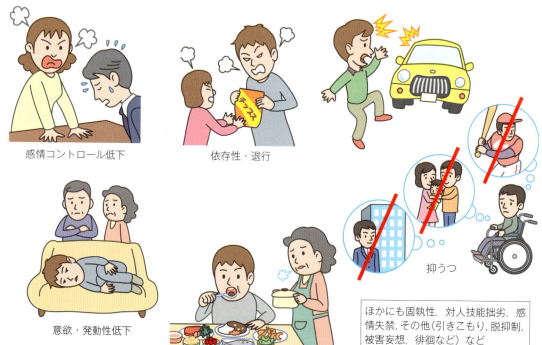

感情コントロール低下　　依存性・退行

意欲・発動性低下　　欲求コントロール低下　　抑うつ

ほかにも固執性，対人技能拙劣，感情失禁，その他（引きこもり，脱抑制，被害妄想，徘徊など）など

（文献36）より作成）

社会的行動障害に対するリハ

- 「気づき」に対する内的アプローチと外的アプローチ：介入初期においては患者の機能や気づきのレベルが低いために，主に外的なアプローチを利用する。リハ場面や家庭，職場などにおいては一貫性のある環境調整を行い，リハ介入や生活場面にて気づきのレベルの向上を促すことが必要である。そして徐々に，自己制御性のあるアプローチに移行していき，患者自身が高次脳機能障害や社会的行動障害そのものについて理解するよう促していくことが重要となる（**図28**）。つまり，患者の機能や気づきのレベルが低い初期段階では外的アプローチに重点を置き，気づきのレベルの向上につれ内的アプローチを導入しながら重点を内的アプローチに移行していくことが重要である。
- 環境調整：最も基本的なのは，騒がしい治療環境や家庭環境を調整することや，疲れを惹起する過度の運動，活動量を減らすなどの外界からの感覚刺激の調整である。患者を外界の不快刺激のない場所に移すことは有用である。また，生活環境においては「構造化」「わかりやすくすること」が重要となる。1日のスケジュールや服薬カレンダーなど，一目で見てわかるようシンプルにやるべきことがわかる環境を作ることも重要となる。リハスタッフや家族による支援においても「構造化」が重要である。支援する人それぞれが異なるアドバイスをすることで混乱を招くことが考えられ

図27　社会的行動障害のメカニズム

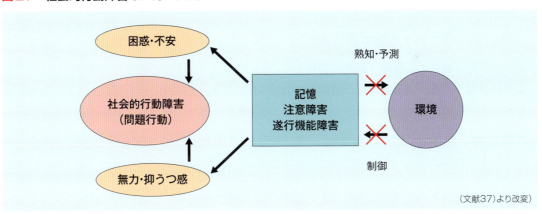

困惑・不安
社会的行動障害
（問題行動）
無力・抑うつ感
記憶
注意障害
遂行機能障害
熟知・予測
環境
制御
（文献37）より改変）

臨床に役立つアドバイス

構造化のコツ

目に見えるように書き出す視覚的構造化（ラベリングや張り紙），環境整備などの物理的構造化，時間を区切るなどの時間的構造化（スケジュール）に分けられる。患者によって症状が異なることから，患者1人ひとりに合った方法で構造化を行う必要がある。

図28　介入方法の選択

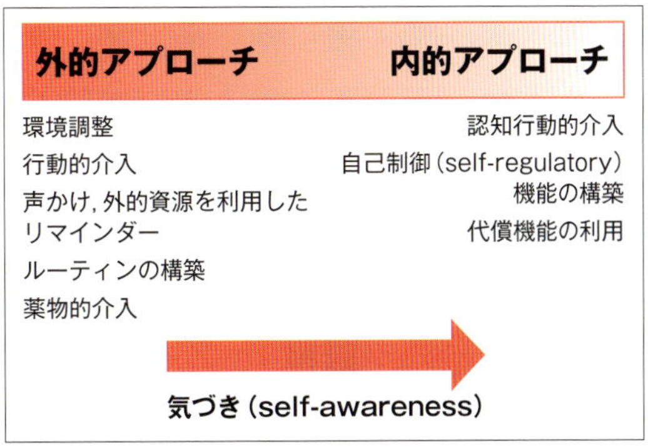

外的アプローチ
内的アプローチ
環境調整
行動的介入
声かけ，外的資源を利用したリマインダー
ルーティンの構築
薬物的介入
認知行動的介入
自己制御（self-regulatory）機能の構築
代償機能の利用
気づき（self-awareness）

る。支援者は情報を共有し，目標を一致させ，同じアドバイスができるようにする必要がある。

- セルフコントロール：患者の気づきを促したうえで，問題行動の客観的な評価とそれに伴う認知のゆがみを修正しながら実際の行動に反映していくものである。時間がたつにつれ，周囲の介護やサポートが減少していくなかで，患者自身が自分で自分の行動をモニターし，必要なときに行動をセルフコントロールできることが重要である。そのためには段階的な練習が必要であり，①**患者がどのような状況で問題を起こしやすいかを理解**し，②**コーチングにて問題行動をより適切な行動に変化**させる。セルフコントロールの改善とともに，③**徐々に周囲からのサポートを減らしながら自立を促す**ことが重要となる。

社会的行動障害に対する基本動作練習

- 社会的行動障害による**意欲・発動性の低下**により自発的な行動が乏しくなり，頭部外傷によって生じる機能障害のみではなく，廃用性の筋力低下や関節可動域（ROM）制限が生じることが予測される。そのため立位，座位，起き上がり，歩行などの基本動作練習は必須となるが，動作練習の際は，状況をうまく判断できず不適切な言動をとることや失敗経験による自信喪失（**図29**）などが生じないよう，注意障害や遂行機能障害の影響も考慮し実施する必要がある。そのためにはリハ時の環境や口頭指示方法，動作の難易度設定など患者に応じた工夫が必要となる。

- **情動のコントロールが障害**されている場合には，不適切な行動に対して怒る，叱るのではなく，不適切であった点を伝える必要がある。しかし，興奮し指摘を聞き入れることができない場合は，本人の気持ちを十分に受け止めたうえでどのようにすべきであったかを考えさせ，原因を明確にする必要がある。

社会的行動障害に対するADL練習

- ADL動作練習を実施するにあたり，動作の失敗を防ぐため動作手順などを記したマニュアルを作成することも有用であると考える。またそのマニュアルに自らの失敗経験を記し，問題解決の手段を記しておくことも重要である。マニュアルの内容は支援者となるリハスタッフ，入院時では病棟スタッフ，退院後は家族などの支援者が把握しておくことで同じアドバイスが行えるよう，把握しておく必要がある。

- 加えてADL動作においては，患者主体で考える必要がある。受傷以前の動作方法・手順を考慮し実施すること，また患者自身が，実施

図29　不適切な言動や自信喪失

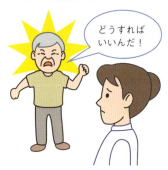
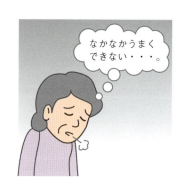

したいと思うことや実施することの必要性を理解したうえで動作練習を行うことで，患者自身の意欲が引き出され，主体的に取り組むことができる。

まとめ

- 頭部外傷に多い受傷機転は何か（→p.132）。 試験
- 頭部外傷の重症度判定には何が代表的に用いられるか（→p.132）。 試験
- 衝撃が加わる部位とその他どこが損傷を受けやすいか（→p.132）。 試験
- 二次性脳損傷の原因には局所的な脳内の生理学的変化に加えて，全身性作用にはどのようなものがあるか例を挙げよ（→p.133）。 試験
- 局所性脳損傷では主に何が形成されて脳を圧迫するか（→p.133）。 試験
- びまん性軸索損傷の好発部位はどこか（→p.134）。 試験
- 頭部外傷における初期症状にはどのようなものがあるか（→p.134）。 試験
- 頭部外傷によって頭蓋内圧が亢進すると，どのような症状が生じるか（→p.134）。 試験
- 高次脳機能障害（認知障害）には，どのようなものが挙げられるか（→p.134）。 実習 試験
- 高次脳機能障害（認知障害）における具体的な症候・障害は，どのようなものか（→p.135）。 実習 試験
- 頭部外傷で第一選択となる画像診断法は何か（→p.136）。 実習 試験
- 硬膜外血腫，硬膜下血腫におけるCT所見の特徴は何か（→p.136）。 試験
- びまん性軸索損傷の好発部位はどこか（→p.136）。 試験
- 防ぎうる外傷死を救うための初期治療の原則は何か（→p.138）。 試験
- 頭部外傷集中治療の目的は何か（→p.138）。 実習 試験
- 頭蓋内圧モニタリングの実施が推奨されるのはどのような状態か（→p.139）。 実習
- 「切迫するD」とはどのような状態か（→p.139）。 実習 試験
- Cushing現象とはどのような病態か（→p.139）。 実習
- 頭蓋内圧管理のための治療はどのように実施されるか（→p.139）。 実習 試験
- 外減圧術後の合併症にはどのようなものがあるか（→p.140）。 実習
- 高次脳機能障害に対する薬物で注意するべき副作用は何か（→p.141）。 実習 試験
- 意識レベルの評価について述べよ（→p.142）。 試験
- 高次脳機能機能の評価について述べよ（→p.144）。 試験
- 記憶障害に対する理学療法について述べよ（→p.149）。 実習 試験
- 注意障害に対する理学療法について述べよ（→p.152）。 実習 試験
- 遂行障害の臨床症状と理学療法について述べよ（→p.156）。 実習 試験
- 社会的適応障害に対する理学療法について述べよ（→p.158）。 実習 試験

【引用文献】

1) Brain Trauma Foundation homepage (https://braintrauma.org/faq)
2) 奥野 憲:【脳神経外傷の課題と展望】本邦における脳神経外傷治療の現状と未来. 脳神経外科ジャーナル, 27 (1): 17-24, 2018.
3) 日本脳神経外科学会, 日本脳神経外傷学会, 重症頭部外傷治療・管理のガイドライン作成委員会:重症頭部外傷治療・管理のガイドライン, 医学書院, 2013.
4) Brain Neurotrauma: Molecular, Neuropsychological, and Rehabilitation Aspects. Frontiers in Neuroengineering (Kobeissy FH, ed.), Boca Raton (FL): CRC Press/Taylor & Francis, 2015.
5) Drew LB, Drew WE: The contrecoup-coup phenomenon: a new understanding of the mechanism of closed head injury. Neurocritical care, 1 (3): 385-390, 2004.
6) 横堀 將, 横田 裕:【神経集中治療】頭部外傷の病態と頭蓋内圧管理. ICUとCCU, 41 (11): 669-681, 2017.
7) 横田裕行:外傷学における頭部外傷の位置づけ. 脳外誌, 23 (12): 942-950, 2014.
8) 末廣栄一, ほか:頭部外傷集中治療の実態. 脳外誌, 25 (3): 214-219, 2016.
9) 日本脳神経外科学会, 日本脳神経外傷学会 監, 重症頭部外傷治療・管理のガイドライン作成委員会 編: 重症頭部外傷治療・管理のガイドライン 第3版, 医学書院, 2013.
10) 高里良男:頭部外傷に対する治療戦略の現状と展望. 脳外誌, 23 (12): 951-956, 2014.
11) 横堀將司, 横田裕行:頭部外傷の病態と頭蓋内圧管理. ICUとCCU, 41 (11): 669-681, 2017.
12) 後藤雄大, ほか:重症急性硬膜下血腫に対する小開頭手術の有用性. Neurosurg Emerg, 22 (2): 163-170, 2017.
13) Ashayeri K, et al.: Syndrome of the Trephined: A Systematic Review. Neurosurgery, 79 (4): 525-534, 2016.
14) 前田 剛, ほか:高齢者頭部外傷の現状と課題. 脳外誌, 27 (1), 27, 9-16, 2018.
15) Plantier D, Luauté J; SOFMER group. : Drugs for behavior disorders after traumatic brain injury: Systematic review and expert consensus leading to French recommendations for good practice. Ann Phys Rehabil Med, 59 (1): 42-57, 2016.
16) 先崎 章:高次脳機能障害に対する薬物療法 —脳外傷を中心に—. MB Med Rehabil 153: 53-57, 2013.
17) 堀川直史:頭部外傷後の高次脳機能障害の薬物療法 —うつ病性障害, 適応障害と外傷後ストレス障害, 身体表現性障害. 総合リハ, 41 (11): 1031-1035, 2013.
18) 鈴木俊明, ほか編著:脳血管障害片麻痺に対する理学療法評価, 40-41, 神陵文庫, 2017.
19) 上月正博, ほか編著:リハビリテーションにおける評価Ver3. 第1版, 13-14, 医歯薬出版, 2016.
20) 太田冨雄, ほか:意識障害の新しい分類法試案. Neurol Surg, 2: 623-627, 1974.
21) Teasdale G, Jennett B: Assessment of coma and impaired consciousness. A practical scale. Lancet 2 (7872): 81-84, 1974.
22) 武田克彦, 村井俊哉 編:高次脳機能障害の考えかたと画像診断 第1版, 44-77, 中外医学社, 2016.
23) 森岡 周:リハビリテーションのための認知神経科学入門, 37-63, 協同医書出版社, 2016.
24) 綿森淑子, 本多留美:記憶障害のリハビリテーション:その具体的方法. リハビリテーション医学, 42 (5): 313-319, 2005.
25) 加藤元一郎:標準注意検査法(CTA)と標準意欲評価法(CAS)の開発とその経過. 高次脳機能研究, 26 (3): 76-85, 2006.
26) 澤村大輔ほか:Moss Attention Scale日本語版の信頼性と妥当性の検討, 高次脳機能研究, 32 (3): 181-189, 2012.
27) 豊倉 穣:注意障害の臨床. 高次脳機能研究, 28 (3): 76-84, 2008.
28) 矢谷令子 監, 能登真一 編:高次脳機能作業療法学 第1版, 136-150, 医学書院, 2012.
29) 石合純夫, 藤田勝治:高次脳機能学 第1版, 189, 209-210, 医歯薬出版.
30) 種村 純:遂行機能の臨床. 高次脳機能研究, 28 (3): 312-319, 2008.
31) 浜田 恵, ほか:発達障害者が社会適応を高めるには. ストレス科学研究, 30: 20-26, 2015.
32) 宇佐美 慧, ほか:社会適応スキル検査の作成の試み—検査の信頼性・妥当性・臨床的有用性の検討—, 教育心理学研究, 59 (3): 278-294, 2011.
33) 豊倉 穣, ほか:注意障害に対するAttention process trainingの紹介とその有用性. リハビリテーション医学, 29, (2): 153-158, 1992.
34) Grattan LM, Ghahramanlou M: The rehabilitation of neurologically based social disturbances (Ln

Eslinger PJ ed).: Neuropsychological interventions: Clinical research and practice. The Guilford Press, 266-293, 2002.
35) Malec JF: Impact of Comprehensive Day Treatment on Societal Participation for Persons With Acquired Brain injury. Arch Phys Med Rehabil, 82 (1): 885-894, 2001.
36) 高次脳機能障害冊子体ワーキンググループ委員会 編：なるほど高次脳機能障害"社会的行動障害について", 2017.
37) 国立障害者リハビリテーションセンター：高次脳機能障害者支援の手引き 改訂第2版, 2009.
(http://www.rehab.go.jp/application/files/3915/1668/9968/3_1_01_.pdf)（2018年12月1日時点）

【参考文献】
1. 厚生労働省社会・援護局障害保健福祉部：高次脳機能障害者支援の手引き（改定第2版），国立障害者リハビリテーションセンター，2008.
2. 日本脳神経外科学会・日本脳神経外傷学会 監：重症頭部外傷治療・管理のガイドライン第3版，真興社，2013.
3. Provenzale J: CT and MRI imaging of acute cranial trauma. Emergency Radiology, 14 (1): 1-12, 2007.
4. Zee C-S, Go JL: Imaging of head trauma. Neuroimaging Clin N Am, 12 (2), xi, 2002.
5. 谷 諭：頭部外傷におけるCT/MRI, Medical Rehabilitation 132, 96-100, 2011.
6. 元木順子，三村 將：社会的行動障害のみかた. Journal of clinical rehabilitation, 21 (1): 63-67, 2012.

3 脊髄損傷の理学療法

1 疾患の病態

- 脊髄損傷と脊椎損傷は異なる
- 脊椎損傷がなくても脊髄損傷になる
- 運動障害，感覚障害のみではない
- 自律神経障害などさまざまな問題がある

脊髄損傷とは

　脊髄とは脳から背骨の中を通って伸びている太い神経の束である。その脊髄を外傷などによって損傷することが脊髄損傷である。外傷とは，交通事故や労働災害，スポーツ外傷，高所からの転落，高齢者の転倒であり，近年高齢者の転倒，転落が原因の頸髄損傷が増加している。

脊髄損傷の原因と損傷部位による症状

　脊髄損傷は，脊椎の脱臼骨折や破裂骨折などに伴って起こることが多いが，脊髄損傷は必ずしも脊椎損傷を伴わない。つまり，脊椎に骨折などがなくても，脊髄損傷は起こる。また骨折の程度と脊髄損傷の重症度とは必ずしも一致しない。一方で，高齢者などが尻餅をつき，圧迫骨折を引き起こすことがあるが，これも必ずしも脊髄の損傷を伴わない。脊髄は脳と同じ中枢神経なので，回復はまったく期待できない。損傷部位により，多彩な症状を示す。また後述する中心性頸髄損傷でも骨損傷を伴わないことがほとんどである。

　頸髄で損傷されれば，四肢麻痺，感覚障害，さらには自律神経障害（血圧の調節機能障害，発汗の障害などの交感神経障害，膀胱直腸障害，性機能障害などの交感神経・副交感神経障害）が生じる。胸髄中下部以下で損傷されても対麻痺や膀胱直腸障害，性機能障害などが生じる。

　外傷以外にも，高齢化による頸椎変形により，軽度の転倒などでも引き起こされる非骨傷性頸髄損傷が増加している。非骨傷性頸髄損傷は中心性頸髄損傷（C3レベルなどの中心部分が損傷している状態）となることが多い。皮質脊髄路は脊髄側索を下行し，中心に近いほど上肢に行く神経が集まっていて，逆に外側には下肢に行く神経が集まっている（**図1**）。中心性頸髄損傷では手の痺れや麻痺，物に触れることができないような激しい痛みなどが慢性的に続く。

症状の経過

　重度脊髄損傷では，受傷直後に**一時的な脊髄機能不全（脊髄ショック）**を呈する。脊髄ショックの状態では，損傷高位以下のすべての脊髄機能が消失する。**弛緩性麻痺，反射の消失，血圧の低下，麻痺性イレウス**などを呈する。数週間後に球海綿体反射，膀胱の反射，腱反射などが回復してくる。

　脊髄ショック離脱後は，運動障害，感覚障害，自律神経障害などにより，さまざまな障害を呈する。

- **運動障害**（**図2**）：運動障害は，頸髄損傷では

四肢麻痺，胸髄以下では対麻痺，腰椎損傷では馬尾損傷も起こりうる。馬尾損傷は，脊髄損傷ではない。脊髄に外傷やその他の原因による横断性損傷を受けると，損傷髄節以下の全反射が消失する。脊髄ショック期の運動麻痺が恒久的に続くわけではない。一般に，完全損傷では神経学的に回復が困難であるが，不全損傷では，6カ月にわたって回復がみられる。特に，高齢者における頸髄損傷は下肢よりも上肢に重い中心性脊髄損傷を受けることがほとんどであり，下肢では運動麻痺の改善がかなり望まれる。

- 感覚障害（図3）：外傷による完全損傷では，急性期において損傷髄節以下の表在感覚，深部感覚が脱失する。急性期を過ぎると，損傷脊髄の浮腫などの消失によって感覚障害が改善することもあるが，かえってしびれ感や痛みを引き起こし，リハ治療の障害となる場合が多い。

- 自律神経障害（図4）：運動障害，感覚障害のみならず，自律神経障害は大きな問題である。自律神経には交感神経と副交感神経があり，内臓器官に分布する自律神経は交感神経系がT1-L2，副交感神経系は迷走神経などの脳幹部由来のものとS2-4由来のものがある。交感神経系は，血管抵抗を支配し，血圧調節にかかわるものと，皮膚の汗腺を支配し体温調節にかかわるものとがある。高位脊髄損傷かどうか，また，完全損傷か不全損傷かによって異なるが，運動障害，感覚障害，自律神経障害によって呼吸障害，循環障害，消化器障害，排尿障害などが起こる。

- 呼吸障害：横隔膜を支配する横隔神経はC4であり，これより上位の脊髄損傷では，自発呼吸ができない。これより下位の損傷でも，頸髄損傷では，肋間筋と腹筋の麻痺により痰の喀出が不十分となり，さらに副交感神経が優位となる。

図1　正常脊髄と損傷脊髄（C3レベル）

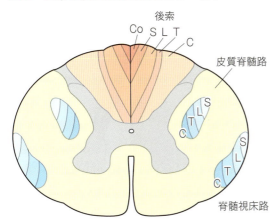

正常の脊髄

脊髄横断面と各遠心路・求心路の局在，後索，外側皮質脊髄路，脊髄視床路の体部位局在を示す。それぞれ遠心路・求心路のなかで，どこを通っているかを把握する（例：外側皮質脊髄路は内側を頸髄へ向かう神経が通っており，外側に仙髄へ向かう神経が通っている）。
C：頸髄，T：胸髄，L：腰髄，
S：仙髄，Co：尾髄

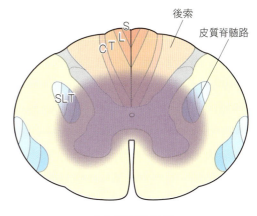

中心性頸髄損傷

中心近くを通る神経が損傷されるため，中心性頸髄損傷では，上肢に強い麻痺が生じ，下肢は軽度である。

（文献1）より作成）

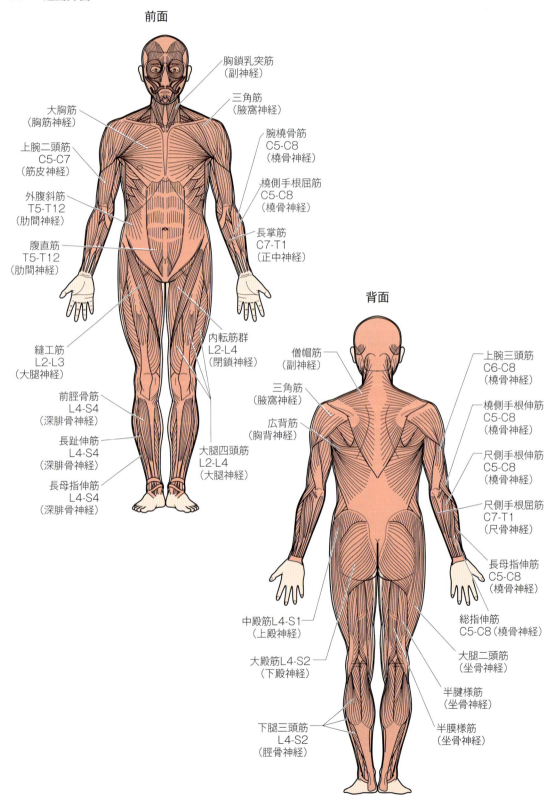

図2 運動障害

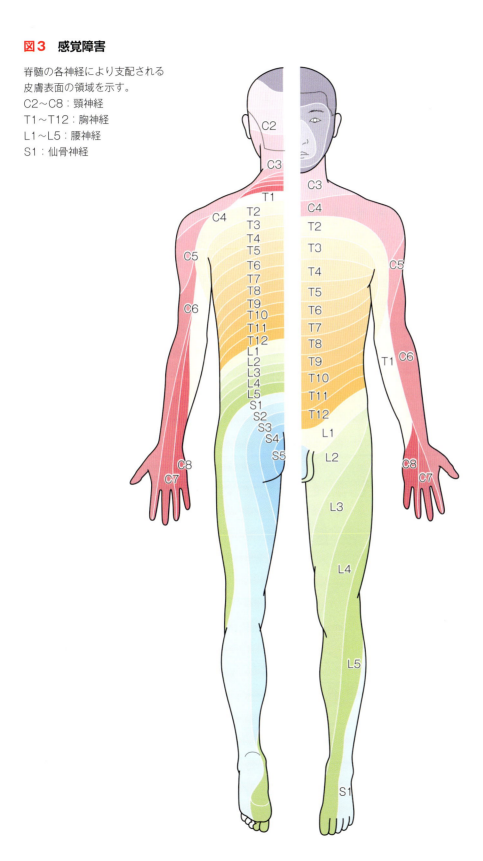

図3　感覚障害

脊髄の各神経により支配される皮膚表面の領域を示す。
C2～C8：頸神経
T1～T12：胸神経
L1～L5：腰神経
S1：仙骨神経

より下位の頸髄損傷でも上位の胸髄損傷でも，肋間筋と腹筋の麻痺により努力性呼気が障害される。

- 循環障害：心臓壁に分布している交感神経はT1-T4由来であり，これより上位の損傷では副交感神経優位（迷走神経優位）となるため（**図5**），徐脈と支配領域の血管拡張による血圧低下を呈する。またこれらにより起立性低血圧を起こす。慢性期には自律神経過反射などを生じる。
- 消化器障害：胃，小腸，結腸，直腸に分布する交感神経はT6-T12，直腸に分布する副交感神経はS2-S4由来である。これより上位の脊髄損傷では，胃・十二指腸潰瘍，麻痺性イレウス，排便障害などをきたす。
- 排尿障害：膀胱や尿道およびその括約筋を支配する神経には，交感神経である下腹神経，副交感神経である骨盤神経，体性神経である陰部神経などがある。下腹神経はT11-L2由来，骨盤神経と陰部神経はともにS2-S4由来である。これより上位の脊髄損傷では，排尿反射を起こす仙髄と排尿を制御する上位中枢との連絡が遮断されるため，排尿障害をきたす。

脊髄損傷は，運動障害，感覚障害，自律神経障害などによって呼吸障害，循環障害，消化器障害，排尿排便障害などを呈し，さらには異所性骨化，深部静脈血栓症，肺塞栓，性機能障害，

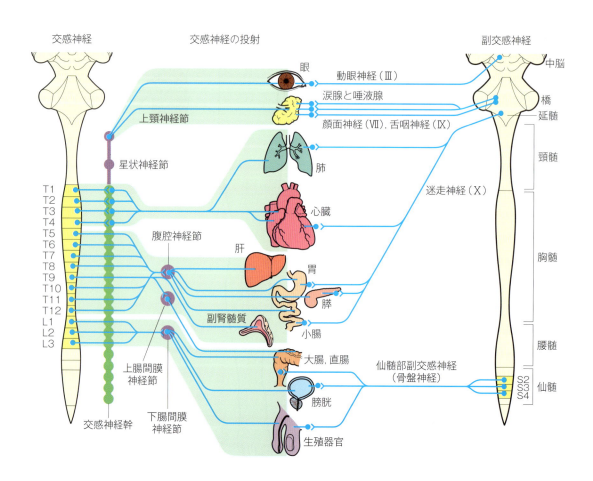

図4 自律神経障害

褥瘡，体温調節障害など，ほかにも多彩で対処が難しい障害や問題がある。以上の障害を考慮し，総合的に対処し，リハ治療を進めなければならない。

図5　循環障害

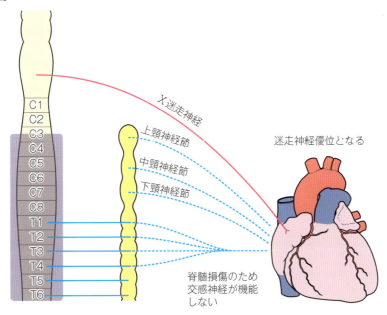

2　症候・障害

- 脊髄損傷は，完全損傷と不全損傷に分かれる。不全損傷とは，仙髄機能である母趾屈曲が可能，肛門周囲の知覚機能の残存，肛門括約筋の収縮の条件の1つでも当てはまるものである。
- 排尿障害は，排尿中枢(S2-4)の上位で損傷すると自動膀胱となり，中枢またはその下位で損傷すると自律膀胱となる。
- 脊髄損傷患者の排尿は，脊髄損傷患者に応じた排尿方法を選択し，尿路の清潔を保つ努力と尿量のコントロールによって尿路合併症を防ぐことが重要である。
- 脊髄損傷患者の呼吸障害は，呼吸筋麻痺と自律神経障害の影響で気道分泌物が増加し気道が狭小化することにより生じる換気障害がある。

完全損傷と不全損傷

脊髄は中枢神経からの指令や末梢からの情報を伝える経路である。脊髄損傷では脊髄が完全に損傷した状態で損傷部以下の機能が完全に麻痺している「**完全損傷**」と損傷部位以下の機能が残存している「**不全損傷**」に分類される。**不全損傷**とは，脊髄は障害されているが末梢部に残存している部分を有することを表し，脊髄不全損傷の定義は脊髄下方の仙髄機能が温存されている状態で，母趾の屈曲が可能(S1)，肛門周囲の知覚残存(S2, 3, 4)，肛門括約筋の収縮(S2, 3, 4)のうちで1つでも認められる状態である。完

全損傷のレベルの表示は，評価して残存している最下位となる。C5レベルという表示はC5レベルまでの機能が残存していることを表している。

脊髄ショック期

脊髄の急激な横断性傷害により生じる症状をいう。脊髄の急激な横断性傷害により生じる症状で，損傷部以下が完全に麻痺し，上行性・下行性伝導路の遮断がみられ，<u>弛緩性の運動麻痺</u>，<u>反射の消失</u>，<u>膀胱直腸障害</u>などをきたした状態をいう。

脊髄ショックの離脱時期は，反射のうち早期に回復する<u>肛門反射</u>や<u>球海綿体筋反射（BCR）</u>が出現した時期とされている。重症の脊髄損傷における麻痺の評価と予後予測を的確に行ううえでは，脊髄ショックの離脱時期を考慮すべきである。24時間程度で回復するものから数カ月継続する場合もある。

図6　脊柱と脊髄の矢状面

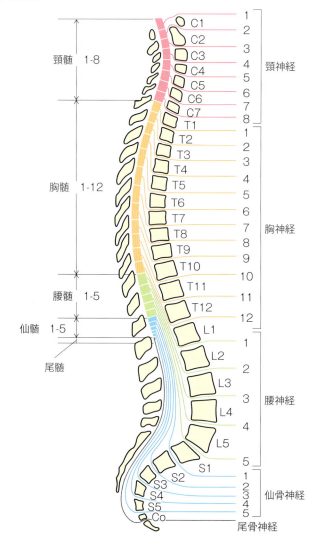

用語解説
肛門反射　肛門に入れた示指で肛門粘膜を刺激すると肛門括約筋が収縮する。
球海綿体筋反射（BCR）　男性では亀頭部，女性ではクリトリスを刺激すると肛門括約筋が収縮する。

＊BCR：bulbocavernosus reflex

運動器障害

完全損傷の場合には，損傷部髄節以下のすべての機能が失われるが，不全損傷の場合にはそれぞれの機能が残存する．外傷性脊髄損傷では，脊柱管より脊髄長のほうが短いため損傷椎体と麻痺髄節の高位は一致しない（**図6**）．

感覚障害

完全損傷では，損傷髄節以下の感覚が完全に脱失する．表在感覚の触圧覚と温痛覚，深部感覚の振動覚と触圧覚および関節位置覚がすべて失われる．

また不全損傷は，損傷部位の違いによって中心性脊髄損傷，前部型脊髄損傷，後部型脊髄損傷，Brown-Séquard型損傷に分類される．これらの損傷部位による障害の特徴は，神経経路の損傷の違いによってさまざまな症状を呈する（**表1**）．分類に対する詳しい症状および理学療法は，p.227「不全損傷の理学療法」で解説する．

排尿障害

脊髄損傷では，一部の不全損傷を除き，神経因性膀胱による排尿障害は必発といえる．その障害は急性期から回復期，慢性期の間に変化することも多く，適切な尿路管理が行われないと，尿路合併症の原因となる．

脊髄損傷により排尿中枢と仙髄にある骨盤神経と陰部神経からなる脊髄損傷では，障害髄節レベルにより排尿障害の病態が異なる．損傷部位が仙髄排尿中枢（S2-4）より上位の損傷である核上型，仙髄排尿中枢自体の損傷，馬尾の損傷である核・核下型に分類される（**図7**）．

- **核上型神経因性膀胱**：仙髄の排尿中枢は損傷していないため排尿反射は残存する．膀胱内の尿貯留や腹壁の刺激などによって反射性排尿が起こるため失禁となる（自動型・無抑制膀胱）．
- **核・核下型神経因性膀胱**：仙髄排尿中枢以下が損傷を受け，排尿反射が消失している（自律型・弛緩型膀胱）．

排尿について

排尿の管理や方法は，損傷からの時期や膀胱機能の状態，四肢・体幹機能を考慮して，尿路感染症に十分配慮する必要がある．急性期の脊髄ショック期には排尿筋が麻痺して膀胱が収縮せず尿が出なくなる閉尿期間がある．受傷後の予後を見据えた段階で，排尿方法を選択していく．上肢機能が障害されていれば，膀胱瘻や括約筋切開が考慮される．また自排尿が不可で上肢機能が保たれていれば，清潔間欠自己導尿（CIC）が最善の排尿管理法である．頸髄損傷患者の自己導尿は，高位残存レベルC6でZancolli分類2B-Ⅱまでが自己導尿の可能な下限レベルである[2]．

自排尿継続可能な「良好な排尿の条件」は，
①残尿が100mL以下

表1 脊髄横断面上の損傷部位による損傷型分類

分類	運動麻痺	感覚障害
前部脊髄損傷	損傷部以下の完全運動麻痺を呈する	温痛覚の障害が認められる
後部脊髄損傷	運動機能は保たれる	触覚，振動覚，位置覚が障害されるため脊髄性失調が認められる
中心性脊髄損傷	下肢よりも上肢の麻痺が強く，痙性麻痺を呈する	温痛覚の障害が認められる
脊髄半側損傷	損傷側の損傷部以下の痙性麻痺を呈する	損傷側の損傷部以下に深部感覚障害，すぐ上には神経根障害による全感覚消失帯がある．損傷側の反対では，温痛覚が障害される

*CIC：clean intermittent catheterization

②排尿時膀胱尿道造影にて膀胱変形や膀胱尿管逆流がない

③排尿筋-外尿道括約筋協調不全(DSD)を示唆する所見がない

であり，これを満たさない場合はCICによる尿路管理が推奨される．

排尿方法

- 叩打排尿(図8)

 リズミカルに叩打し，手圧や腹圧を上昇させて排尿反射を誘発させる．

- 経皮的膀胱瘻(図9)

 上肢の運動麻痺が強い，または意識障害などがあり，上肢の操作の難しい症例が選択される．前立腺炎や尿道の合併症は回避できるが，膀胱炎のリスクが高い．

- 尿道留置カテーテル(図10)

 4週間程度であれば尿路を無菌に保つことが可能であるが，長期になると前立腺炎や尿道合併症を引き起こす可能性がある．

- CIC(図11)

 尿量は1日1.5〜2Lになるように導尿を2〜3回行う．手圧などの方法で排尿が可能になってきたら導尿回数を減らす．

尿路合併症

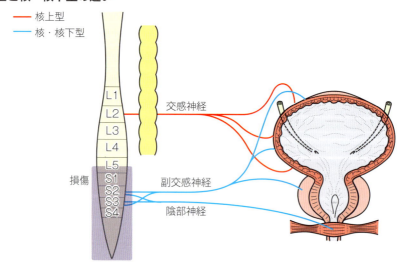

図7 核上型と核・核下型の違い

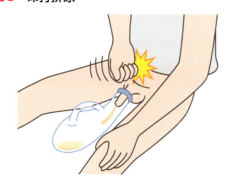

図8 叩打排尿

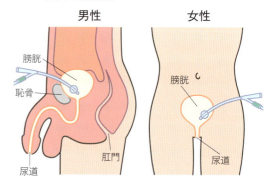

図9 経皮的膀胱瘻

| 用語解説 | **排尿筋-外尿道括約筋協調不全(DSD)** 排尿筋収縮中に内外括約筋が不適切に収縮したり弛緩不全を起こしたりする状態のことであり，核上型脊髄損傷の大多数にみられる病態である．

＊DSD：detrusor sphincter dyssynergia

- 尿路・性器感染症：カテーテルが原因となり，細菌が外部から尿路や性器内に侵入して生じる．残尿が多くなると発症リスクが高くなり，尿の混濁，発熱があれば感染を疑う．腎盂腎炎では，38℃以上の発熱することが多いが，膀胱炎では，発熱を伴うことは少ない．
- 尿路結石：脊髄損傷患者では，膀胱結石の発生率が高い．慢性期の脊髄損傷患者での膀胱結石は，間欠導尿に比べてカテーテル留置症例に多く発生し，18〜20倍になる．飲水量を多くし，尿量を多くすることにより，カテーテルに付着する結晶を減らすことができ，結果として膀胱結石の発生を予防することになる．
- 痙性萎縮膀胱：慢性期になって尿道留置カテーテルを放置すると膀胱の萎縮によって容量が減少する．膀胱の萎縮があると排尿練習の効果が上がらず，発汗や頭痛などの原因となる．
- 尿失禁：尿失禁を放置すると尿路感染や褥瘡のリスクが高くなるため，集尿器をうまく使って処理することが大切である．

呼吸障害

呼吸障害は脊髄損傷，特に頸髄損傷患者にお

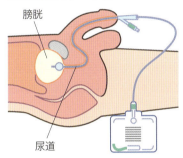

図10 尿道留置カテーテル

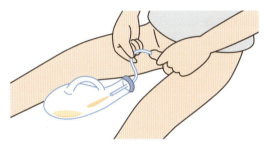

図11 CIC

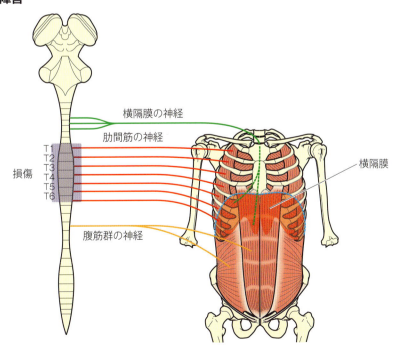

図12 呼吸障害

ける主な死亡原因となっている。頸髄損傷患者は呼吸筋麻痺に伴う換気不全が生じる。第4頸髄（C4）より上位の完全損傷では，横隔膜の機能不全のため人工呼吸器が必要になる。胸髄損傷（T10以上）では，腹筋群，肋間筋の筋力低下をきたすので呼気，吸気ともに減少する（図12）。

正常呼吸

正常の吸気時の胸郭の動きとしては，
①上位肋骨と胸骨の挙上による前後方向の拡大
②下位肋骨の挙上による左右方向の拡大
③第1・2肋骨の挙上と横隔膜の収縮による上下方向の拡大が生じる（図13）。

　安静吸気：横隔膜（C3-5），外肋間筋（T1-11）
　安静呼気：胸郭の弾性による受動的作用

呼吸筋麻痺

　頸髄損傷において，頸椎上位損傷では，横隔膜の機能低下があり，頸椎下位損傷でも外肋間筋の機能低下が存在する。頸髄損傷患者にみられる特徴的な呼吸としては，腹筋や肋間筋の麻痺により吸気時に胸郭が陥没し，呼気時に膨隆するシーソー呼吸がある（図14）。これにより呼出するための空気が肺上葉に流れ込み，吸気効率が低下する。また痰の分泌物が肺上葉へ流れ込み貯留しやすくなる。

　自律神経の障害としては，迷走神経優位になるため，気管支粘膜の充血によって気道分泌物が増加し，気道が狭小化する。貯留した痰は肺炎，気道閉塞や無気肺を引き起こす原因になる。呼気筋である腹筋群，内肋間筋の麻痺により，強制呼気を必要とする咳嗽が困難になる（表2）。また睡眠時は，覚醒時に比較して換気量は低下し，線毛運動による粘液を移動させる能力が減少するため，夜間のみ人工呼吸器を併用することもある（表3）。

呼吸理学療法

　呼吸理学療法としては，胸郭の可動性を向上させて残存筋での呼吸筋の効率的な使用を促すことを目的に行う呼吸練習（口すぼめ呼吸など）や排痰療法などが挙げられる。ウィーニングや日常生活での呼吸困難の改善に努める。

図13　正常呼吸時の胸郭の動き

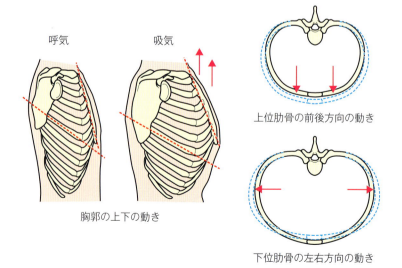

用語解説
口すぼめ呼吸　気道の虚脱（押しつぶされ，狭くなる）を防ぎ空気を通過させやすい呼吸練習方法。口を閉じて鼻で息を吸い込む（約2秒）。口をすぼめてゆっくりと吐き出す（約4秒）。
排痰療法　咳嗽介助や自力での咳嗽を促し，肺の衛生・浄化を保ち，呼吸器合併症の治療および予防を目的に行う。
ウィーニング　人工呼吸器から自発呼吸へと移行する過程のこと。

図14　正常呼吸とシーソー呼吸

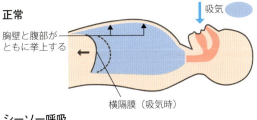

表2　呼吸に参加する筋の支配髄節と作用

	支配髄節	筋の作用
横隔膜	C3-5	吸気
胸鎖乳突筋	C1-3	努力性吸気
僧帽筋	C2-4	努力性吸気
斜角筋群	C1-8	努力性吸気
外肋間筋	T1-11	吸気
内肋間筋	T1-11	努力性呼気
腹直筋	T6-12	努力性呼気
外腹斜筋	T5-L1	努力性呼気
内腹斜筋	T7-L1	努力性呼気

（文献4)より引用）

表3　脊髄損傷と呼吸状態

機能残存レベル	完全麻痺	不全麻痺
C1-2	長期的に人工呼吸器管理を必要とする	受傷後早期は呼吸器合併症を起こすが、いずれ人工呼吸器から離脱する
C3-4	日中離脱 夜間人工呼吸器必要	
C5-8	睡眠時呼吸障害が問題となる症例もある	

（文献5)より引用）

頸髄損傷患者の肺活量
頸髄損傷患者の肺活量は、健常者の50％、予備呼気量は約20〜30％まで減少し、残気量は140〜190％まで増加する[2]。

3　医学的検査

- 脊髄損傷は全身性の疾患であり、通常の検査に加えてさまざまな検査が必要である
- 単純X線検査の所見は、脱臼骨折を伴うものから、ごく軽度の変形のみのものもある
- MRIの所見が重要である
- MRIの所見は慢性期にかけて変化する

検査の種類

　脊髄損傷は、その治療として全身管理を必要とする病態であり、多様な病態に対する診断が必要である。それゆえに、さまざまな検査が必要となる。血液検査、尿検査、動脈血ガス検査、心電図、呼吸機能検査などはもとより、**単純X線撮影、CT、MRIが欠かせず、特に脊椎の安定性**の確認は必須である。

　脊髄損傷では、診察所見から疑われる脊椎部位の単純X線撮影やCTなどを行う。それによって脊椎、つまり骨の損傷があるかどうかをチェックする。また、脊椎全部位のチェックも必要である。頸髄損傷では、ほかの部位の損傷も伴っている可能性があるからである。

　脊髄損傷と脊椎損傷は異なる。脊椎損傷、脊髄損傷それぞれの病態を把握するためにMRIは大変有用な診断方法である。

　脊髄損傷では程度の差はあれ、損傷部に浮腫

*MRI：magnetic resonance imaging　　*CT：computed tomography

を伴った出血が生じていると考えられる。これが不可逆的変化に陥り，出血部が麻痺の重症度やその回復に関与していると考えられる(**図15**)。

MRI所見の特徴

急性期損傷脊髄内に起こる浮腫，挫傷，小出血や壊死などの変化は一般的にT1強調画像で低信号，T2強調画像で高信号を示す。しかし実際には，T1では脊髄の腫脹，圧迫，変形や断裂などの脊髄の形態および脊椎の脱臼や椎間板の突出などの解剖学的な変化は詳細に描出されるが，髄内の変化が認められない場合が多い。一方，T2では髄内出血があれば低信号を示し，脊髄の浮腫，挫傷，小出血や壊死などは，その病理学的な鑑別はできないが高信号を示す(**図16, 17**)。

また，完全損傷で予後の悪い特徴的な画像は急性期T1強調画像での低信号領域であり，これは出血部のdeoxyhemoglobinを表している。この出血部が広範であれば低信号領域としてとらえられるが，微小であればとらえにくい。従って麻痺も比較的軽い不全損傷では出血部が小さく低信号領域として出現しにくいと考えられる。さらにこの低信号領域は経時的にみると消失してしまうため，信号をとらえるためには損傷後の時間経過が少ないほどよい。受傷後3日以内の撮像であれば，完全損傷ではT1強調画像で大きな低信号領域をとらえられる可能性が高い。不全損傷でも小さな低信号領域を呈する例もあるが，受傷1日後の初回撮像時に低信号領域が出現していない。またT2強調画像高信号領域も同様に広範で，T1強調画像での低信号領域と一致していた。

上記のように，**受傷後数日以内のT1強調画像での低信号領域出現やT2強調画像高信号領域の広さは予後不良の微候であると考えられる。**脊髄損傷受傷後のMRIの継時的変化は，受傷後

図15 脊髄の動脈

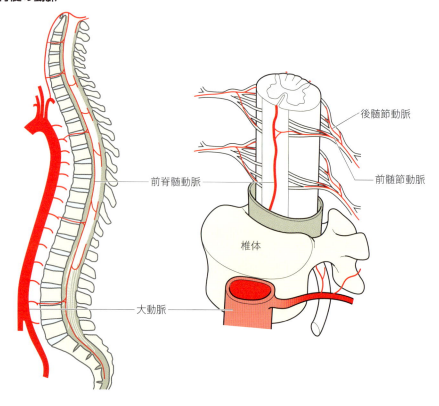

数日以内では，低信号領域の有無にかかわらず，浮腫と考えられる高信号領域が損傷部を中心としてさらにその周辺部にもみられ，受傷1～2週間後に浮腫の範囲は最大となる。この時点ですでにT2高信号領域が1椎体レベルあたりに限局している場合は不全損傷例が多い。以後次第に

この高信号領域は限局していき，受傷1～数カ月後にはT1強調画像で損傷部に低信号領域がみられる。また同じレベルにT2強調画像の高信号領域も限局してくる。T1強調画像低信号領域の有無およびその大きさが，その時点での麻痺の重症度と相関すると考えられている。

図16　頸髄完全損傷

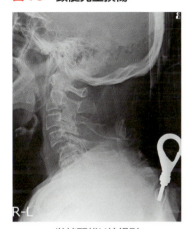

単純頸椎X線撮影
C5/6脱臼骨折

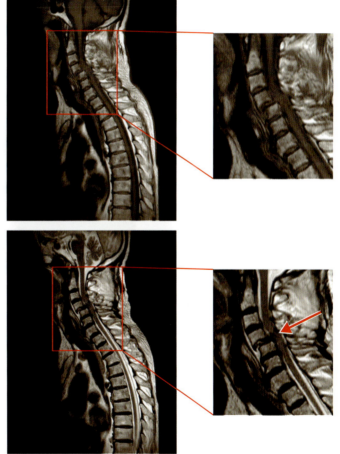

MRI（T1，T2強調）
C5/6レベルで脊髄の圧排が認められる（→）。

図17　非骨傷性頸髄損傷（中心性頸髄損傷）

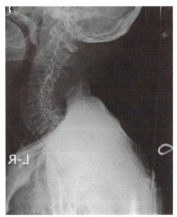

単純頸椎X線撮影
C3からC4にかけて後縦靱帯骨化症（OPLL）があり，C4/5以下のレベルでも脊柱管が狭窄している。

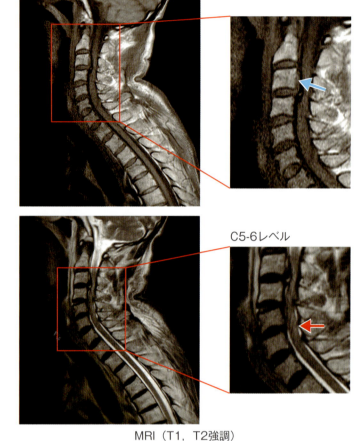

MRI（T1，T2強調）
C3からC4にかけてT1強調画像での板状の低信号域があり（→），OPLLと考えられる。同レベルで頸髄は圧排され，頸髄内にはC0-6レベルにてT2強調画像で高信号が認められる（→）（受傷後4日）。

4　医師による治療

- 脊椎の安定化を図ることにより，呼吸機能が改善し早期リハが開始でき，肺炎などの合併症を減少させるのに役立つ
- 脊髄の障害レベルに一致した圧迫病巣や高度な不安定病変がある場合，脊椎の手術が必要である
- 脊髄損傷の治療は不可能である

　脊髄損傷の急性期治療は，まず患部の安静と病変の安定化を目指し，臥床安静とする。しかし，病変以下の多くの臓器機能障害に対しては，全身管理をしつつ積極的に自動的，他動的に体を動かし，リハ治療を早期から開始する。
　損傷脊髄レベル以下の多くの臓器の機能不全

* OPLL：ossification of posterior longitudinal ligament

が出現するため，集中治療室でのモニター下の管理が必要である．特に重症頸髄損傷患者では集中的な全身管理が必要である．

呼吸障害

頸髄損傷患者は呼吸筋麻痺のため，強制的肺活量と呼気流速の著しい減少があるうえに，副交感神経が優位となり分泌が多く，腹筋や肋間筋麻痺のため喀痰の排出が困難である．従って，呼吸管理は最も重要なことである．肺炎や無気肺を起こしやすく，気管内挿管，気管切開や人工呼吸器装着が必要となる場合もある．また体位交換を行い，褥瘡を予防すると同時に喀痰を排出しやすくさせることが必要である．

循環障害

急性脊髄損傷後，低血圧が生じる．これは，外傷による循環血液減少や交感神経機能不全によるものとされる．高度の徐脈や低血圧は重症頸髄損傷や高位頸髄損傷に合併することが多い．脊髄損傷は，急性期から亜急性期にかけては交感神経遮断のため，自律的な血管支配の交感神経活動の喪失となり血管抵抗が著明に低下する．さらに，心臓支配の交感神経活動の喪失によって迷走神経優位の状態となり，心拍数が著明に低下する．その結果，著明な低血圧状態となる．

頸髄損傷では起立性低血圧を呈し，意識を消失することさえある．低血圧の早期是正は，救急搬送された時点から求められる．

消化器障害

消化器合併症の管理も重要で，脊髄損傷では麻痺性イレウスが起きやすく，その場合，腸管ガスによる腹部膨満により横隔膜が挙上されて肺が膨らみにくくなり（**図18**），無気肺や肺炎などの合併症がさらに起きやすくなる．食事や飲水を中止し，必要な水分は点滴静注で補い，鼻腔から腸までチューブを挿入し，腸管内の圧力を下げる．場合によっては，外科的な治療が必要となることもある．

骨折などの治療

保存的治療あるいは観血的治療までの頸椎への治療を保つために，頸椎病変に対しては頭蓋直達牽引を行う．頸椎骨折・脱臼の整復，アライメントの正常化あるいは改善，さらなる脊髄損傷の増悪を防止するために頸椎の固定を目的とする．整復により脊髄と神経根への圧迫が除かれ，減圧される．観血的治療の適応に関し，その治療時期，重症度，手術方法などには絶対的なものはない．

脊髄完全損傷

脊髄完全損傷では，脊椎の手術を行っても神経機能が回復することはない．主な目的は脊椎の安定化である．患者を起座位あるいは立位にすることで，呼吸機能は改善し，早期リハビリが開始でき，肺炎などの合併症を減少させるのに役立つ．そのためにも脊椎の安定化が重要である．

脊髄不全損傷

脊髄不全損傷においては保存的治療で改善しないかあるいは神経学的に悪化する症例で，脊

図18　麻痺性イレウスによる腹部膨満

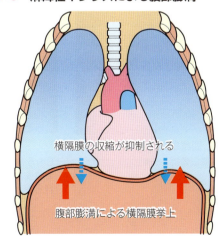

髄の障害レベルに一致した圧迫病巣や高度な不安定病変がある場合，外科的治療により減圧と安定化が行われるべきであろう．二次損傷を軽減しさらなる回復が促進される可能性がある．不全損傷は自然回復の可能性もあり，その観血的治療の適応には議論が多い．急性期の手術は症状悪化の可能性が高いとして禁忌とされていたが，早期手術が有害であるという明らかな証拠はない．保存的に改善する例も多く，不適切な手術は避けなければならない．早期に手術が勧められる症例は高度の脊椎不安定性圧迫病変を有する症例である．早期に除圧・内固定を行い，不安定な病変の安定化を図ることが早期離床・早期リハにつながり，患者の利益になる．

手術術式は，前方，後方，あるいは両方からのアプローチがあり，症例に応じて最良の術式を選択する．現在では，**脊椎インストゥルメンテーションの発達により内固定が早期に得られる**ため，術後臥床期間の短縮が可能で，その恩恵は大きい（図19）．早期離床により，合併症の発生もさらに少なくなる．

急性期の管理の要点

脊髄損傷の急性期の管理の要点は，日常生活活動（ADL）自立に向けての早期離床・早期リハである．脊髄の障害レベルに一致した持続的責任圧迫病変や高度不安定病変がある場合は，可及的早期に脊髄の除圧および脊椎の固定を目指し治療すべきである．病変の安定化を図り，早期離床・早期リハを目指すことが最も重要である．現在，脊椎インストゥルメンテーションの使用により術後臥床期間の短縮が可能であり，さらに早期離床が図られている．

合併損傷や合併症の急性期管理は複数科によるチーム医療が必要で，連携した集中治療を行うことが重要である．また，多くの科の医師，看護師，PTなどメディカルスタッフの多職種連携によるチーム医療が最も重要である．

本項で述べた急性期ばかりでなく，回復期，慢性期にかけて上述のほかにも自律神経障害，排尿障害，排便障害，さらにリハ治療によるADL，歩行などへの治療が重要である．

図19 脊髄不全損傷例に対する手術例

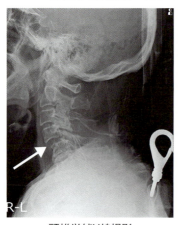

頸椎単純X線撮影
C4/5 脱臼骨折（→）

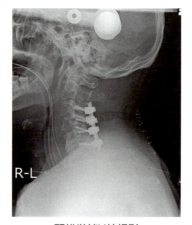

頸椎単純X線撮影
C4/5 脱臼骨折，後方除圧固定後
脊椎安定化のために，早期に手術を行った．

5 理学療法評価

- 基本的評価
- 機能障害に対する評価
- ADLの評価
- 評価尺度
- 動作分析

評価総論

脊髄損傷患者の理学療法評価を行う際には，損傷の程度によって評価項目が異なる。完全損傷であれば，損傷高位から遠位の運動障害，感覚障害を認める。脊髄損傷は上位運動ニューロンと下位運動ニューロンの影響を受けるため，運動障害は損傷高位により上位運動ニューロンの影響である **痙性麻痺**，下位運動ニューロンの影響である **弛緩性麻痺** と変化する。具体的には，損傷高位が中等度胸髄より上位であれば痙性麻痺に，下位であれば弛緩性麻痺となる。このような特徴を理解したうえで，患者の動作分析をすることが重要である。次に，損傷高位により可能な動作パターンと実際の患者の動作との相違を考える。そして，その違いの原因を機能障害で予想して，理学療法検査を行うことが大切である。また，動作が不可能な場合には，患者に必要な基本動作を考えて，その動作獲得に必要な機能に対する検査を行う必要がある。

実際の検査では，痙性麻痺を有する患者には筋緊張検査，深部腱反射が適切であり，弛緩性麻痺を有する患者には徒手筋力検査（MMT）が必要となる。この点を理解して検査を行う必要がある。感覚障害は損傷部より下位での感覚脱失となるが，損傷部付近では感覚鈍麻を認めることが特徴的である。また，表在感覚検査では，神経伝導路の違いのため，触覚検査より痛覚検査を用いるほうが損傷部位を明確にすることが可能である。このように障害部位の程度を知ることは重要である。また，残存能力に対する評価も重要であり，関節可動域（ROM）検査，MMTが必須の検査となる。脊髄損傷の評価尺度としては，**Frankel分類**（フランケル）や **The American Spinal Injury Association（ASIA）機能評価尺度** が代表的である。

不全損傷は転倒・転落などの比較的小さな外力により認めるのが特徴的である。上肢の麻痺が多くみられる患者では歩行は何とか獲得できるが，手指の巧緻性の低下や反射性交感神経性ジストロフィー（RSD）様の痛み，知覚障害，腫脹がみられることも多い。損傷高位に応じた運動障害が出現するために，完全損傷と同様に検査内容を変化する必要がある。動作分析は症例ごとに異なるため，さまざまな角度からの理学療法評価が必要になる。

基本的評価

情報収集は，カルテや画像などから実施することが一般的である。しかし，不足している部分などは患者本人や家族から聴き出す。

基礎へのフィードバック
脊髄損傷（完全損傷）の麻痺の判断

脊髄損傷（完全損傷）の麻痺は損傷部位で判断できる。中位胸髄よりも高位の脊髄損傷では痙性麻痺，下位は弛緩性麻痺を認める。痙性麻痺では深部腱反射亢進，筋緊張亢進を，弛緩性麻痺では筋力低下を認める。このように脊髄の損傷部位により症状が異なる理由に関しては未だ不明確な点が多い。中位胸髄より高位での脊髄損傷では障害部位が脳に近いために上位運動ニューロン障害と同等の症状がみられ，下位での脊髄損傷では障害部位が脳から離れるために下位運動ニューロン障害がみられると考えることができる。中位胸髄の部位は症例によっても変化するために，個々の症例で判断する必要がある。

＊RSD：reflex sympathetic dystrophy

一般情報
- 年齢，性別，身長，体重，職業，趣味，スポーツ歴，国籍，保険の種類，運転免許証の有無を確認する。患者の全体像を描き，さまざまな情報をスムーズに聴き出しながら理学療法の**動機付け**や**ゴール設定**を行いやすくする。
- 担当する医師，看護師，OT，ケースワーカーを確認する。患者を担当するリハチームのメンバーと積極的に意見交換をし，**早期の社会復帰**につなげる。

医学情報
- 現病歴の確認：受傷日，受傷部位，手術・治療内容，精神状態，検査所見など。
- 随伴症の確認：運動麻痺，知覚麻痺，呼吸障害，循環器障害，起立性低血圧，消化器・腸管障害，自律神経過反射，発汗障害，排尿・排便障害，性機能障害など。
- 合併症の確認：尿路感染症，関節拘縮，褥瘡，骨萎縮，異所性骨化，静脈血栓，肺炎，麻痺性イレウスなど。脊髄損傷では腹部内臓の自覚症状は表出しにくく，受傷後のストレスや**副交感神経優位**による胃液分泌亢進のため**胃潰瘍**や**胃穿孔**がみられることがある。この穿孔による腹膜炎は致命的なため，**急性期合併症**としては特に注意が必要となる（**図20**）。麻痺域の血管収縮は消失するため，麻痺筋による**ポンプ作用の喪失**は**静脈血栓**を生じやすくなる。**肺塞栓**は急性期の頸髄・胸髄損傷者にみられることが多いため，下肢浮腫の有無を注意深く観察し，予防することが重要となる。また，自殺企図による外傷か否かは，患者の精神状態や**障害受容**の程度に大きく影響する。その後の理学療法実施時の対処法を検討するためには，確認する必要がある。転院してきた患者の場合は，前施設からの情報を確認し，患者の新しい施設でのスムーズな理学療法が実施できるように努める。
- 全身状態の確認：日常生活上や理学療法実施

> **実践!! 臨床に役立つアドバイス**
>
> **運転免許の有無の確認**
> 運転免許があれば，患者にとって退院後の活動範囲を広げることができ，自立した生活の実施に役立てることができる。

図20　腹膜炎

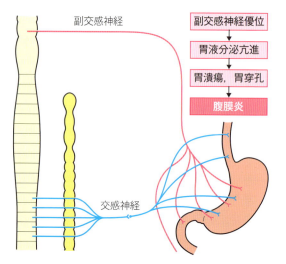

腹膜炎の発症機序

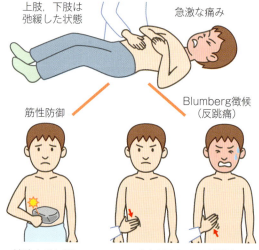

脊髄損傷では腹膜炎の症状を自覚しにくい

時には，患者の**表情**や**皮膚の状態**（乾燥や湿り具合），**四肢の浮腫**，**呼吸の速さや深さ**などの変化もいち早く感じ取り，**バイタルサイン**や意識状態の確認とともにリスク管理に努める必要がある。そのためには，患者の意識状態や排泄状況，食欲や睡眠状態も把握しておくことが重要となる。

頸髄・高位胸髄損傷では，**肺活量や1回換気量**などが減少する。正常で行われる「**ため息**」もできないため，**無気肺**や**肺炎**に気を付けなければならない。

自律神経過反射により**頭痛**，**発汗**，**顔面紅潮**，**鼻づまり**，**鳥肌**，**血圧上昇**が生じる。血圧上昇の継続は，**脳出血**など生命に危険を及ぼす可能性があるため，自律神経過反射の原因を早期に取り除くことが重要となる。

- 既往歴の確認：糖尿病は，褥瘡や外傷の**治癒を遅延**させる。呼吸器疾患や虚血性心疾患があれば**運動負荷時のリスク**が高くなる。そのため，ADL自立の阻害因子となる受傷前の疾患や障害を正確に把握しておく必要がある。

社会情報

- 家族環境の確認：患者の家族構成や家庭内の役割，家族との関係を確認することによって，介護的な**キーパーソン**を確認する。
- 社会環境の確認：職業歴では具体的な仕事内容を確認し，**職業復帰**や**転職**の必要性など他のリハチームと検討し，具体的な理学療法を検討する必要がある。教育歴では，どのような環境にある場所で授業を受けているのかを具体的に確認し，早期退院に向けた理学療法

や学校側に依頼する具体的な内容，社会資源の活用内容を検討する必要がある。その他，必要に応じて労働災害保険や公的制度の有無を確認する。

- 家屋環境の確認：賃貸か持ち家か，マンションか一戸建てか，見取り図などを確認し**家屋改修**が可能かを確認しておく。患者の**予後予測**に合わせて家屋構造を把握し，必要な改修部分や方法を検討する必要がある。屋外や周辺の道の凹凸や坂道，公共交通機関を確認することで，早期退院に必要な身体機能および動作能力のゴール設定や，必要な社会資源を検討しやすくなる。場合によっては，**転居**が必要なこともある。

機能障害に対する評価

脊髄損傷の主症状である運動障害と感覚障害に対する基本的な評価の概要を述べる。

運動障害に対する評価

■ 筋力検査

随意的に筋が収縮することによって発揮される張力（筋力）は，身体運動機能を決定するうえで重要である。体幹や四肢の運動を可能にする筋の収縮は脊髄に存在する**α運動ニューロン**の興奮によって生じる。各筋を支配するα運動ニューロンは2～3髄節にわたって**脊髄前角**の特定の位置に存在するため，脊髄損傷患者においては，筋力検査の結果からおおよその損傷高位を把握することができ，そこから獲得可能な**ADL**を予測することができる。

臨床では**MMT**によって筋力が評価されるが，このMMTでは単一の筋の筋力を判定することは不可能で，判定しているものはいくつかの筋群の収縮によって生じた単一の**関節トルク**の大きさとなる。従ってMMTの実施には，関節トルクの発揮にどの筋が作用したかを理解して判定することが大切である。そのためには，①主

実践!!

臨床に役立つアドバイス

随伴症や合併症の把握が重要

随伴症や合併症はスムーズな理学療法実施の阻害因子となりやすいため，しっかり把握しておく必要がある。

動筋が有する関節運動の十分な理解，②収縮が認められるか否かを視診や触診によって判定するための解剖学的知識［例えば，<u>ザンコリの分類</u>では，1つの髄節においても関与する筋の収縮を詳細に判定し，そこから獲得されうるADLを予測するため，これらを理解してMMTを正確に実施できなければならない（図22）］，③単一関節のトルクが十分に発揮できるような体節（筋の起始側）の固定，の3つが重要である。また，脊髄損傷患者は体幹や下肢の固定性が十分でなく座位が安定しないために，上肢の筋力を発揮しづらいことがある。そのような場合は，背臥位や体幹に固定性を与えることができる座位などでMMTを実施する。

さらにMMTの結果には，主動筋の筋力だけでなく，後述する痙縮も影響することがあり，拮抗筋に痙縮が存在することによって関節運動が妨げられることも理解しておく。

筋力検査は損傷高位の把握だけが目的ではない。残存している筋力を評価してADL獲得のために理学療法に反映しなければならない。

■ 筋緊張検査

脊髄損傷患者では<u>ショック期</u>を脱するとしばしば<u>痙縮</u>が生じ，それは<u>完全損傷</u>よりも<u>不全損傷</u>において強い傾向にあるといわれている。痙縮とは「腱反射の亢進を伴った緊張性伸張反射の速度依存性の亢進状態によって特徴づけられた運動障害」[6]であり，それによって身体を動かしづらくなることや，関節が定型的な肢位をとることによって拘縮や変形をきたしやすいこと，

基礎へのフィードバック

関節トルク

回転軸を中心に体節が回転運動するとき，体節を回転させる力の作用を関節トルクや関節モーメントという。図21のように肘関節屈曲のMMTを例にすると，腕尺関節を中心に前腕（手も含めた）が時計回りに回転する力の作用である。前腕遠位部には腕尺関節を中心に前腕が反時計回りになるような抵抗を加えるが，それに抗する時計回りの回転力は上腕二頭筋，上腕筋，腕橈骨筋の収縮によって生じる。このようにMMTでは個々の筋の筋力を評価することはできず，関節トルクの大きさを評価していることになる。関節トルクはレバーアームの長さ（肘関節から抵抗部位までの長さ）と抵抗の大きさの積になり，単位はN・mで表す。

図21 筋の張力と関節トルク

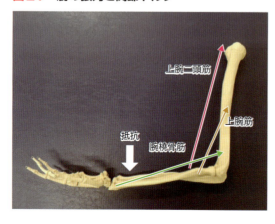

図22 筋の作用の確認

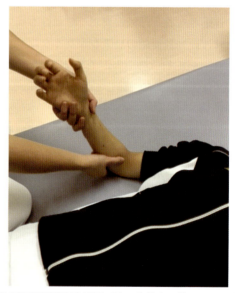

例えば下限機能髄節がC6であった場合，ザンコリの分類では手関節背屈の筋力の程度によりAもしくはBに大別される。手関節背屈の筋力が十分でBと判定された場合，さらに円回内筋，橈側手根屈筋，上腕三頭筋が作用するか否かでⅠ～Ⅲに分類される。いずれの3筋とも作用しない場合はⅠ，円回内筋だけ作用する場合はⅡ，3筋とも作用する場合はⅢと判定される。図では前腕を回内するように口頭指示を行った後に運動が生じるか否か，その主動筋である円回内筋の収縮を触知できるか否かを確認している。このように，機能解剖の知識や触診技術を備えておくことは大切である。

痛みの発生にも関与する。その一方で、痙縮によって筋・骨にはメカニカルストレスが加わるため萎縮の予防効果があることや、関節の支持性を得ることができるといった利点も少なからずある。痙縮の評価方法を以下に示す。

- 他動運動による検査：痙縮の代表的な評価に**アシュワーススケール（変法）（MAS）**（**表4**）を用いた他動運動検査がある。

実施にあたっては他動運動の速度が重要である。抵抗感には伸張反射に起因した反射性要素と筋や関節を構成する組織の粘弾性に基づく非反射性要素があるため、他動運動の速度（角速度）を変化させて筋緊張の要因を考察しなければならない[7]。痙縮では速度依存性の筋緊張亢進を認めるため、ゆっくりと筋を伸張したときよりも速く伸張させたときのほうが抵抗感は高まる。また、伸張速度がゆっくりで最終可動域にかけて徐々に抵抗感が高まるようであれば非反射性要素が関与し、拘縮の存在が考えられる。

また、これらの他動運動による筋緊張検査では、被検筋を優位に伸張できるかといった機能解剖学的知識を有しておくことが重要である。

- **深部腱反射（DTR）**：DTRは筋伸張反射である。脊髄ショック期にはDTRは消失するが、回復に伴って痙縮を有する場合にDTRは亢進する。また、DTRでは筋力検査同様に被検筋の支配髄節からおおよその損傷高位も把握することができる。

■ ROM検査

脊髄損傷高位によって残存筋と麻痺筋の緊張にアンバランスが生じる場合や、痙縮によってきたしやすい特有の拘縮や変形がある。それらを予防するためにもROM練習は重要であり、その効果を判定するためにはROM検査が必須となる。ROM検査を行ううえでの注意点として、急性期では、①筋緊張が低下していることや感覚障害もあるため、関節に負荷が加わらないよう愛護的に測定する、②頸髄損傷では肩関節屈曲および外転は90°、腰髄損傷では股関節屈曲90°までにする[8]ことが挙げられる。また回復期では、①痙縮や疼痛によって可動域が制限されてしまうためゆっくり慎重に動かす、②感覚障害部位では関節運動によって加わる負荷の大きさがわかりにくいため、愛護的な操作が重要である、といった点が挙げられる。例えば、頸髄損傷患者で肩甲骨内転筋群に痙縮がある場合、肩挙上時に肩甲骨の外転と上方回旋がスムーズに生じないため、肩甲上腕関節に負荷を与えてしまうことがあるので注意を要する（**図23**）。

筋力検査の項目でも述べたが、損傷高位から獲得可能なADLを予測できるため、その動作の獲得に必要なROMを有しているか否かを把握するためにもROM検査は重要である。

感覚検査

感覚は随意運動制御のための情報となり、日常生活を送るうえで重要である。**表在感覚**検査では**皮膚節（dermatome）**を把握したうえで損傷高位診断の補助が可能となる。その際に用いる感覚は痛覚とし、障害部位から残存部位の方向に向けて検査を行う。**痛覚**を用いる理由とし

表4　modified Ashworth scale（日本語訳）

0	筋緊張の亢進がない
1	軽度の筋緊張亢進があり、catch and releaseあるいは、可動域の週末でわずかな抵抗がある
1+	軽度の筋緊張亢進があり、catchと引き続く抵抗が残りの可動域（1/2以内）にある
2	さらに亢進した筋緊張が可動域（ほぼ）全域にあるが、他動運動はよく保たれる（easily moved）
3	著明な筋緊張亢進があり、他動運動は困難である
4	他動では動かない（rigid）

（文献6）より引用）

＊MAS：modified Ashworth scale　＊DTR：deep tendon reflex

て，**触覚**の皮膚節は温痛覚の皮膚節よりも重複している範囲が広いため，痛覚検査を用いるほうが損傷レベルを判定しやすい[9]という点が挙げられる。また，障害部位と残存部位の境界には1髄節程度の感覚の**鈍麻帯や過敏帯**が存在することを理解しておく[8]。

その他の表在感覚検査は残存部位の感覚を把握するために行う。感覚鈍麻や脱失部分は**褥瘡**をきたしやすい。また日常生活においても創を作りやすく，熱傷をきたす危険性も高くなるこ とに注意が必要である。

関節覚・運動覚などの**深部感覚**も運動機能に影響を与えるため，検査結果から情報を得ることが重要である。

また，不全麻痺患者においては，表在および深部感覚検査の結果を基に脊髄横断面（**図24**）における伝導路の位置から損傷部位を推測することができる。

ADLの評価

脊髄損傷患者が，急性期病院での医学的加療を終えてリハ主体の病院に転院してきた際の**初期評価**として，また，日々の練習を通して変化する**能力障害の定期的評価**として，リハチームは患者のADLを詳細かつ正確に評価していく必要がある。脊髄不全損傷では，損傷レベルとADLの相関は低い[11]。しかし**脊髄完全損傷であ**

> **補足**
> **形態測定**
> 特に周径を経時的に測定することにより，筋肥大・萎縮の程度を把握することができるほか，浮腫・腫脹の程度を確認することもできる。また吸気時と呼気時の胸囲から算出される胸郭拡張差からは胸郭の柔軟性や呼吸状態をみることができる。しかしながら，筋の状態や浮腫などは触診によって判断し，結果はあくまでもその程度を知るための量的評価として利用する。

図23 愛護的な関節運動の操作

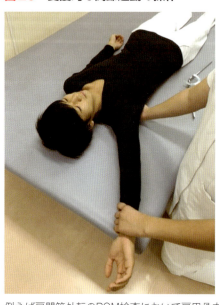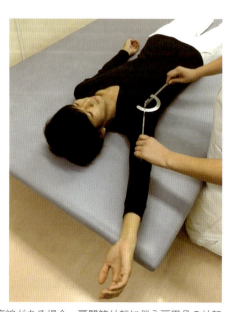

例えば肩関節外転のROM検査において肩甲骨内転筋群に痙縮がある場合，肩関節外転に伴う肩甲骨の外転と上方回旋が生じにくいため，PTが患者の上肢のみを操作して他動的に肩関節を外転させると肩甲上腕関節に負荷をかけてしまう。そのため，まずはゆっくりと肩甲骨の外転運動を他動的に行い，痙縮に伴う筋緊張を亢進させないようにし，さらに肩関節外転時には肩甲骨の外転と上方回旋も徒手で誘導しながらROMの最終域を決定した後に計測しなければならない。

れば，残存高位により到達可能なADLが決まってくる（表5）。例えばC8やそれ以下のレベルであれば，ほとんどの患者はADLが自立するが，C5レベルでは，移乗や導尿に介助を要する。一方，同じレベルの障害でも合併症などの影響により実際のADLと乖離することがある[12]（表6）。この違いは，**個人的な要因とそれ以外の要因に分けられる**。神経学的レベルが同じでも，若年者は中高齢者よりもADLは良好であることが多い。また，痙性や合併損傷がADLを規定することもあり，治療を受ける施設が脊髄損傷の知識・経験を有するか否かでも結果が異なることがある[13]。

ADLの評価尺度

従来，脊髄損傷においても，他の疾患と同様に客観的なADLの評価尺度としてBarthel index（BI）や機能的自立度評価表（FIM）が使用されることが多い。しかし，これらには脊髄損傷特有の必要評価項目（プッシュアップなどのベッド上動作や除圧動作）がない。そのため，損傷高位によって獲得される機能の違いや，脊髄損傷患者にとって重要な機能的変化を十分にとらえることができないと考えられている[14]。

脊髄損傷に特異的な能力評価尺度として，**脊髄障害自立度評価法（SCIM）**が報告されている（表7）[15]。SCIMは，セルフケア（0〜20点），呼吸と排泄管理（0〜40点），移動（0〜40点）の3領域から構成され，移動はさらに，「移動（室内とトイレ）」，「移動（屋内と屋外）」，の2つに分かれている。全部で17の運動項目からなり，合計スコアは0〜100点である。脊髄損傷患者では，認知機能が日常生活に影響を与えるほど障害されていることは少ないとの考えから，FIMのような認知項目は除外されている[14]。

評価尺度

完全・不全損傷の判定

脊髄損傷急性期に，損傷高位以下のすべての脊髄反射が一時的に消失する状態を脊髄ショックという。一般的には球海綿状反射（S2-4）が出現していると脊髄ショック期は離脱しており，このときに**肛門周囲知覚（S4-5）脱失かつ肛門括約筋収縮不能なものを完全麻痺**とする。いずれか1つでも機能が残存していれば不全損傷と考えられ，麻痺の改善に期待がもてる。

ASIAの機能障害評価

米国脊髄損傷協会（ASIA）がまとめた脊髄損傷の障害評価表で，現在国際的に利用されている。英語版のワークシートはASIAのホームページ[16]よりダウンロードできる。以下に分類するためのステップを示す。

- key musclesを用いた運動機能スコア：上肢では**C5 肘屈筋，C6 手背屈筋，C7 肘伸筋，C8 指屈筋，T1 指外転筋**，下肢では**L2 股屈筋，L3 膝伸筋，L4 足背屈筋，L5 長趾伸筋，S1 足底屈筋**の計10筋群のMMTを0〜5の6段階で評価し，左右それぞれ記録する。

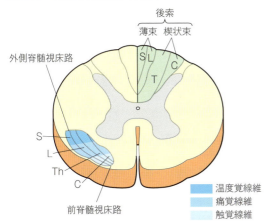

図24　脊髄の上行路の局在

S：仙部，L：腰部，T：胸部，C：頸部

（文献10）より引用）

用語解説　球海綿状反射　手指を肛門に挿入した状態で亀頭（女性では陰核）を擦過もしくは圧迫すると肛門括約筋の収縮を認める。

＊FIM：functional independence measure　＊SCIM：spinal cord independence measure
＊ASIA：American Spinal Injury Association

表5 完全損傷における神経学的損傷高位とADL

運動レベル	機能する主要筋群	可能となる運動	可能な活動	必要な装具・自助具・車椅子
C3以上	顔面筋・舌 胸鎖乳突筋 僧帽筋 頸部傍脊柱筋	頸部屈伸・回旋 肩甲骨挙上	環境制御装置やマウススティックなどでの意思伝達 頭部・下顎コントロール電動車椅子での移動	人工呼吸器 吸引器 マウススティック 環境制御装置 頭部・下顎コントロール電動車椅子 介助用車椅子 リフト
C4	横隔膜	呼吸	呼吸・会話 頭部・下顎コントロール電動車椅子での移動	マウススティック，環境制御装置 頭部・下顎コントロール電動車椅子， 介助用車椅子
C5	三角筋 上腕二頭筋 上腕筋 腕橈骨筋	肩関節屈曲・伸展・外転 肘関節屈曲	食事，整容 平地での普通型車椅子駆動	ゴムコーティング付　ノブ付 ポケット付き 手背側副子 普通型車椅子 （ハンドリムの工夫） 電動車椅子
C6	橈側手根伸筋	手関節背屈	更衣，上半身の洗体，（男性では）自己導尿，同じ高さの移乗，特殊便座の排便，自動車運転	ユニバーサルカフ 各種ホルダー 普通型車椅子（必要ならハンドリムの工夫）
C7	上腕三頭筋 橈側手根屈筋 指伸筋	肘関節伸展 手関節掌屈 MP関節伸展	プッシュアップ，高さの異なる場所での移乗，段差・坂道の車椅子駆動，洋式トイレでの排便，洗体	トランスファーボード 運転には改造車
C8〜T1	指屈筋群 手内筋	指の屈曲 指の巧緻運動	普通型車椅子でADL自立	普通型車椅子
T12	腹筋群 胸椎部背筋群	骨盤挙上	長下肢装具とクラッチでの歩行	長下肢装具，クラッチ 普通型車椅子
L3〜4	大腿四頭筋	膝関節伸展	短下肢装具と杖で歩行	短下肢装具，杖，クラッチ，普通型車椅子

（文献11）より改変引用）

- 感覚機能スコア：C2〜S4-5までの28髄節の触覚（light touch）と痛覚（pin prick）を，脱失0点・鈍麻または過敏1点・正常2点の3段階で評価し，左右それぞれ記録する（p.190,「学習の要点」参照）。
- 機能残存高位： 運動残存レベルはkey muscleの筋力がMMT3以上である最下位髄節（ただしその直上の髄節筋力がMMT5であることが条件）を左右記載する。感覚残存レベルは触覚と痛覚の両者ともに正常な最下位皮膚髄節を左右記載する。
- 完全損傷か不全損傷かどうかを決定する。
- ASIA impairment scale： 表8に示す5段階の機能障害の重症度スケールで示す。

フランケルの分類

1969年に報告された最初の脊髄損傷機能評価

基礎へのフィードバック

brain machine interface（BMI）とは

BMIとは，脳波や脳血流などの生体信号の変化を利用し，コンピュータを介して機器を操作する技術を指す。例えば，高位の頸髄損傷で完全四肢麻痺でも，手を握るイメージや足を動かすイメージを想起させることで脳波の振幅が低下する。この変化を事象関連脱同期（ERD）という。この信号変化を利用してスイッチのオン・オフを行い，電動車椅子を動かす研究などが行われている。

表6　機能的ゴールに影響する要因

- 麻痺の神経学的レベル，重症度
- 体型
- 脊椎の柔軟性，四肢関節の可動性・拘縮
- 痙性
- 合併損傷
- 年齢・性別
- 心理的状況
- リハ施設の特性，能力
- 時間的経過
- その他

（文献12）より引用）

表7　SCIMの概要

評価領域	評価項目	選択指数	スコア範囲
セルフケア	1　食事	4	0〜3
	2A　入浴（上半身）	4	0〜3
	2B　入浴（下半身）	4	0〜3
	3A　更衣（上半身）	5	0〜4
	3B　更衣（下半身）	5	0〜4
	4　整容	4	0〜3
計			20
呼吸と排泄管理	5　呼吸	6	0〜10
	6　排尿管理	7	0〜15
	7　排便管理	4	0〜10
	8　トイレの使用	5	0〜5
計			40
移動（室内とトイレ）	9　ベッド上動作と褥瘡予防	4	0〜6
	10　移乗：ベッド−車椅子	3	0〜2
	11　移乗：車椅子−トイレ/浴槽	3	0〜2
移動（屋内と屋外）	12　屋内の移動	9	0〜8
	13　まとまった距離の移動（10〜100m）	9	0〜8
	14　屋外の移動（100m以上）	9	0〜8
	15　階段昇降	4	0〜3
	16　移乗：車椅子−車	3	0〜2
	17　移乗：床−車椅子	2	0〜1
計			40
合計			100

呼吸，排泄に重点的な配点がなされていること，移動項目が詳細に細分化されていることが特徴的である。

（文献11）より改変引用）

*ERD：event-related desynchronization

デルマトームの重要なポイント 〈学習の要点〉

C6母指球，C7中指球，C8小指球，T4乳頭高位，T10臍高位，L1鼠経部高位，L2大腿部前面，L4下腿内側はメルクマールとしてしっかり押さえておくこと（図25）。

図25 手指のデルマトームの覚え方

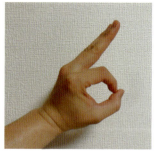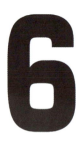

左母指と示指で円を作ると数字の6にみえることから，母指側がC6と覚えるとよい。

表8 フランケルの分類とASIAのimpairment scaleの対比

Frankelによる重症度分類	
A（complete）	損傷レベルより下位の運動・感覚機能の完全喪失
B（sensory only）	損傷レベルより下位の運動は完全麻痺，感覚はある程度残存
C（motor useless）	損傷レベルより下位にある程度の運動機能が残存するが実用性なし
D（motor useful）	損傷レベルより下位に実用的運動機能が残存し多くの例で歩行可能
E（recovery）	神経症状（運動・感覚・括約筋の障害）なし．反射の異常はあってもよい
ASIA impairment scale＝Frankel分類の改変	
A（complete）	S4-S5領域の運動・感覚機能の完全喪失
B（incomplete）	神経学的レベルより下位の運動は完全麻痺，感覚はS4-S5領域を含み残存
C（incomplete）	神経学的レベルより下位に運動機能が残存し，麻痺域のkey muscleの過半数が筋力3/5未満
D（incomplete）	神経学的レベルより下位に運動機能が残存し，麻痺域のkey muscleの過半数が筋力3/5以上
E（normal）	運動・感覚機能ともに正常

（文献17）より引用）

表9 ザンコリの分類

最下位機能髄節	残存運動機能	亜群		
C5	上腕二頭筋 上腕筋	A	腕橈骨筋（−）	
		B	腕橈骨筋（＋）	
C6	長・短橈側手根伸筋	A	手関節伸展可能	
		B	強い手関節伸展	1. 円回内筋，橈側手根屈筋，上腕三頭筋（−） 2. 円回内筋（＋），橈側手根屈筋，上腕三頭筋（−） 3. 3筋（＋）
C7	総指伸筋 小指伸筋 尺側手根伸展	A	尺側指の完全伸展と橈側骨と母指の麻痺	
		B	全指の完全伸展と弱い母指伸展	
C8	深指屈筋 固有示指伸筋 長母指伸筋 尺側手指屈曲	A	尺側指の完全屈曲と橈側指と母指の屈曲不全，母指伸展可能	
		B	全手指の完全屈曲 内在筋麻痺	1. 浅指屈筋（−） 2. 浅指屈筋（＋）

（文献18）より引用）

法である．この分類では完全損傷（A）と不全損傷に大別し，さらに不全損傷をB～Dの3段階に分けている（表8）．現在でも広く用いられており，その後生まれたASIAの機能障害評価もこの考え方を基本としている．

ザンコリの分類

頸髄損傷による麻痺上肢・手指の残存機能に着目した分類である．C5～8の4群を残存機能によってA・Bの2つのサブグループに分類し，さらに残存髄節C6のBグループを3つに細分している（表9）．肘伸展がC6グループに入っていることに注意が必要である．

動作分析

損傷レベルによる動作遂行の可否を知る

完全損傷を想定する場合，損傷部位より下位の運動機能が麻痺する．C4レベルが僧帽筋や横隔膜，C5が三角筋，上腕二頭筋，C6で大胸筋，橈側手根伸筋といったように，残存筋の確認を行って動作を確認する必要がある．頸髄損傷の場合は四肢麻痺を呈する場合を想定する．一方でT12が腹筋や腰部背筋群であることから，いわゆる対麻痺として，動作分析のターゲットを立案する．

損傷髄節別動作分析項目（表10）

- C4レベルは，C4レベルが残存している状態を指し，僧帽筋や横隔膜が機能する．C4レベルより上位の損傷では，全介助を想定した臥位や座位で何ができるかをとらえることから検討する必要がある．特に高位の頸髄損傷では，随意的な活動ができる部位が限局されADLに大きく制限が出る．そのため，心理的な配慮が求められる．

- C5レベルは三角筋や上腕二頭筋が残存しているため，自助具を用いた**歯磨き動作**やジョイスティックを用いた**電動車椅子の操作**が見込める．スプリングバランサーを利用した**食事動作**も十分検討できるため，生活全体を評価するOTと相談して評価する項目となる．

- C6レベルでは**寝返り動作**（図26），ベッド柵やロープなどを利用した**起き上がり動作**が可能である．この場合は一般的に修正自立とされ完全自立とは区別される．物を使わなくても起き上がる練習を行うことで可能にもなる

> **実践!! 臨床に役立つアドバイス**
>
> **ザンコリの分類**
>
> 整形外科の上肢機能再建術を行うための指標として作成された分類である．そのため評価が必ずしもADLに直結しない．なぜC6のBグループが細分化されているかというと，患者の数が比較的多く，再建術の対象がここに集中するためである．ASIAでは評価できない細かい上肢機能を評価できる一方で，C6Bの評価筋力に上腕三頭筋が含まれており，ASIAと相違点があることも認識し併用しよう．

表10　損傷レベルでみる主な動作分析

損傷レベル	残存する主な筋	分析が対象となる代表的な動作
C4	僧帽筋，横隔膜	リクライニング車椅子
C5	三角筋，上腕二頭筋	歯磨き，食事，電動車椅子操作
C6	大胸筋，橈側手根伸筋	寝返り，起き上がり，前方移乗
C7	上腕三頭筋，橈側手根屈筋	横移乗，自動車の運転
C8～T1	手指屈筋群，手内筋	車椅子操作，対立つまみ
T6	上部肋間筋，上部背筋群	骨盤帯付長下肢装具装着と松葉杖で歩行
T12	腹筋，胸椎部背筋	長下肢装具装着と松葉杖で歩行，立ち上がり
L4	大腿四頭筋	短下肢装具装着とT字杖にて歩行

が，上腕三頭筋が麻痺しているため，肘関節伸展によるプッシュアップが使えない点に注意が必要である。また，車椅子の移乗（トランスファー）は前方移乗が選択される。車椅子駆動を行うことができ，トイレの便座への移乗は難しいが，男性であれば自己導尿の動作が可能となるため評価の対象になる。

- C7レベルは上腕三頭筋が残存するため，肘関節伸展を利用した車椅子からベッドへの横移乗動作が分析ポイントになる。社会生活を想定した場合，自動車の運転が部分的な改造を施すことで可能になるレベルである。
- C8レベルからは椅子によるすべての動作が可能である。前輪上げ（キャスター上げ）はこのレベル以下の損傷で可能となり，屋外生活を想定した自力で段差を乗り越える動作が評価対象となる場合もある。C8からC1レベルの損傷であれば，指の屈筋群，手内在筋が残存する。一般的にT1が手指の内外転運動，対立運動を支配しているため，T2以下を対麻痺として区別する。T5より上位の動作分析では起立性低血圧に注意が必要である。
- T6レベルは上部肋間筋，上部背筋群が残存するため体幹が安定する。そのため松葉杖を用いた歩行が可能であり，観察を元にして歩行分析を行う。T6レベルでは腹筋や胸椎部背筋群が麻痺しているため，座位から平行棒や手すりを用いた立ち上がり動作，骨盤帯付下肢装具（図27）を用いた立位保持ならびに歩行が評価対象になる。
- T12レベルは腹筋や胸椎部背筋群が残存する。骨盤帯がなくても長下肢装具で松葉杖を使っ

図26　寝返り動作

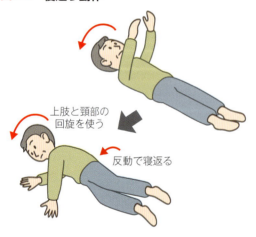

上肢と頸部の回旋を使う
反動で寝返る

図27　骨盤帯付長下肢装具

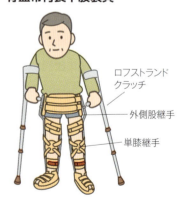

ロフストランドクラッチ
外側股継手
単膝継手

臨床に役立つアドバイス

臨床での動作分析の実際

脊髄損傷患者では残存機能を意識して何ができるかを論理的に組み立てる意識をもつことが重要である。特に高位損傷であれば，残存筋である一方で，その筋は部分的に麻痺がある筋なのか正常筋なのかという点について，握りやつまみの強さや，代償動作の出現の有無からつかむようにする。

同じようで少し違う評価

ザンコリの分類と米国脊髄損傷協会（ASIA）による評価表では上腕三頭筋の分類が異なる。ザンコリではC6B3であるのに対してASIAではC7となる。一般的にザンコリでの記載でなければASIAに沿ってとらえるようにする。

た歩行を想定し，かなり**実用性を忖度する歩行分析**を行う。

- L4レベルは大腿四頭筋が残存しているため，膝関節伸展が使える。長下肢装具でなく**短下肢装具**を使えるかどうかがポイントになるため，**1本杖での歩行**も視野に入れる。

> **基礎へのフィードバック**
> **年齢で異なる原因をおさえておこう**
> 脊髄損傷患者の年齢は二峰分布であり，10～20歳代と50～60歳代に分かれる。若い層では交通事故やスポーツなどによる受傷，高齢層では転落などの事故や循環障害とされ，これにがんなどによる脊髄損傷同様の麻痺を呈する患者が含まれる。動作をとらえるには年齢も重要で，高齢者には難しい場合がある点を考慮して評価する必要がある。

6 理学療法

POINT
- 急性期の理学療法
- 脊髄損傷の理学療法（回復期）
- 回復期の理学療法
- 生活機能の向上と社会参加（自動車運転，障害者スポーツなど）
- 不全損傷の理学療法
- 脊髄損傷の合併症
- 電気刺激療法
- 装具・自助具の適応

急性期の理学療法

全身管理と早期離床

脊髄損傷の急性期リハで最も重要な点は，早期ADL獲得に向け，**合併症の予防**と，十分なリスク管理のうえで**早期離床・早期リハ**を行うことである。しかし，骨折や脱臼が生じれば，観血的内固定術が優先されるなど，脊椎の固定性が確保されるまでは離床は行えない。二次損傷の拡大を防止しながら，早期に離床を促し，積極的に自動運動・他動運動を行い，安静臥床の期間を徹底的に減らしていく（図28）。

離床の際には，血圧や心電図モニター，SpO$_2$などバイタルサインの変化に注意する必要がある。特に，**脊髄ショック**は重度の脊髄損傷を負った際に脊髄反射が一過性にすべて消失した状態を示し，徐脈，低血圧，低体温といった症状を呈する。通常24時間から数週間続き，高位頸髄損傷や重度頸髄損傷で生じやすい。さらに，離床の際には静脈還流量が低下するため，**起立性低血圧**を併発しやすく，場合によっては失神することもあり，厳密なリスク管理を要する。

低血圧が持続すると，脊髄血流や灌流低下をもたらし，二次損傷を助長する可能性があるとされ，低血圧のままの離床には注意が必要である。平均血圧は85～90 mmHgを維持するよう推奨されており[19]，医師と昇圧薬の投与などの協議をするとともに起立性低血圧予防に下肢ストッキング，腹帯などを使用する。また，徒手的に腹部を圧迫し，腹圧を高めることも有効である。

T5-6以上の脊髄損傷では，離床中に**自律神経過反射**が生じることもある。損傷レベル以下の刺激（膀胱に尿が充満，便秘，褥瘡など）によって交感神経系の異常反射が生じ，発作性高血圧，発汗，頭痛，顔面紅潮，徐脈，鼻づまり，悪心・

図28 二次損傷予防と合併症予防のバランス

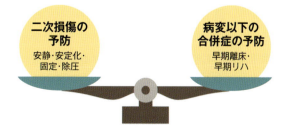

二次損傷の予防：安静・安定化・固定・除圧
病変以下の合併症の予防：早期離床・早期リハ

嘔吐，胸内苦悶などが生じる。発作性高血圧は脳出血のリスクがあるため，生じた場合は早急に離床・運動療法は中止し，原因・誘因を除去(排尿・排便処置など)する必要がある。

観血的処置などにて脊椎の安定が図れ，臥床の必要がなくなれば循環動態に十分注意しながら離床を開始する。ヘッドアップからの長座位，端座位，車椅子座位へと移行していき，ベッド上臥位時間を減らすよう進めていく。循環動態が安定しないうちは，**リクライニング式車椅子**か**ティルト式車椅子**を使用すれば，血圧低下時の対応が容易である。そして可及的早期に普通車椅子に移行を目指す。**普通車椅子**では，体幹機能や頭部の機能，バランス機能などが求められるため，早期から普通車椅子に慣れることが機能を高めることにつながる。

人工呼吸器の装着は，頸髄損傷症例においてはまれではないが，離床の可否には影響しない。頸髄損傷症例では，長座位でのバランスやプッシュアップ動作を早期に獲得することがADL獲得につながるため，重点的に行う。バッテリー搭載型の人工呼吸器を用いることで早期に病室から出ることができるため，ロビーや屋外など，環境を変えることを進めていく。

座位が十分確保できなくても，立位練習は開始する。ティルトテーブル，スタンディングテーブル，起立補助機器などを用いて立位耐久練習を行うが，血圧の低下には十分注意し，低下時に安全に頭部を下げた姿勢を取れる準備をしておくことは必須である(**図29**)。

積極的な離床に合わせ，早期からコミュニケーション機器の使用を促す。四肢麻痺や呼吸管理のために気管切開となると，自らの意思を示す手段が著しく制限され，精神的不安定，せん妄などにつながりやすい。わずかに収縮する上肢機能などを最大限利用する環境設定や，息やまばたきなどを用いた意思伝達ができる環境を

セッティングすることも，急性期リハで重要となる。

良肢位保持と体位交換

目的によって適応される良肢位は異なる。受傷後急性期ではベッド上安静の時間が長くなり，褥瘡が生じやすい。褥瘡がいったん発生すると，離床，運動療法などに大きな支障をきたすため，褥瘡発生の予防は非常に重要である。褥瘡予防の良肢位保持では，①広い**接触面積**，②安定した姿勢，③2時間ごとの**体位交換**，④**体圧分散マットレス**の使用，⑤褥瘡好発部位の**除圧**や**ずれ**の除去，などが重要となる。臥位では，左右への30°側臥位，各関節の中間位となるようクッションを利用する。ヘッドアップ時には股関節位置とベッドの折れ曲がり位置がずれると，そのまま仙骨にずれ力が加わる。必ず体を頭側に十分移動し，下肢を先に挙上してから頭部を挙上する(**図30**)。シャツのしわや引っ張りなどは違和感となるため，手を入れて確認する。

座位では，殿部に感覚障害があれば必ずROHO®クッションなどの**体圧分散クッション**を使用する。仙骨座りにならないよう，殿部を十分深く座る。肘サポートにクッションなどを

実践!! 臨床に役立つアドバイス

ティルトテーブル

ティルトテーブルは，対麻痺などによって能動的に立位が取れない症例にとって，受動的に立位を行うことができる。背臥位にて下腿，大腿，体幹をそれぞれベルトでベッドに固定した後，傾斜角度を設定する。脊髄損傷症例のみならず，足部の角度を変更することで自重を用いた足関節背屈のストレッチや，足部の高さを左右変えることで片脚を免荷した立位，さらに傾斜角度を変更することで下肢にかかる荷重量を細かく調節するなど，ティルトテーブルは臨床に幅広く応用できる。T5-6以上の脊髄損傷では，交感神経障害により末梢血管抵抗を高められないため，下肢から心臓への静脈還流量が低下し，結果として血圧が低下しやすい。傾斜立位練習中にはこまめに血圧を計測するとともに，モニターを装着して心拍数の変化や不整脈の出現にも注目しよう。

使用し，良肢位を保持する．

近年，医療関連機器圧迫創傷が注目されている．弾性ストッキングや観血的空気圧迫装置，尿バルーンのチューブ，頸椎装具，非侵襲的陽圧換気（NPPV）マスクなどが皮膚を圧迫し，創傷を形成する場合がある．常に姿勢や皮膚の状態を観察し，クッション材の導入などを検討する必要がある．

図29　早期離床

リクライニング車椅子
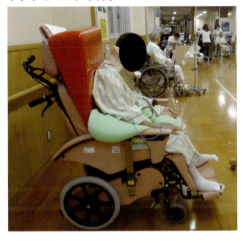

ティルトテーブル
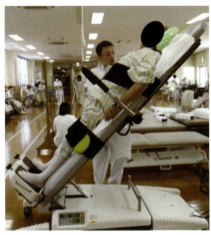

スタンディングテーブル
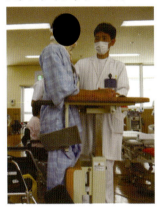

車椅子乗車中の起立性低血圧時の対応
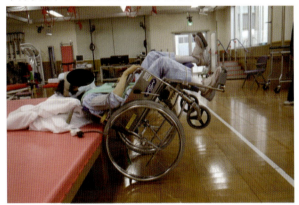

図30　ヘッドアップの方法

股関節とベッドの屈曲点が異なり，ずれ力が生じる．
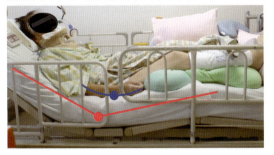

正しいヘッドアップ
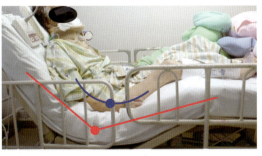

＊NPPV：noninvasive positive pressure ventilation

呼吸理学療法

脊髄損傷では，損傷レベルや損傷の程度によって呼吸筋麻痺が生じる。横隔膜（C3-5支配）は安静時吸気の65%程度を担うため，C5レベル以上の脊髄損傷では呼吸筋の麻痺が生じ，強制的肺活量が低下する。安静時呼気は肺の復元力によって受動的に生じるが，咳嗽は腹直筋，内外腹斜筋，腹横筋，内肋間筋などの筋が必要で，それらは胸腰髄節支配である。そのため，頸髄損傷が生じると咳嗽が困難となり喀痰排出が難しくなる。さらに交感神経は脊髄と並走するため，T5-6以上の脊髄損傷によって交感神経が障害を受けやすく，相対的に副交感神経が優位となり気管内分泌物が増大する。

脊髄損傷受傷後数日以内の急性期では，呼吸筋の麻痺のみでなく，疲労，奇異性呼吸による呼吸努力の増大，無気肺，気道分泌物の増加・貯留などにより呼吸機能が障害される。さらに，受傷後数日間は脊髄の浮腫や出血により麻痺レベルが1髄節程度上昇することもある。そのため，受傷時には呼吸は保たれていたが，数日のうちに呼吸状態が悪化し，人工呼吸器管理が必要となる場合もある。早期にリハを開始した際には，呼吸状態の変化に十分注意する必要がある（図31）。

急性期脊髄損傷の3大呼吸器合併症は，無気肺（36.4%），肺炎（31.4%），換気障害（22.6%）である[20]。特にフランケル分類A，B，Cの場合，C1-4の84%，C5-8の60%，T1-12の65%と非常に高率で合併しやすい。これらを予防するため，急性期理学療法では①良肢位保持，②胸郭コンプライアンスの維持・改善，③排痰介助，④呼吸筋トレーニングが重要となる[21,22]。

- 良肢位保持：換気血流比の不均衡の是正，体位排痰，無気肺の予防・改善を目的に完全側臥位や腹臥位が推奨されている（図32）。ただし，頸髄損傷後の局所安静のために頸椎カラーやハローベストなどを使用している場合には，装具のずれが生じていないか十分注意す

> **基礎へのフィードバック**
> **胸郭コンプライアンス**
> 吸気は，胸郭が拡張し横隔膜が下がることで胸腔内が陰圧となり肺胞へ空気が流入する。呼気では，胸郭の拡張が戻り横隔膜の下がりが戻ることで胸腔内の陰圧が低下し，空気が排出される。この際の胸郭の膨らみやすさを「胸郭コンプライアンス」とよぶ。胸郭コンプライアンスが低下すると，吸気の際に胸郭が膨らみにくく，呼気の際に胸郭が縮みにくくなるため，換気機能が低下する。また，必要な換気量を確保するために呼吸努力が必要となり仕事量が増大するため，呼吸そのものでエネルギーが消費される（図33）。

図31　脊髄損傷後急性期の呼吸状態の変化

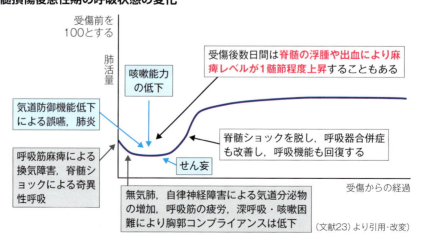

（文献23）より引用・改変）

用語解説　奇異性呼吸　健常者では吸気時に上部胸郭も上昇するが，頸髄損傷者では吸気時に横隔膜の収縮によって麻痺した上部胸郭は引き込まれ，効率の悪い換気状態となる。

図32 良肢位保持

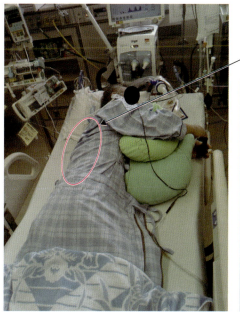

完全側臥位

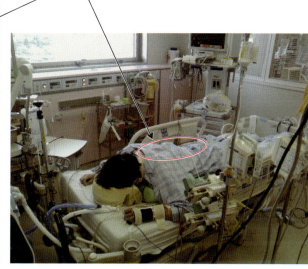

腹臥位

無気肺や痰貯留部位

図33 胸郭コンプライアンス

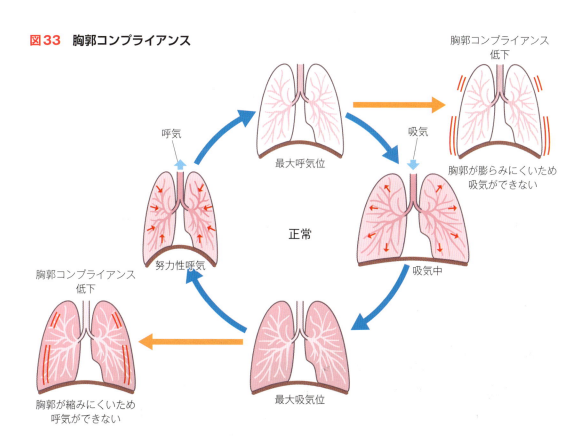

最大呼気位

吸気

胸郭コンプライアンス低下

胸郭が膨らみにくいため吸気ができない

吸気中

正常

最大吸気位

胸郭コンプライアンス低下

胸郭が縮みにくいため呼気ができない

努力性呼気

呼気

る必要がある．人工呼吸器を装着している場合には，**人工呼吸器関連肺炎（VAP）** のリスクがあるため，背臥位で管理せず，側臥位やヘッドアップ30°～45°挙上した肢位での管理が推奨されている[24]．

健常成人では，背臥位と比べて座位で肺活量，努力性肺活量，1回換気量などは増大するといわれている．しかし，頸髄損傷者は座位にすることで内臓臓器が低下し，横隔膜が下方へ引っ張られるため，肺活量，努力性肺活量などは低下しやすい．また，腹帯は内臓の低下を抑えるため，座位で換気量が低下する症例には使用を推奨する．

- 胸郭コンプライアンスの維持・改善：脊髄損傷によって呼吸補助筋が麻痺し，深呼吸や咳嗽が困難になると，胸郭の可動性やコンプライアンスは著しく低下する．胸郭のコンプライアンスが低下すれば，肺の**拘束性換気障害**を引き起こすため，呼気に合わせて徒手的に胸郭最終域まで他動運動で圧迫を行い，吸気は最大吸気位まで促すことで胸郭コンプライアンスの維持・改善を目指す．これらはPCFの増加，肺のコンプライアンス維持，無気肺の解除などにつながる．

- 排痰介助（図34）：脊髄損傷では，深吸気や強制呼出を十分に行えず，上気道のクリアランス能力が低下する．痰の貯留は無気肺や肺炎へと進展するため，徒手や機器を用いた排痰

図34 排痰介助

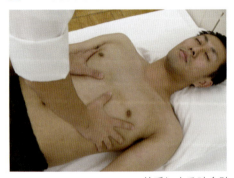
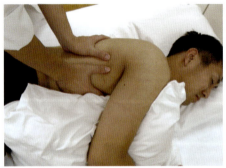

徒手による咳介助（背臥位，側臥位）

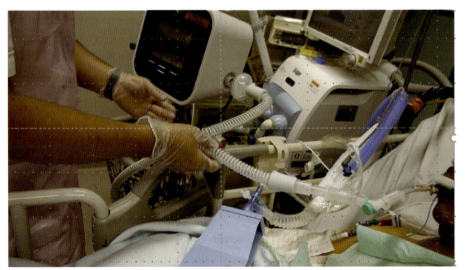

機器による咳介助（MI-E）

* VAP：ventilator-associated pneumonia　* PCF：peak cough flow

の介助が必要となる。

徒手による咳介助（MAC）では，患者の胸郭下部にPTの手を置き，呼気または咳に合わせて圧迫し，呼気流速を高めて排痰を促す。深吸気が行えない場合は，救急蘇生バッグを用いて最大強制吸気量まで深吸気をさせた後に，徒手による圧迫を行う。

機械による咳介助（MI-E）では，患者の気道に陽圧を加え，その後陰圧に切り替えることにより，肺から高い呼気流量を生じさせて咳を補助し，分泌物を排出させる。適応は①自己で咳嗽が困難，②最大流量（CPF）が160 L/分以下，④徒手咳介助によるCPFが270 L/分以下，⑤ある程度理解があり，指示に応じることができる認知機能がある，である。嚢胞性肺気腫，気胸，気縦隔症などがある場合には，MI-Eが気道に陽圧を加えるため，慎重に検討する必要がある。自己喀痰困難な症例はMI-Eの受け入れが良好[25]で，成績も良好[26]なため，早期から積極的に使用したい。

- 呼吸筋トレーニング：全身状態が落ち着けば，呼吸筋トレーニングを開始できる。トリフローⓇⅡ（株式会社フィリップス・ジャパン）などの吸気筋強化器具や，スーフルⓇ（株式会社ポーラファルマ）などを用い，呼吸機能改善や排痰能力を高めて呼吸器合併症の予防を期待する。

ROM練習

脊髄損傷では，麻痺や安静臥床による関節の不動，筋力の不均衡，痙性などにより**関節拘縮**を引き起こしやすい。脊髄損傷者は，残存機能を最大限発揮してADLを行うため，上肢の拘縮が生じれば，食事，整容，更衣，車椅子移動などに支障をきたし，下肢の拘縮が生じれば，移乗や移動動作に支障をきたす（**表11**）。

頸髄損傷では，肩甲骨挙上位，肩関節は三角筋による外転位，肘関節は上腕二頭筋による屈曲位，前腕は回外位，手指屈曲拘縮，股関節は屈曲・内転位，膝関節は屈曲位，足関節は底屈（尖足）位で拘縮をきたしやすいとされている。そのため，これらを意識し，受傷後早期から予防的にROM練習を継続することが重要である。

実施の際には，下記の点に注意する。
①脊髄ショック期を脱すると痙縮が高まってくるため，常に筋緊張を評価しておく。
②自動運動が可能な範囲は自動運動を促し，不

表11　関節拘縮部位と障害されるADL動作

拘縮部位	食事	整容	更衣	車椅子駆動	座位	移乗	その他
肩関節（内転・内旋，伸展位）	△	△	△	△		×	腹臥位をとりにくい
肘関節（伸展位）	×	×	×	△			
肘関節（屈曲位）	△	△	△			×	
前腕（回内位または回外位）	△	△				△	
手関節（掌屈位）	△	△		△		×	テノデーシス*によるつまみ動作ができない
手指（伸展位または屈曲位）	△	△				△	同上
股および膝関節（伸展位）	△	△	△	△	×	×	
股および膝関節（屈曲位）			△			△	ベッド上での体位が限られるため褥瘡を作りやすい
股関節（内転位）			△				陰部の清潔を保ち難い，歩行困難
足関節（底屈位）						△	立位，歩行困難。下肢装具の装着が困難
趾関節（屈曲位）							靴がはけない

△：動作の自立が著しく制限されるもの　×：動作の自立が得られないもの　*：手の機能向上のための腱の固定

（文献27）より引用改変）

＊MAC：manually assissted coughing　　＊MI-E：mechanical innsufflation-exsufflation
＊CPF：cough peak flow

可能な範囲は他動運動で十分関節運動を実施する。

③筋の走行・起止停止部を把握し，二関節筋のストレッチを積極的に行う。

④完全麻痺（感覚脱失，運動麻痺）が生じている場合は，過剰なオーバーストレッチにならないよう注意する。軟部組織損傷や関節周囲の損傷による**異所性骨化**の要因となる場合があり，エンドフィールを認識して必要以上のストレッチは避ける。

⑤胸腰椎に損傷がある場合は，股関節の屈曲は95°程度とする。それ以上の屈曲は骨折部に屈曲ストレスを与える可能性がある。

⑥血栓がある場合には，その部位の直接的なマッサージは行わない。

筋力維持・強化

筋力強化には過負荷の原則があり，一般的にはDelome（デローム）の漸増抵抗運動などがある。しかし，脊髄損傷者は日常生活での筋収縮量が既に低下していることや，MMT3未満では運動に介助が必要となることなどから，状況が異なる。臨床的には，脊髄損傷症例には**低負荷・高頻度・長時間の筋力強化**が適している。損傷部位によって筋収縮可能なレベルが異なるため，症例によってその運動内容は異なる。臥位で行う場合には，重力だけでなく，セラバンドなどを用いる。

筋力強化と同程度に，全身の体力維持・向上目的に有酸素運動も重要である。上肢の機能が残存していれば，上肢エルゴメータなどを積極的に用いる。一般的に，**運動強度設定は心拍数**を用いることが多い。しかし，T5レベル以上の脊髄損傷では，心臓交感神経が障害されるため，完全麻痺例では最大心拍数が100 bps程度といわれている。そのため，心拍数のみでなく，**ボルグスケール**も同時に使用し，主観的運動強度も参考にする。車椅子駆動が可能となれば，長距離の車椅子駆動や，重錘を牽引した車椅子駆動なども有酸素運動として行いやすい。不全麻痺症例では，トレッドミル歩行や自転車エルゴメータなどを使用する。

脊髄損傷の理学療法（回復期）

受傷より3カ月前後から6カ月前後の時期は回復期となる。この時期は，急性期において行った良姿勢保持や体位変換，関節拘縮や変形の予防といった理学療法から，ROMの拡大や筋力維持・強化へとプログラムを変更する時期である。本節では，回復期におけるROM練習・筋力強化練習について概説する。

回復期におけるROM練習

麻痺側の上・下肢の運動時には，**軟部組織の過伸張や関節損傷を起こしやすい**。四肢におけるROM練習は，骨傷部の安定度を主治医に確認したうえで，可及的早期に可能な範囲で全可動域の獲得へ向けて実施することが望ましい。

回復期には関節拘縮が生じやすく，その肢位として，上肢では，肩関節は屈曲や外転位，肘関節は屈曲位，前腕は回外位になりやすい。体幹では，**肩甲帯は挙上位，脊柱は伸展位になりやすい**。また下肢では，足関節が底屈位となりやすい。日常生活において獲得が特に重要となるROMとして，肩甲帯の下制や体幹の屈曲は，ベッド上や床上での長座位の獲得や**プッシュアップ動作**の遂行のために重要となる。また，肩関節の外転および外旋の可動域も座位で身体を

臨床に役立つアドバイス

体幹のROM練習のコツ

体幹のROM練習では，胸椎だけではなく，腰椎と骨盤間の可動域を拡大させるため，胸郭に対して骨盤を運動させ，可動域の改善を図る。

肩甲帯のROM練習では，単なる下制だけではなく，菱形筋などの短縮による挙上とともに内転位となりやすいため，肩甲骨を外転方向に引き出す運動も有効である。

支えるために必要である（図35）。

ROM練習は，痙縮の増悪や**異所性骨化**（**図36**）を起こさないように，**ゆっくりとした他動運動で行うこと**が大切である（図37，38）。

回復期における筋力強化練習

安静臥床の長期化は廃用性筋萎縮の発生と進行につながるため，可能な限り早期から筋力強化練習を行うことが望ましい。脊髄損傷では，残存髄節レベルにより，筋力だけでなくADL自体の予後が左右されるため，残存髄節レベルを把握することが特に重要となる。また残存筋は代償的な作用として働くことも考慮しなければいけない。（図39，40）

残存筋に対する抵抗運動であっても，筋の過剰な運動参加や負荷量によっては麻痺筋の痙性の程度を増悪させてしまう恐れがある。むやみに負荷量を高めず，対象筋とその筋がADLに及ぼす影響を明確にとらえ，筋力強化や維持練習を行う。また，全身の状態や損傷部の安定性が確認されれば，水治療法を伴う運動や負荷量を増やした抵抗運動を行ってもよい。

残存筋の筋力強化練習では，獲得や改善するADLを明確に想定する必要がある。また，**図39，40**に示すような，残存筋の作用により麻痺筋を代償して行う「残存機能の使用方法」を獲得できることも考慮しなければならない。

ADLにおける起居・移動動作に重要となる筋と，その利点について以下に記す。

僧帽筋：**プッシュアップ時における上肢の固定**
三角筋：座位保持や移動時における肩関節の安定化
回旋筋腱板：**肩関節外旋位を生じさせる**（**図35**のように肘関節伸展での姿勢保持が可能になる）。
上腕二頭筋：上腕で物を引っ掛ける，物を引きつける
上腕三頭筋：**肘関節伸展位固定による上肢や体幹の支持（座位保持，プッシュ**

図36　異所性骨化のメカニズム

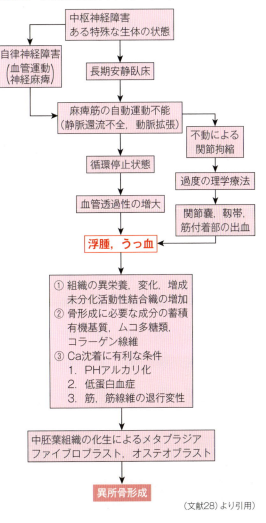

（文献28）より引用）

図35　脊髄損傷患者が獲得する長座位

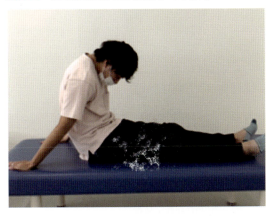

アップ動作）
前鋸筋：プッシュアップ時における肩甲骨の固定，車椅子の駆動
広背筋：脊柱の支持，骨盤の挙上

回復期の理学療法（基本動作：寝返り・起き上がり）

目的

残存機能を最大限に生かして，寝返り動作・起き上がり動作の獲得を図る。健常人の寝返り・起き上がり動作は主に体幹筋・下肢筋が用いられる。頸髄損傷においては下肢・体幹の運動麻痺に加え，上肢の麻痺が生じるため，動作の獲得は決して容易ではない。残存機能に合わせた方法を選択する必要があるが，これまでに経験したことのない動作パターンの学習であり，残存筋の使用方法だけでなくいかに力を伝達して麻痺部を動かすかも学習させなければならない。

寝返り動作の獲得は能動的な体位変換を可能にし，麻痺部の除圧が可能となる。寝返りによる体幹回旋動作は肩関節・胸郭の運動を促進し，呼吸機能の維持・改善にも役立つ。起き上がり動作はADL能力の獲得に重要である。

量と頻度

目的とする動作に必要な機能の獲得を図りながら，動作を段階的に学習させる。ベッド上ではマットの柔らかさや掛け布団などが動作の支障となりうるので，まずは治療マット上で動作を学習させる。新しい動作パターンを獲得する

図37　肩甲帯下制のROM練習

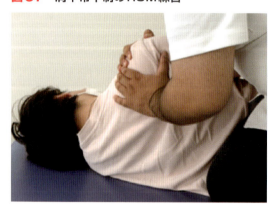

図38　体幹屈曲のROM練習

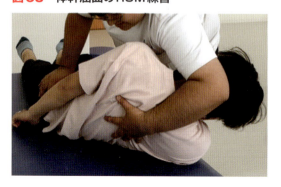

図39　C5残存レベルのADL例

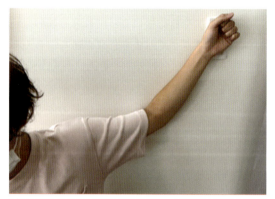

肘関節伸展が見込めない状況でも，肩関節水平外転に伴い前腕を「てこ」のように扱い，波及的に肘関節伸展が可能になる。

図40　C6，7残存レベルのADL例

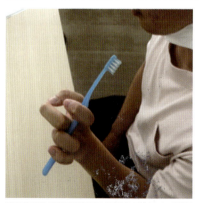

手指屈筋の機能改善が期待できない状況でも，手関節背屈に伴う腱固定作用にて歯ブラシの把持が可能になる。

ためには可能な限り毎日練習を行うが，反復回数や練習時間は患者の体調に合わせて調節が必要である。

方法

■寝返り動作

- ベッド上に安静を余儀なくされると，身体の固定のために背部残存筋が常に活動し，加えて呼吸筋の麻痺とそれに伴う肺活量の低下が肋骨（胸郭）の運動性を減少させるため，体幹の回旋が阻害されやすい。**ザンコリの四肢麻痺上肢機能分類**のC6B1レベルでほぼ動作が可能であるが，C5Aレベルでは動作の獲得は困難であると報告されている[29]。動作の獲得に必要な関節柔軟性は主に頸部・体幹部・肩関節部の可動域であり，特に体幹部の胸椎での回旋可動性の維持・拡大は重心移動を効率よく行うために重要である。

- 寝返り動作には，上肢の反動を利用する方法とベッド柵を利用する方法の2つがある。

①上肢の反動を利用する方法：上肢の反動を利用する寝返り（**図41**）では，上肢を空間に保持し肩の水平内外転を行うための**三角筋・大胸筋**の強化が必要である。練習初期には足を交差させ，寝返りしやすくして練習を行う。1kg前後の重錘ベルトを両手に装着すると上肢の反動を利用する感覚が得られやすい（**図41 d,e**）。肘伸展のために**上腕三頭筋**の筋力が必要であるが，筋力が不十分な場合は反動による肘屈曲を防ぐために前腕回外，肩外旋し，前腕にかかる重力によって肘伸展を保持させる（**図41 f**）。

②ベッド柵を利用する方法：ベッド上では寝返る側のベッド柵を利用することができる。手指の麻痺のためベッド柵を把持できない場合は，背屈を保持した手背部もしくは前腕を柵に掛け肘屈筋で前腕を固定する。反対側の上肢で反動を利用するとともに，**大胸筋，三角筋**の**リバースアクション**によって寝返りが可能となる（**図42 a,b**）。一側の前腕に重錘を載せることで，上肢を振って反動を利用する感覚を強化することができる（**図42 c,d**）。

■起き上がり

背臥位からバランスを維持しながら上体を起こすことは，体幹筋・股関節周囲筋が麻痺した脊髄損傷者にとって困難な動作である。**ザンコリの四肢麻痺上肢機能分類**のC6B1レベルでほぼ動作が可能であるが，C5Bレベルでは動作の獲得はかなり難しい。練習はまず座位での体幹の前後の重心移動から始め，肩伸展し，背側での肘立て位の保持，肘立て位からの起き上がりと段階的に開始肢位の重心位置を下げていくことが望ましい。動作の獲得に必要な関節柔軟性は寝返りと同様に頸部・体幹部・肩関節部のROMであるが，起き上がりの場合は，体幹部胸椎の屈曲可動性，肩部では伸展・水平外転のROMが重要となる。肘伸展筋力が十分でない場合は肘伸展位でロックすることが必要となるため，**肘伸展と肩外旋のROMが必要**となる。

- 起き上がり動作方法にはいくつかの種類があ

> **実践!!　臨床に役立つアドバイス**
>
> **肩関節の保護**
>
> 　頸髄損傷患者の場合，肩関節周囲の筋バランスが崩れるうえに，過剰な努力を強いられることから肩に痛みを訴え，動作の獲得が困難となる場合がある。大胸筋・広背筋は寝返り・起き上がり・トランスファー動作の獲得に非常に重要だが，どちらも内旋筋であり，筋バランスを整えるためにも外旋筋の増強，肩甲骨の位置の修正は重要である。過剰な筋活動を必要としない動作から始め，段階的に運動範囲・負荷を増大していき，肩の痛みを予防する。

 用語解説　ザンコリの四肢麻痺上肢機能分類　もともとは頸髄損傷患者の手指機能再建術の適応と術式決定のために作成された分類法である。国立障害者リハビリテーションセンターによりMMTの段階3の有無によって判定できるように改良されている（p.184参照）。

図41　上肢の反動を利用する寝返り

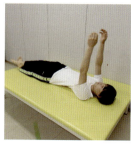
a　肘伸展，肩屈曲により上肢を保持する。

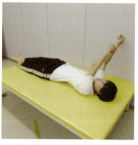
b　上肢の反動を利用するために，寝返る方向と反対に上肢を振る。

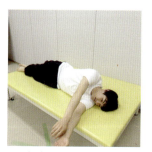
c　上肢を勢いよく振って寝返る。

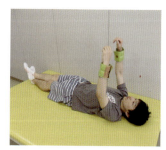
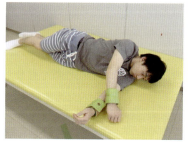
d, e　上肢の反動を利用する感覚を得るために重錘バンドを巻く。

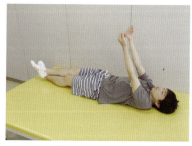
f　肘伸展が弱い場合は前腕を回外肩外旋し，肩屈曲角度を少なくし，前腕の重量によって肘伸展を維持する。

図42　ベッド柵を利用する寝返り

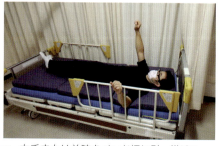
a　左手または前腕をベッド柵に引っ掛ける。

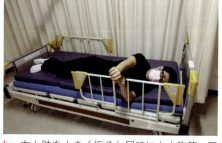
b　右上肢を大きく振ると同時に左大胸筋，三角筋のリバースアクションを使って体幹を回転させる。右手をベッド柵に引っ掛けて体幹を引き寄せ寝返る。

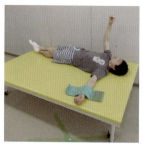
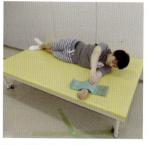
c, d　治療マット上で一側の前腕に重錘を載せ練習する。対側の上肢を振って反動を利用する感覚を強化する。

る。残存する筋力とROMに応じて，適切な方法を選択する。

①寝返りをして起き上がる方法（**図43**）：体幹部・股関節部の柔軟性がよく維持されている場合には，寝返りから体を「くの字」に曲げて起き上がることが可能であり，上肢伸展筋力が弱い場合でも寝返りが可能であれば行える方法である。

②肩を伸展させて起き上がる方法（**図44**）：対麻痺者が一般的に行う方法で，体幹屈筋群が残存していると動作は容易である。肘立て位にな

図43　寝返りから起き上がる方法

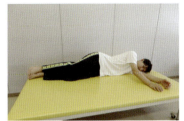
a　背臥位から側臥位となる。

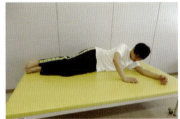
b, c　頭頸部の反動と左肩を水平外転することで肘立て位となる。

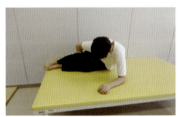
d　両肘を使って「くの字」となるように体幹を下肢に近づける。

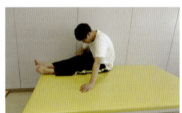
e　右前腕を下肢にあて，引き寄せることで体幹を起こす。

f　体幹を起こし長座位となる。

図44　肩を伸展させて起き上がる方法

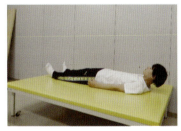
a　仰臥位で頭頸部を屈曲し持ち上げる。

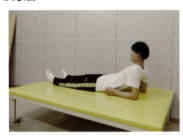
b　頭頸部を屈曲させながら肩を伸展，内転（水平外転）させ肘立て位となる。

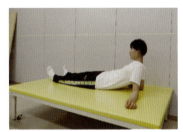
c　肩をできるだけ内転（水平外転）・外旋させ手をできるだけ後方に置く。

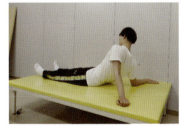
d　一側の肘に体重移動させ対側の肘を伸展する。

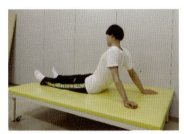
e　肘伸展側に頭部を動かし反動を利用しながら，もう一方の肘を伸展させる。

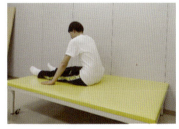
f　頭頸部を屈曲した反動によって体幹を前傾させ手を前方につく。

るためには頭頸部の屈曲と同時に肩伸展，内転（水平外転）させて上体を持ち上げる筋力が必要である。肘立て位から，一側ずつあるいは両側同時に肘を伸展させて起き上がる。頸髄損傷患者で上腕三頭筋筋力が不足している場合は，**頭頸部の反動**と**大胸筋**を利用して伸展を補助する。その後の肘ロッキングを容易にするためには肩外旋のROMが必要となる。

③その他の起き上がり：両上肢で体幹を引き起こす起き上がり方法（図45）やベルトを利用し た起き上がり方法（図46）がある。

回復期の理学療法（基本動作の練習：座位バランス・プッシュアップ）

座位バランス

脊髄損傷患者にとって，座位バランスの安定はADLの拡大やその他の応用動作につなげるために最も重要な要素の1つである。体幹・下肢の筋収縮が失われるだけでなく，深部感覚や触覚などの消失により身体認識が不十分となることが座位保持を困難とする。また，練習開始初

> **頸髄損傷患者の基本動作**
> 完全損傷患者においても寝返り，起き上がり動作は残存機能がC6レベルで可能である。しかし，上腕三頭筋の筋力が不十分なため，肩を外旋し肘をロッキングすることが必要となる。

> **基礎へのフィードバック**
> **リバースアクション**
> 筋の短縮によって通常は停止部である四肢に運動が生じるが，四肢が固定されていると起始部である体幹に運動が生じること。

図45　両上肢で体幹を引き起こす起き上がり

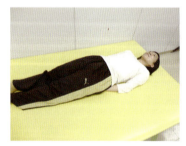 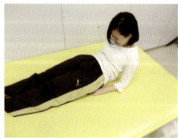 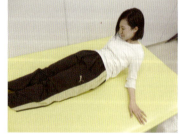

a 両手を前腕回外位で殿部の下に入れるかズボンのポケットに入れる。

b 自身の骨盤の重さで手を固定し頭頸部を屈曲させながら肘を屈曲させ肘立て位となる。

c 肩をできるだけ伸展・内転（水平外転）・外旋させ，体幹の回旋を利用しながら一側ずつ肘を伸展し起き上がる（以下，図4d〜f参照）。

図46　ベルトを利用した起き上がり方法

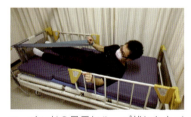 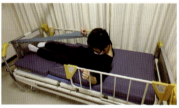 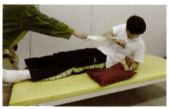

a ベッドの足元にループ状にしたベルトを取り付けておく。右手関節をベルトに通し背屈を保持し固定する。左手関節も同様にベッド柵に固定する。

b 右肘を屈曲すると同時に左前腕を体に引き付けることで体幹を引き起こす。

c 治療マット上でベッド柵の代わりに重錘を使用して練習する。

期には起立性低血圧も問題となる。座位練習は，ベッド上でのギャッチアップ座位から車椅子座位，長座位，端座位と練習を進めることが多い。

■四肢麻痺

- 病棟ベッドにてギャッチアップ座位を頻回に行うことにより**起立性低血圧**への耐性をつける。車椅子座位は，リクライニング車椅子から開始し，普通型に移行する。起立性低血圧の症状を起こしたら，介助者は後方より前輪を上げて対処する。褥瘡予防のために圧分散性能がよいクッションを用いる。
- 車椅子座位でも崩れた姿勢から体幹を戻すことは，**除圧動作**としても有効であるため重要である。前後左右に体幹を倒し，肩甲帯や肘屈曲の力で元に戻す練習を行う。
- 長座位は重心が低く，基底面積を広くとれることから床上動作の基本となる。ハムストリングスの緊張，上肢支持，肩甲帯・頭部の位置関係を調節することでバランスを保つことができる。長座位姿勢の保持にはSLR 90°程度の可動域を要する。しかし体幹筋が働かない四肢麻痺患者にとって，**体幹をCカーブの屈曲位，骨盤をやや後傾位**に保持するために，ある程度のハムストリングスの緊張が必要である。そのため，ハムストリングスを伸張しすぎないように注意する。この姿勢は有効上肢長が長くなり，プッシュアップ動作を行いやすくする。長座位では，**閉鎖運動連鎖**（CKC）を利用することで，上腕三頭筋が麻痺していても上肢で支持できる。長座位で体幹が前に倒れた位置から肩関節を屈曲・内転することで肘を伸展させ体幹を起こす練習をする（**図47**）。

■対麻痺

- T5レベルまでの損傷では体幹を保持するための脊柱起立筋や腹筋が機能しない。T6レベル以下であっても**骨盤を後傾させ左右坐骨と仙骨で支持する**ことで安定させる。一般的によいとされる座位姿勢が脊髄損傷患者にとって実用的な姿勢とは限らない。
- 車椅子座位が安定したらマット上での長座位練習を始める。初めは手を床について保持し，重心の位置を前後，左右方向に移動させ元の位置に戻す練習を行う。次いで，上肢支持なしでの保持練習を行い，長座位でキャッチボールを行うなど動的なバランス練習を加えていく。簡単な動作から複雑な動作へと移行する（図48）。

> **補足**
> **座位バランス評価**
> Stoke Mandeville方式（鷹野改変）は，MMTのようにプッシング抵抗に対する反応により，normal（N），good（G），fair（F），poor（P），trace（T），zero（Z）の6段階に分類する。Fは両手前方挙上での座位保持が可能であるがプッシングに対しては不安定な状態であり，プッシングに対して座位保持が可能であればNやGと判定する。

プッシュアップ

プッシュアップ動作は，除圧や移動，移乗の手段として，上肢・体幹の力で殿部を挙上させ

図47 CKCを利用した肘伸展

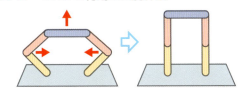

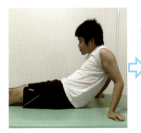 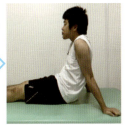

肩屈筋により肘を伸展させる。

用語解説 閉鎖運動連鎖（CKC） 四肢遠位部が床や壁で固定された状態での多関節運動。⇔開放運動連鎖（OKC）

＊SLR：straight leg raising

る動作である．筋力と体幹に対する上肢長，柔軟性が関与する．

　プッシュアップ動作は4つの相で構成される．（図49）プッシュアップ動作は，肩甲骨を含めた肩甲帯の運動方法を習得することが重要であり，腹臥位on elbowsで練習する場合が多い．（図50）

■ 四肢麻痺
- 肩甲帯周囲筋のなかでも，体幹を上方につり上げるための僧帽筋や前傾した体幹を支えるための三角筋が重要である．
- C6レベルでは上腕三頭筋が機能しないため，肩関節を外旋，前腕を外旋して肘をロックさせる．前鋸筋（肩甲骨外転と上方回旋）による体幹の押し上げ，三角筋前部線維（肩関節屈曲）

> **臨床に役立つアドバイス**
>
> **プッシュアップ動作の体験**
> 　実習としてプッシュアップ動作を体験しよう．プッシュアップ台の使用の有無，手をつく位置などを変えて行い，殿部の上がりやすさの違いを感じることで，患者への動作指導時にアドバイスがしやすくなる．できる限り，体幹・下肢の力を脱力させて行うこと．

図48　長座位でのバランス練習

静止座位バランス

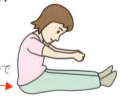
左右坐骨と仙骨で支持する

動的座位バランス

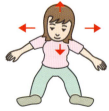
前後左右への重心移動

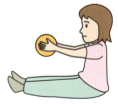
キャッチボール

図49　プッシュアップの4相

第1相：上肢への体重移動期
殿部にかかっている体重を上肢側に移動する．

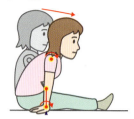

第2相：殿部浮上期
鉛直（前下方）方向へのプッシング

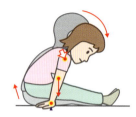

第3相：殿部押し上げ期
殿部を後上方に押し上げる．殿部が最高点に達したとき，重心は足部と手部の間に位置している．

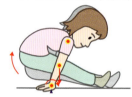 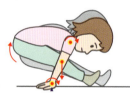

第4相：殿部下降期
プッシュアップに作用していた筋が遠心性収縮により，殿部の急降下を防ぐ．

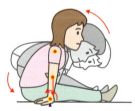

（文献30）より作成）

図50　腹臥位on elbowsでの肩甲帯前方突出練習

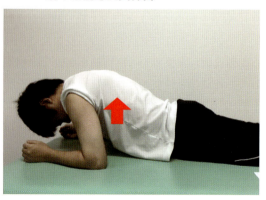

による体幹前方回転力に伴う殿部の後上方への持ち上げ，広背筋による骨盤の引き上げによって骨盤を持ち上げる。床上移動は骨盤を持ち上げずに引きずりながら行う場合が多い。C7レベルでは，**上腕三頭筋**に加えて，大胸筋，前鋸筋などにより肩甲帯を外転しやすくなる。

■ 対麻痺

- 肩甲帯を始めとする上肢筋力のみならず，広背筋や体幹筋群が残存しており，反作用を利用した**骨盤挙上**が容易となる。この際，ハムストリングスの緊張が動作を阻害しないように早期より十分に伸張しておく必要がある。
- 開始当初は有効上肢長を長くするために**プッシュアップ台**を用いるとよい。また，スライディングボードなどを利用し，下肢の摩擦を減らす工夫も有効である。練習開始当初は運動方向がわからず，残存筋力を有効に発揮できない。プッシュアップ台を用い，PTが後方から殿部を介助して完成形を教える。
- 肩甲帯の運動を習得できたら，**後方の台に殿部を上げる練習**を行う。10～30 cm台と段階的に最高到達点を上げていく。その際，殿部が台の縁にぶつかると傷を作りやすいので，パッドなどを当てて保護するとよい（**図51**）。

回復期の理学療法（基本動作の練習：移乗）

四肢麻痺

移乗動作は，床上動作，プッシュアップ動作の応用であり，四肢麻痺者においては主に**直角（前方）移乗**と**側方移乗**がある。直角移乗のほうが獲得しやすいが，側方移乗のほうが実用性は高い。C6レベルでは直角移乗，C7レベルでは側方移乗を獲得できる場合が多い。

■ 直角移乗

- ベッドやプラットフォームに車椅子を直角につけ，前後方向の床上移動にて移乗する。乗り移る際は，車椅子とベッドなどの**高さが同じ**で，できる限り**隙間はない**ほうがよい。隙間を埋めるために**トランスファーボード**など

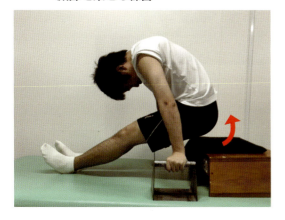

図51 プッシュアップで後方の台に殿部を乗せる練習

> **脊髄損傷レベルとADL（表12）**
> 損傷レベルにより，主な動作筋や運動機能が異なるため，実際のADL手段や自立度などの目安を覚えておくとよい。特にプッシュアップ動作は移乗や車椅子操作，歩行能力にもかかわる要素であり，関連させて動きを覚える。

表12 脊髄損傷レベルとADL

損傷レベル	主な動作筋	運動機能	移動能力
C5	三角筋，上腕二頭筋	肩屈曲・外転・伸展・内旋・外旋，肘屈曲・回外	平地車椅子駆動
C6	大胸筋，橈側手根伸筋	肩内転，手背屈	直角方向移乗動作 実用的車椅子駆動
C7	上腕三頭筋，橈側手根屈筋	肘伸展，手掌屈	側方移乗動作 車椅子段差乗り越え
C8～T1	手指屈筋群	指屈曲	車椅子キャスター上げ

を利用する場合がある。
- 手順とポイント（図52）

①車椅子を近づける：ベッド前に停める際は，ベッドに下肢を持ち上げるためのスペースを確保しておく。

②下肢をベッドに持ち上げる：車椅子を近づけたら，体幹をバックレストに押し付けて，殿部を前方に出す。体幹が側方へ倒れやすいため，片手を車椅子のハンドグリップにかけ，下肢をベッドに持ち上げる。体幹を前傾して

図52　直角移乗の手順

①車椅子を近づける

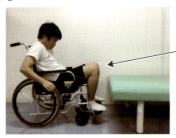

下肢を持ち上げるためのスペースを空けておく

②ベッドに下肢を持ち上げる

バックレストに背中を押し付けて殿部を前に出す

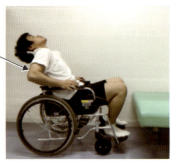

片手で体幹のバランスを保持し，もう一方の手で下肢を持ち上げる

③車椅子をさらにベッドに近づける

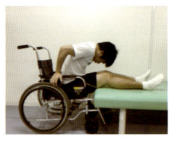

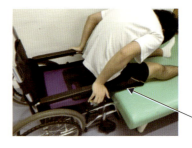

フットレストをスイングアウトさせたり，トランスファーボードを入れて，できる限り隙間がないようにする

④プッシュアップで前方に移動する

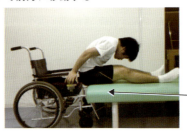

アームレストやベッドなど，力を入れやすい場所に手をつく

もう一方の手を膝窩にかけ，体幹を後方に倒すことにより下肢を持ち上げる。
③車椅子をさらにベッドに近づける：できるだけベッドとの隙間を埋める。
④プッシュアップで前方に移動する：股関節が外転外旋位に広がりやすい場合は膝をバンドで固定する。上腕三頭筋が機能していない場合は，殿部を左右交互にずらしながら前方に移動する。

■側方移乗
- 側方移乗の利点は，ベッドなどの移乗先に車椅子を近づけやすいこと，短時間で行えることである。頸髄損傷患者にとっては難易度の高い動作であるが，自動車の乗り降りにも必要な動作であり，早期より練習したい。
- まずはプラットフォームで，端座位でのプッシュアップ動作により側方へ移動する練習から始める。次いで90°方向に移動する練習を行い，座面の高さや材質を変化させていく。

側方移乗は，手掌を着く位置が非対称であっても高くプッシュアップする能力が求められる。殿部が持ち上げられた瞬間に，頭部を移乗側と反対に側屈すれば，殿部は移乗方向に回旋する。下肢が開いてしまう場合は，膝をバンドで固定するとよい。
- 車椅子のアームレストは跳ね上げや着脱式が望ましい。プッシュアップの高さが不十分だとシーツやクッションがめくれてしまうことがあり，環境の工夫も必要となる。

対麻痺
■側方移乗（図54）
　車椅子をベッドに斜めにつける。この場合，車椅子のアームレストが邪魔になるため，**殿部を前方に移動させ浅く**座る。一方の手でベッド，もう片方でアームレストをつかみ，プッシュアップして体幹を回旋させながら移乗する。下肢や体幹の適度な痙縮により支持性が高められる場合もあるが，弛緩性の麻痺やハムストリングスなど屈筋群の痙縮が強い場合は転倒に注意する。

> **実践!!　臨床に役立つアドバイス**
>
> **移乗練習時の介助者の立ち位置（図53）**
> 　練習中にPTが介助する際は，患者の前方に立ち，転落を防止する。もう1人いる場合は，患者の後方より殿部や腋窩を支えてプッシュアップや殿部移動の感覚を教える。

図53　移乗練習時の介助者の立ち位置

介助者が1人の場合

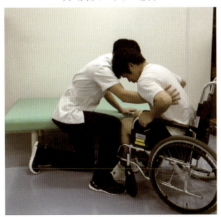

膝から前方に崩れたとしても，支えられる位置に立つ。

介助者が2人の場合

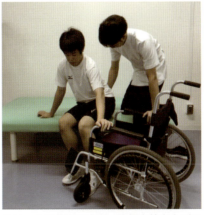

もう一人は後方に立ち，殿部を持ち上げる感覚を教える。

■ **昇降（垂直）移乗動作**

- 車椅子→床への移乗（図55）：車椅子は床に対して直角に停める。前に倒れないように車椅子を少し引いて，前輪（キャスター）は前向きにしておく。殿部を座面前方に移動し，浅く座る。両足を下ろし，片手でアームレスト，もう一方の手を床につく。下肢を側方に滑らせながら殿部を回旋させて降りる。

- 床→車椅子への移乗（図56）：床から車椅子に移乗するには，プッシュアップ動作で殿部を高く挙上することが必要となる。練習ではプッシュアップ台や20～40 cm台を用いる。車椅子に対し横向きに近づき，アームレストと床に手をついて殿部を持ち上げる方法や，垂

図54　側方移乗

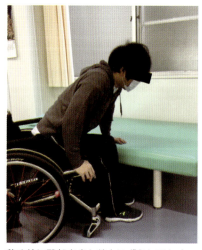

移る前に殿部を少し前方にずらしておく。

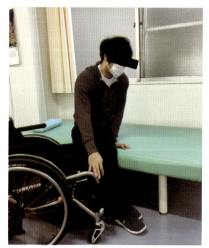

殿部を持ち上げたら，体幹を回旋させながらベッドの方向に引くようにしてゆっくり座る。

図55　車椅子→床への移乗

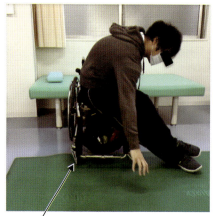

キャスターは前向きにしておくことで，車椅子は前方に倒れにくくなる

両足を床に下ろし，アームレストと床に手をつく。

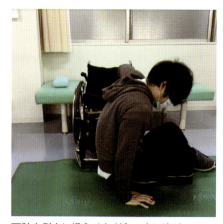

下肢を側方に滑らせながら，床に降りる。

直方向に近づき，一度フットレストに殿部を乗せてから手の位置を変えて殿部を座面まで持ち上げる方法がある．

■車椅子→車（運転席）への移乗（図57）

ドアはできる限り開き，車椅子を自動車に近づけ，キャスターを逆向きにして停める．両手をアームレストに置くか，片手を自動車のドアグリップに手をかける．足はフットレストから下ろし地面につけることで安定するが，自動車のシートが高い場合はフットレストに乗せたまま行う．プッシュアップにて殿部を自動車シートに移し，両下肢を自動車の中に入れる．残存機能や体格，車種によってやりやすい方法は異なるため，いろいろな方法を試してみる．

> **基礎へのフィードバック**
> **痙縮**
> 　痙縮とは，腱反射亢進を伴った伸張反射の速度依存性の増加であり，筋クローヌスの出現や折りたたみナイフ現象などの徴候も出現する．随意運動の獲得に影響を及ぼし動作獲得の阻害因子となる場合もあるが，麻痺側上下肢の支持性を向上させ基本動作遂行に有利に働く場合もある．治療としてストレッチなどの運動療法のほか，温熱療法，装具療法，抗痙縮薬，整形外科的手術などを行う．

図56　床→車椅子への移乗

車椅子に対して横向きに近づき，車椅子側の膝を立てて，アームレストと床に手をついて殿部を持ち上げる．

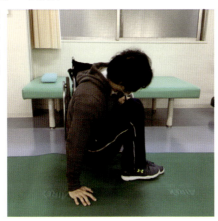
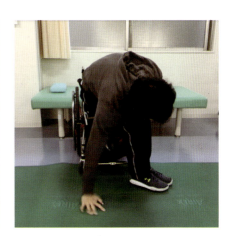

図57　車椅子→車（運転席）への移乗

ドアグリップや車体フレームに手をかける方法．

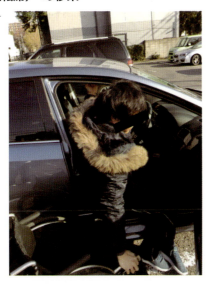
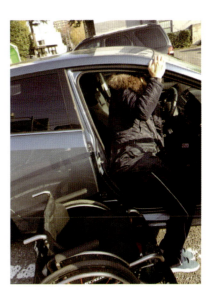

回復期の理学療法
（基本動作の練習：車椅子操作）

四肢麻痺

■車椅子駆動のための準備・工夫

　グリップ力を補うために，ハンドリムをビニールやゴムでコーティングしたり，ゴム製のグローブを装着し，手掌でハンドリムを押し付けるようにする。C8レベル以下が残存する例は手指の屈曲も可能となりグローブは必要としない場合が多い（図58）。また，体幹を安定させるために車椅子のシートやバックレストの角度と高さを調整する。胸ベルトで固定する場合もある。

■駆動

　残存筋を使いハンドリムを回す（図59）。**駆動と休息**のメリハリをつけ，**肩の力を抜く感覚**を身につけるとよい。頭部や体幹を前方に出せる場合は，その**反動**を利用することで駆動効率は向上する（図60）。

■損傷高位（残存筋）の違いによる駆動方法の違い

- C5：肩の内転筋，肘伸展の麻痺により肩外転，肘屈曲位となる。三角筋，上腕二頭筋が主動作筋として作用し，肩関節屈曲および肘関節屈曲を同時に行うことで駆動する。ただし駆動力は弱く，平地駆動は可能であるが，段差を越えることは難しい場合が多い。
- C6：大胸筋や橈側手根伸筋が作用し，実用的な車椅子駆動が可能である。
- C7：上腕三頭筋や橈側手根屈筋が作用することで，肘伸展，手関節が固定され，3～5 cmの段差越えが可能となる。
- C8以下：手指屈筋群が作用し，キャスターを上げた状態で保持することができる。

対麻痺

　対麻痺者にとって車椅子は最も重要な移動手段となる。平地だけでなく，日常生活におけるさまざまな場面を想定して練習を進める。

■筋力・耐久性強化

　坂道を上るための駆動力や耐久性を強化するために重錘引き練習を行う。重量を変えたり，実際に坂道を登ることで負荷をかけ，効率的な体幹の反動のつけ方を習得する（図61）。

■キャスター（前輪）上げ（図62）

　段差を上るためや障害物を越えるために必要不可欠な動作である。

①ハンドリムを少し後方に引いてから，素早く前方に回転させるとキャスターが上がる。

図58　車椅子を駆動しやすくするための工夫

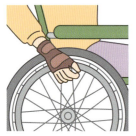
手掌面がゴムでコーティングされた駆動用のグローブ

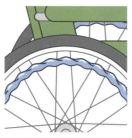
ゴムを巻きつけたハンドリム

図59　駆動

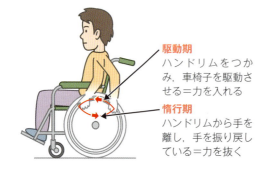

駆動期
ハンドリムをつかみ，車椅子を駆動させる＝力を入れる

惰行期
ハンドリムから手を離し，手を振り戻している＝力を抜く

図60　体幹の反動

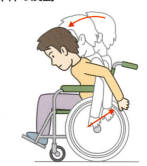

②キャスターを上げた状態で静止する練習を行う。介助者は車椅子後方で紐を引き，転倒を防止するとともに安心できる環境でバランス感覚を習得させる。

③キャスターを上げた状態で保持できるようになったら，その場で旋回する練習や前後方向に移動する練習を行う。

■段差昇降

・昇段（図63）

①キャスターを上げて上段に乗せる。

②後輪を段鼻に接触させる。

③頸部・体幹の前屈とタイミングを合わせ，勢いよく前方に回転させ，上段に上がる。

・降段（後ろ向き）（図64）

①体幹を十分に前傾させ，ゆっくり制動しながら駆動輪を降ろす。

②体幹を適度に起こして，キャスターを上げたまま，後ろに下がる。

> **車椅子のシーティング**
> 車椅子座位は脊髄損傷患者にとって最も長い時間を過ごす姿勢といえる。車椅子やシートクッションは，褥瘡を予防するためだけでなく，座位保持の安定性，駆動の効率，車椅子上の姿勢変換，移乗動作の可否にもかかわるため，適切な選択が必要となる。車椅子利用者の身体寸法，使用環境，他の福祉機器との適合，介助者の能力，費用などを考慮して決めていく。

図61　坂道や重錘による負荷

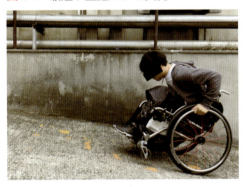
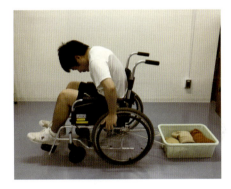

図62　キャスター上げ

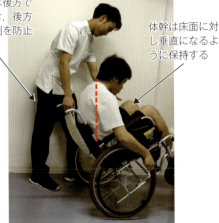

介助者は後方で紐を引き，後方への転倒を防止する

体幹は床面に対し垂直になるように保持する

図63　昇段

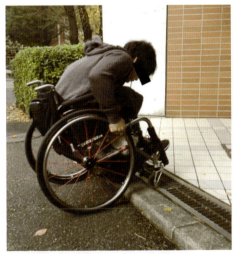

後輪を段鼻に接触させてから，体幹前屈と同時に勢いよく上がる。

③キャスターを降ろす。
- 降段(前向き)(図65)

①キャスター上げの状態で,車椅子を後傾させながら,駆動輪を降ろす。その際,左右同時に下ろさないとバランスを崩しやすいので注意する。

②ゆっくりキャスターを降ろす。

> **補足**
> **重心位置の違いによるキャスター上げのしやすさの違い**
> 重心の位置が後輪(駆動輪)の軸から離れているとキャスター上げしにくく,後輪の軸から重心が近いとキャスター上げしやすい。後輪が大きく,前方に位置する車椅子はキャスター上げしやすい。さまざまな車椅子で体験してみよう(図66)。

回復期の理学療法
(基本動作の練習:立位・歩行)

立位・歩行の意義

不全損傷患者や腰髄レベル以下の残存機能によって,杖や装具を用いた歩行を獲得できる。しかし安全面やスピード面,エネルギー面からみると車椅子移動よりも実用性が低い。

社会に適応するために歩行と車椅子のどちらが実用的な移動手段となるかは本人が選択する問題である。

実用的手段ではなく練習として行う立位・歩

図64 降段(後ろ向き)

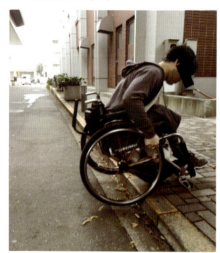

キャスター上げしたまま後輪を段下に降ろし,そのまま後方に下がってからゆっくりキャスターを降ろす。

図65 降段(前向き)

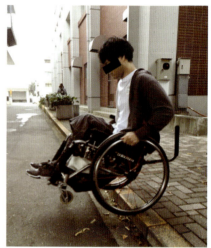

キャスター上げしたまま後輪を左右同時に段下に降ろす。

図66 重心位置の違いによるキャスター上げのしやすさ違い

キャスター上げしにくい重心の位置
後輪の軸から重心が離れている。

キャスター上げしやすい重心の位置
後輪の軸から重心が近い。

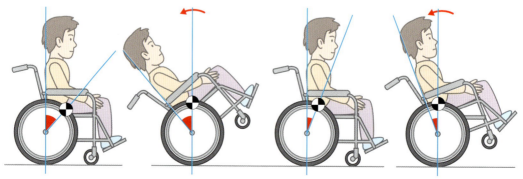

(文献31)より作成)

行練習には，残存機能の強化，合併症の予防と改善，生理機能面の再調整といった副次的な効果が期待される．具体的には，心肺機能の改善，下肢筋・骨萎縮の予防，拘縮予防，痙縮コントロール，尿路感染症予防などである．

補助具，装具

- 歩行補助具：練習は上肢支持が安定する平行棒から始める．安定性に応じて，ピックアップ歩行器や松葉杖，Lofstrand杖(ロフストランド)に移行する．
- 下肢装具(図67)：下肢筋力や痙縮の程度に応じて，長下肢装具や短下肢装具を用いる．長下肢装具には骨盤帯付きや内側股継手付きがある．左右で一方が長下肢装具，もう一方が短下肢装具という場合もある．

立位練習

- 四肢麻痺者の場合，初期にはチルトテーブルを用い，血圧調整の練習を行う．肘関節を伸展位で固定できれば上肢支持も可能であり，長下肢装具(骨盤帯付き)を装着して平行棒で立位保持の練習をする．
- 対麻痺者は長下肢装具または短下肢装具を用いて練習を行う．腸骨大腿靱帯で股関節を過伸展位(C-posture)に固定させる．腰椎を過度に前弯させた姿勢とならないように注意する(図68)．
- 両手で平行棒を押し付けるように支持する．はじめは鏡を用いて視覚による姿勢調整を練習する．
- ジャックナイフ練習：立位姿勢より体幹前傾位となり，上肢のプッシュアップにより立位姿勢に戻す(図69)．
- 動的バランス練習として，前・側方への上肢挙上練習などを行う．

図68　立位姿勢

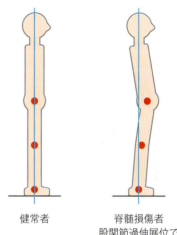

健常者　　　脊髄損傷者
　　　　　　股関節過伸展位で
　　　　　　固定する（C-posture）

図67　下肢装具

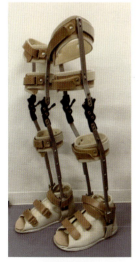
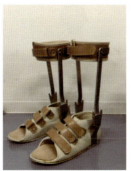

長下肢装具　　短下肢装具

基礎へのフィードバック

自律神経過反射と起立性低血圧

いずれも脊髄ショック期から亜急性期に起こりやすい自律神経障害である．自律神経過反射はT5～6より高位の脊髄損傷患者のほとんどに起こる．膀胱や直腸の充満が原因となること最も多く，症状として，顔面紅潮，頭痛，血圧上昇，発汗，徐脈，呼吸困難，動悸，鳥肌などがみられる．脳出血の危険もあるため，直ちに原因の解消(導尿，便処置など)にあたることが重要である．

起立性低血圧は，脊髄障害による遠心性交感神経活動の低下と，末梢血管収縮の欠如によって，起立位3分以内に収縮期血圧が20 mmHgあるいは拡張期血圧が10 mmHg以上低下する現象である．対策として，腹帯や下肢弾性ストッキングの着用，下肢の運動(受動運動を含む)が有効である．

歩行様式

- 引きずり歩行：両上肢を前方に出し，身体全体を前傾させ上肢に体重をかける．両手で体幹を押し上げるとともに背筋，骨盤挙上筋を働かせて，両下肢を交互もしくは同時に引きずり前方に移動する．
- 小振り歩行（図70）：引きずり歩行と同様に両手を出した後に両下肢を同時に前に出し，下肢を**持ち上げ**前方に振り出す．下肢は**両手の位置より少し手前**に接地する．腰方形筋が効かなくても広背筋にて可能である．T1レベルでも平行棒内から練習する．
- 大振り歩行（図71）：小振り歩行と同様に両手を前に出した後，**両下肢は両手より前**に接地する．骨盤帯付き長下肢装具を用いて行うため，少なくともT6レベルまでの残存が必要である．
- 四点歩行（図72）：片手を前方に出し，重心移動しながら他側骨盤挙上筋群により下肢を持ち上げて下肢を前に出す．もう一方の上肢，下肢の順に繰り返す．
- 二点歩行（図73）：**片手と他側下肢を同時に前方に出す**方法．股関節屈筋が効かなくても腰方形筋により骨盤を引き上げ，体幹回旋により振り出すことができる．

機器を用いた歩行練習

脊髄神経回路は繰り返しの刺激に対して学習能力があり，特に不全麻痺者の多くは歩行機能を再獲得できる可能性がある．

- 体重免荷式トレッドミル（BWSTT）：トレッドミル上でハーネスにより上方に牽引した状態で歩行する練習である．部分免荷により身体的な負担を軽減でき，長い時間の歩行が可能である．脊髄中枢パターン発生器（CPG）を賦活し，脊髄を再組織化させる．

図69　ジャックナイフ練習

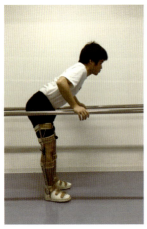

立位姿勢より体幹前傾位となり，骨盤を後方に引きつつプッシュアップして立位姿勢に戻す．

図70　小振り歩行

両手→両足の順に出す．両足は手をついた位置よりに手前に接地する．

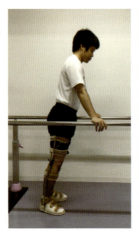
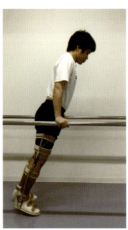
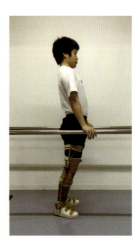

*BWSTT：body weight-supported treadmill training　*CPG：central pattern generator

- 機能的電気刺激：表面電極を貼付し，大腿四頭筋，殿筋群，総腓骨神経などを歩行時のタイミングに合わせて刺激する。フットスイッチにより足底の接地や離地のタイミングに合わせたり，杖や歩行器にハンドスイッチを取り付けて刺激のon/offを切り換える。
- ロボット：近年，さまざまな歩行支援ロボットが開発されている。設置型，装着型があり，動力補助によって繰り返し正確な歩行運動の補助を行い，歩行パターンを学習する。

学習の要点

中心性頸髄損傷
頸椎の急激な過伸展や脊髄動脈の虚血により，頸髄中心部の灰白質が障害される。下肢よりも上肢の障害が重く，手指の巧緻性低下や強いしびれなどの運動障害，感覚障害を呈する。下肢の麻痺は軽度で歩行可能となる場合も多い。

補足
CPG
脊髄より上位の中枢神経や末梢感覚器からの周期的な信号なしに，屈筋と伸筋の周期的な運動出力を発生させる脊髄神経回路のこと。つまり，上位中枢から神経伝達がなくても受動的にステッピングさせることで，脊髄以下の神経機構のみで歩行様の筋活動を発生させることができる。CPGを賦活し，歩行様の筋活動を繰り返し行うことにより，脊髄を始めとする中枢神経系の再組織化が図られる。

図71　大振り歩行

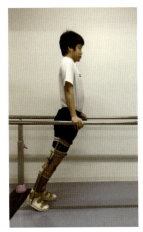 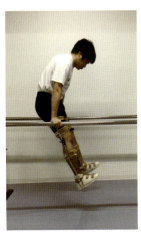 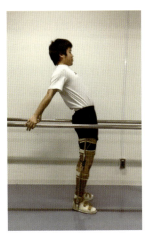

両手→両足の順に出す。両足は手をついた位置よりに前方に接地する。

図72　四点歩行

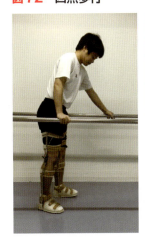 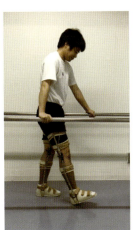 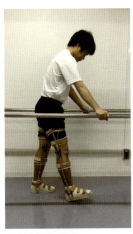 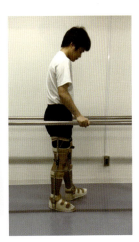

左手→右足→右手→左足の順に出す。

回復期の理学療法（ADLの練習：食事・整容・更衣・排泄・入浴）

食事・整容動作
■目的

　四肢麻痺と対麻痺の違いにより，アプローチの仕方が異なる。四肢麻痺では，食事・整容動作では道具・機器・物品類の取り扱い能力と環境設定に関する要因を検討し，対麻痺では環境設定に対する介入が主となる。

　四肢麻痺の場合は，姿勢保持能力や上肢機能，代償動作，持久力が必要となり，損傷部位や残存機能，ROM，拘縮の有無などの身体機能を総合的に評価して装具・自助具を選択する。口へのリーチや食物へのアプローチのために必要な前腕回外や肘伸展などの上肢のROMや感覚障害の有無もスムーズな動作の獲得に重要である。また，残存機能の左右差と利き手との関係を総合的に判断し，早期に利き手を決定できるとよい。動作練習は練習開始当初から正常パターンを考慮して反復練習することが好ましい。

　また，難易度が低い動作から開始し，成功体験を経験することも重要である。

　環境設定については四肢麻痺，対麻痺どちらも入院生活から在宅へと時間の経過や身体機能の変化に伴い生活環境が変化していくことを考慮する。物品の操作能力だけでなく，家屋環境や生活状況を確認し，生活環境の変化を見据えて実用的な動作獲得を目標とする。

■量や頻度（損傷レベル別）

- C4レベル：胸鎖乳突筋，僧帽筋の機能が残存しており，頭頸部動作や肩甲骨挙上が可能であるが，食事動作は全介助である。飲水は長めのストローやチューブなどを固定することで臥床したままでも可能となる。**balanced forearm orthosis（BFO）** を使用する。

- C5レベル：三角筋，上腕二頭筋，回外筋が残存しているため，肩関節外転や肘関節屈曲が可能であるが，手関節の自動運動は困難である。そのため，**手関節固定装具**で手関節を背屈位に固定し，万能カフ（**図74**）を付け，フォーク（スプーン）を取り付けることで口まで運ぶことができる。肩関節外転や肘関節屈曲の筋力が弱い場合は，バランサーや滑車を利用することで口まで運ぶことができ，歯磨きも可能である。装具の装着には介助を要し，実用化のためには一定の練習が必要である。

- C6レベル：手指の機能は不能だが，手関節背屈筋が残存しているため，**テノデーシスアク**

図73　二点歩行

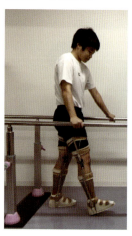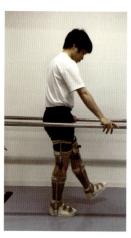

左手・右足→右手・左足の順に出す。

ション(腱固定作用)を利用することで、装具・自助具に依存しなくても可能となることもある。しかし、強く把持するためには万能カフの使用が有効である。また、コップの把持は両手でテノデーシスアクションを利用することで可能となる。

- C7レベル：肘・手関節の機能は完全に可能であるが母指や手指の屈曲は十分ではない場合が多い。そのため、握りが困難な場合には、スプーンやフォークの柄をフォームラバーに差し込んだり、持ち手部分を太くすると把持が容易になる。食器類の把持については、手関節掌屈、手指屈曲機能を利用することで、机上で茶碗を支えることができ、コップはテノデーシスアクションを利用することで把持することができる。
- C8レベル：指伸筋群に加え浅指屈筋、深指屈筋、母指機能が残存しており、手指屈筋は実用的であるため、自助具を使用しなくても、スプーンやフォークを使用した食事は可能である。しかし、手内在筋に麻痺があるため、母指のMP・IP関節の屈曲と内転が行いにくく、ぎこちなさが残る。箸の使用は困難な場合がある。

図74　万能カフ

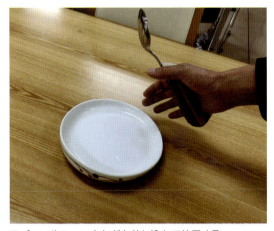

スプーンやフォークなどを差し込んで使用する。

更衣

■目的

更衣動作は筋力やROMの確保だけでなく、座位バランスや寝返り、起き上がり動作などの各動作の獲得が必要である。残存レベルや身体機能に応じてベッド環境や衣服の工夫に配慮し、動作指導を行う。

上衣の着衣では、両上肢、頭部、体幹部を衣服に通すために肩関節外転筋などの肩関節周囲筋の筋力やROMが必要となる。脱衣ではC6レベルでも大胸筋が有効に使えるかどうかで動作方法が異なる。上下肢の機能だけでなく、口や歯を使用することで自立度が上がる。

下位の着衣では、足を組む際に股関節の屈曲・外旋の十分なROMや両上肢で作業できる程度の座位バランスが必要となる。脱衣では体重支持側の肩甲帯の支持性や衣服を操作する側の手関節背屈筋力が必要である。

> **実践!!　臨床に役立つアドバイス**
>
> **環境設定や物品の選択も重要**
>
> フォークやスプーンの素材は軽いほうが望ましいが、適度な重さが必要なこともある。食器はスプーンで食物をすくいやすくするために、深めで縁が垂直に近いものを用いるとよい。またバランサーなどの補助装置は食事の練習開始時には有効であるが、セッティングに時間や場所を要するため、実用には厳しいこともある。自宅の環境や介助者の有無などを考慮して動作指導を行う必要がある。

> **基礎へのフィードバック**
>
> **テノデーシスアクション(tenodesis action)**
>
> 腱固定作用ともいわれ、1つの関節運動が多関節筋の伸長を生じさせ、他の関節の他動運動を招く作用のことをいう。手関節背屈に従って外在指伸筋が伸長されるため、手指は自動的に屈曲する。頸髄損傷の患者はテノデーシスアクションが有効に使用できるかどうかが動作獲得に大きく影響する。

*MP：metatarsophalangeal(joint)　*IP：interphalangeal(joint)

■ 量や頻度

- 上衣：四肢麻痺の場合，上衣の着脱は椅子（車椅子）座位で行う。車椅子上での上衣の着脱はC6レベルまで可能であるが，筋力によって動作方法が異なる。大胸筋の筋力が弱い場合は口や歯で衣服を引っ張ることで着衣時の袖通しや脱衣時の一側上肢を抜いていく動作が容易となる。衣服を選択する際はできるだけ大きめのサイズで伸縮性のある素材のものから行い，段階に合わせて変更していく。
- 下衣：下衣の着脱はベッド上で行うことが前提となるため，ベッドと車椅子間の移乗動作や寝返り，起き上がり動作の獲得を要する。マットの素材も動作に影響する場合があり，長ズボンよりハーフパンツからの導入が容易である。C6レベルでは手関節背屈運動や肩関節内転運動が可能となるため，下位の着衣は一部自立となる。ズボンの着衣は長座位にて片手で踵をベッドから浮かし裾を通す。そして，プッシュアップができないため交互に側臥位をとりながら手背部や母趾などで引っ掛けてズボンを引き上げる（図75）。手関節背屈筋力が弱い場合にはズボンにループを付けたり，ベルト通しやズボンの中に手を入れたり，グローブのゴムの部分の摩擦を利用したりするなどの方法で衣服を操作する。C7レベルではプッシュアップが可能であるため，ベッドと車椅子間の移乗動作やベッド上でのズボンの着脱は自立する。Tレベルでは車椅子上での下衣の着脱は可能である。

図75 ズボンの着脱

手関節背屈位でズボンを引っ掛けて，交互に側臥位になりながらズボンを上げ下げする。

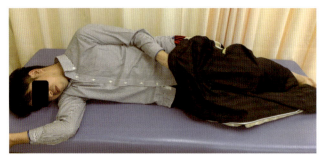

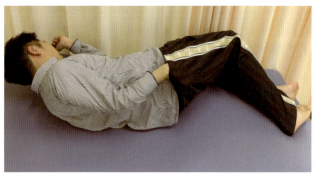

排泄

■目的

　排泄動作の獲得は社会生活を送るための重要な要素の1つである．身体機能，マット上起居動作能力，移乗動作能力，更衣動作能力が必要になるため，十分に評価し，環境設定も含めて判断する．また，用手排尿（手圧・叩打），集尿器の脱着，自己導尿器の操作などそれぞれの排泄方法に応じた手の操作が必要になる．

■量や頻度

　自己導尿はつまみ動作が必要であるためC7レベルで可能となるが，男女により動作方法が異なる．男性ではC6レベルでテノデーシスアクションを利用した把持が可能となるため，自助具を用いて自己導尿は可能．女性では，巧緻動作が必要であり，自己導尿するためには指の屈筋群や手内在筋が必要となるためC8レベルで可能となる．排便については，C7ではピンチができないので，万能カフや座薬挿入器が必要である．トイレ移乗を含め，練習が進めば洋式トイレの使用が可能となる．

入浴

■目的

　脊髄損傷患者のADLのなかでも難易度が高く，かつ安全面を十分に考慮しなければならない．また，褥瘡を作りやすいので，洗い場やプラットフォームにマットを敷くなどの配慮をする．入浴動作の自立は起居・移動動作の自立度と関係があり，移乗のためのプッシュアップ動作の獲得が重要である．また入浴は室温が高く，動作時間も長くなり疲労を生じやすいため，耐久性にも注意する．

■量や頻度

　C5，C6レベルでは自力で浴槽へ出入りすることが難しいためリフターを使用するか移乗せずに洗い場でシャワー車椅子での入浴となる．C6，C7レベルではほとんどの場合で浴槽への出入りが可能となり，C8レベルでは洗い場と車椅子間の移乗や半埋め込み型浴槽への出入りができる．

- 環境条件：多くの浴室では入り口と洗い場に段差があるため，入浴用の車椅子の出入りが困難なことが多い．シャワー車椅子を使用する際には浴室周辺の段差を解消する（例えば洗い場を入り口の高さまで床上げする，廊下側の段差をスロープにするなど）．また，入り口のドアが内開きで車椅子を使用できないときは，ドアをはずして防水用カーテンに付け替えることがある．

- 入浴動作の方法：洗体・洗髪については，手指機能が不十分な場合はレバー付きの水道栓，カフ付きのシャワーヘッド・ボディブラシ，ループ付きタオルなどを選択する．姿勢は背もたれで保持した長座位で身体を固定し洗体・洗髪を行う．

- 浴室・浴槽の出入り：C4-C6レベルでは，リフターやエレベートバスを利用することがある．しかし費用や浴室スペースに制限がある場合や介助者の負担が大きい場合は，シャワ

学習の要点：自己導尿と排尿練習

　自己導尿とは，排尿困難で残尿が多い人が自分で尿道に管を入れ，残尿を排泄することである．頸髄損傷患者は，仙髄の排尿中枢が損傷されていないため，トリガーポイントの叩打・マッサージによる排尿練習を行う．仙髄の排尿中枢が損傷された場合（核・核下型）では自発的収縮を期待できないため，手圧排尿練習が有効であり，必ずしも座位は要さない．

学習の要点：入浴時の環境設定

　浴槽の出入りにおける環境設定では，洗い場と浴槽の高さを同じにすること，浴槽の背もたれ側に洗い場を作ること，浴槽の縁だけでは狭いので，車椅子からの移乗場所の面積を広くとることで転倒リスクを減らすことができる．

一車椅子を使用してシャワーで体を洗うだけとする。前方移乗や側方移乗が可能な場合は入浴用の椅子の座面と浴槽の椅子を同じ高さにし，洗い場に設置する。C7レベルでは肘関節伸展，手指関節掌屈，指伸展が残存し，車椅子の動作や浴槽への移乗動作が可能である。

生活機能の向上と社会参加（自動車運転，障がい者スポーツなど）

自動車運転などについて

脊髄損傷患者の自動車運転は社会参加に対して非常に重要なことである。特に長距離の移動や荷物の搬送などにはその重要性は欠かせないものと考えられる。

一般的に自動車運転はC6かC7の機能残存レベルが目安とされているが，近年の技術革新により，車両の自動運転技術が急速に進みつつあり，今後はさらに高位レベルの脊髄損傷患者でも自動車の運転は可能になる可能性が高くなるのではないかと推察される。

1979年の東京都公安委員会の資料[32]によると，下肢障がい者の免許保有者は4,443人となっており，1991年の厚生省の障害者実態調査では，頸髄損傷者は約29,000人であり，その推計を使用すると，対麻痺者が21,600人，四肢麻痺者が11,600人の33,200人が自動車運転を行っている計算になる。

自動車産業の各メーカーも高齢者を含めた車椅子者の対応には近年かなり力を入れており，特に車椅子の積み込みに関する機能には大きな開発費を注いでいるようである。その開発の一端は毎年開催される「国際福祉機器展」において発表されている。

そこには，運転席への移乗に対してトランスファーボードが組み込まれていたり（図76），車椅子の積載に対してクレーンが装備されているものもある（図77）。さらには，車椅子ごと乗車してそのまま運転ができるタイプまで開発されている（図78）。

また，このような開発に加えて，介助用の車椅子でも，下肢の曲がらない人が乗車しやすいような工夫（図79）も行われている。

ハンドルの回転のためのノブやアクセルブレ

図76　トランスファーボードの組み込まれた自動車

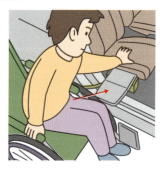

図77　車椅子用クレーン搭載の自動車

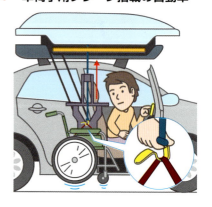

図78　車椅子ごと乗車・運転ができる自動車

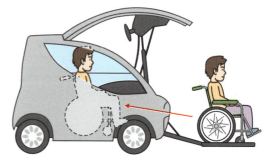

ーキの形としては，フロアタイプ，コラムタイプ，ジョイスティクタイプなどが選択できるようになっており，少し経費はかかるようだが自分仕様に改造することも可能である。

図79　下肢を伸ばしたまま乗車可能な自動車

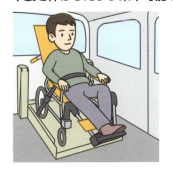

図80　アクセルブレーキ操作

アクセル操作

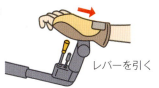

レバーを引く

ブレーキ操作

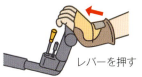

レバーを押す

ウインカー操作

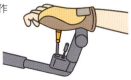

図81　ハンドル回旋操作

脊髄損傷患者の車の運転装備の改造では，運転姿勢やアクセルブレーキ操作（**図80**），ハンドルの回旋操作（**図81**）がどのようにできるかをチェックする必要がある。

以下のウェブサイトなどに詳しく載っているので参照していただきたい。

【国立障害者リハビリテーションセンター自立訓練部機能訓練課自動車訓練室】
　http://www.rehab.go.jp/beppu/book/

【全国脊髄損傷者連合会】
　http://www.normanet.ne.jp

さらには介護保険の認知度が上がるとともに，公共機関であるバスの車両や電車などにも車椅子に対する対応が乗務員などに周知徹底されてきており，以前に比べて車椅子障がい者の生活圏は格段に広がっていて，喜ばしいことである。

障がい者スポーツについて

近年障がい者スポーツは，2020年東京パラリンピックを契機にかなりの広がりをみせている。水泳は以前より障がい者が簡単にできるスポーツとして定着していた。スポーツクラブなどで取り入れられており，片麻痺の患者もPTなどによるアシストがあれば行うことができる。

最近では**本格的な競技スポーツ**も行われてきている。車椅子マラソンは，大分県の別府で1981年から行われており，わが国の車椅子スポーツの先駆け的存在である（**図82**）。

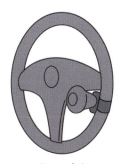
グリップ型

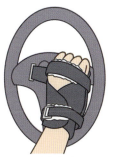
手掌横型

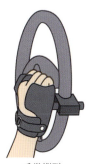
手掌縦型

車椅子バスケットボール(図83),車椅子テニス(図84),車椅子ラグビーなどもかなり知られるスポーツになっている。またボッチャなどは,さまざまな障がい者ができるスポーツである。このようにパラリンピックを機に多くの車椅子スポーツの認知度が上がっている。

また,1998年の長野冬季のパラリンピックによって,**車椅子の冬季スポーツ**が大きく知られるようになった。チェアスキー(図85)やアイススレッジホッケー(車椅子アイスホッケー,図86),車椅子カーリング(図87)などがある。

これら冬季系のスポーツは,まだ一般の車椅子者のスポーツとはいえないが,今後さらなる発展をすることは間違いないであろう。

今後の脊髄損傷者について

障がい者の置かれている立場は,改善してきている。特に車椅子使用者に対する社会の考え方は前述のように介護保険が広まったことによ

図82　車椅子マラソン

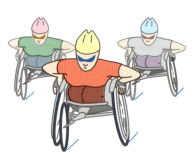

図83　車椅子バスケットボール

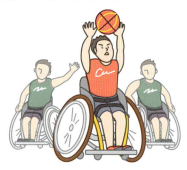

図84　車椅子テニス

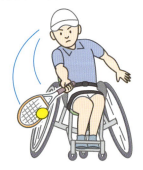

図85　チェアスキー

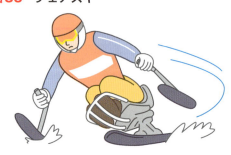

図86　アイススレッジホッケー（車椅子アイスホッケー）

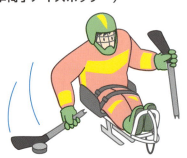

図87　車椅子カーリング

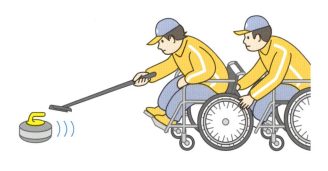

り認知度が急速に上がっている。さらに今後iPS細胞の移植による**麻痺自体の改善や工業的技術革新**によりさらに脊髄損傷患者の社会進出が可能になると思われる。われわれPTは社会情勢を注意深くみながらそのサポートをするよう心がけていきたい。

不全損傷の理学療法

不全損傷とは，完全損傷のように損傷レベル以下の髄節が支配する神経機能が完全に失われたものではなく，**部分的に脊髄が損傷し，神経機能の一部が低下したものである**。そのため完全損傷では，損傷した髄節レベルから残存機能や獲得が可能となる動作の予測が可能であると考えられるが，不全損傷では損傷した髄節レベルの情報のみでは，残存機能や獲得可能な動作を予測することが困難であると考えられる。

不全損傷では，脊髄神経の損傷部位によって異なる特殊型があり，脊髄の経路とそれぞれの特殊型の特徴を理解する必要がある。

脊髄の経路（図88）

- 錐体路は随意運動を支配する神経経路であり，延髄で交叉し脊髄では皮質脊髄路を下行する（図88①）。
- 感覚路は，**深部感覚・識別性触覚**と**温痛覚・粗大な触覚**で2つの異なる経路がある。深部感覚・識別性触覚は，後根から後角に入り，同側の後索を上行する（図88②）。温痛覚・粗大な触覚は，後根から後角に入ると中心管の前で交叉して，反対側の脊髄視床路に入り脊髄の前側索を上行する（図88③）。

損傷部位による特殊型

- 中心管付近の障害（図89）：温痛覚・粗大な触覚は，中心管付近を交叉して走行することから両側性に消失するが，深部感覚・識別性触覚は正常に保たれる。
- 脊髄前半の障害（図90）：脊髄前索や側索の損傷により錐体路が障害され，損傷レベルの弛緩性麻痺を呈し，損傷した髄節レベル支配域の温痛覚が障害される。深部感覚や識別性触覚は，正常に保たれる。
- 脊髄後部（後索）の障害（図91）：脊髄後索の障害により深部感覚・識別性触覚の脱失を呈する（**Romberg試験：陽性**），温痛覚・粗大な触覚は正常に保たれる。
- 片側の障害：**ブラウン・セカール症候群**（図92）：障害側では，損傷した髄節レベルの知覚の脱失と弛緩性麻痺を呈し，損傷した髄節レベル以下の深部感覚・識別性触覚の脱失，錐体路障害（筋緊張亢進，深部腱反射亢進，病的反射の出現，クローヌスの出現），反対側では，損傷した髄節レベル以下の温痛覚・粗大な触覚が脱失する。

図88　脊髄断面図

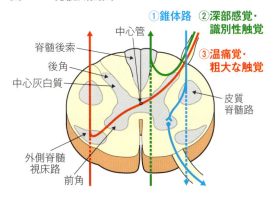

> **臨床に役立つアドバイス**
>
> **評価のポイント**
>
> 不全損傷の理学療法では，受傷からの経過で症状が変化してくることを考慮する必要がある。受傷直後は，一時的に脊髄ショック期（spinal shock）として，損傷レベル以下の髄節が支配する筋の反射が消失し，弛緩性麻痺を呈することがあり，残存機能の評価とともにROMの維持に努める必要がある。そして機能回復に応じて詳細な評価を繰り返し，機能障害レベルで問題点を抽出して獲得可能な動作を予測し，理学療法を展開していく必要がある。

図89　中心管付近の障害
脊髄の中心が主に損傷されたものである。

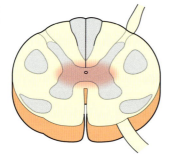

図90　脊髄前半の障害
脊髄の前半部分である前索，側索，前角が損傷されたものである。

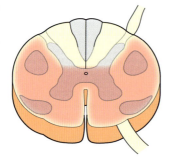

図91　脊髄後部（後索）の障害
脊髄の後方部分である後索が損傷されたものである。

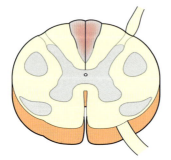

図92　片側の障害（ブラウン・セカール）
脊髄の左右どちらかが優位に損傷したものである。

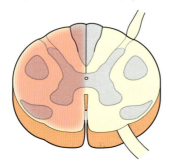

脊髄損傷の合併症

T5レベル以上の損傷では自律神経障害が強く，リハの進行を阻害する。随伴症状や合併症を理解し，予防と対策を講じることが非常に重要である。

自律神経過緊張反射

T5レベル以上の脊髄損傷患者で，損傷部以下の臓器を刺激されることにより生じる。頭痛発作や発汗，立毛（鳥肌），発作性高血圧，鼻閉，徐脈などが生じる。引き金となる刺激は膀胱緊満や便秘による直腸膨満など腸管関係の刺激が多く，これらの要因を取り除くと回復する。このように排泄管理の不備が問題となるケースが多いため，チームによるアプローチが重要である。発作性高血圧は脳出血を引き起こす可能性もあり，適宜，血圧測定を実施し管理する。

起立性低血圧

T5レベル以上の脊髄損傷者に多く，交感神経障害により，血管収縮能の低下，運動麻痺による筋ポンプ作用の低下に伴う損傷部以下への体液貯留，静脈還流量の低下，長期臥床による体液量の減少，高齢な場合，低栄養（特に低アルブミン血症）などが原因で生じる。対策としてはできるだけ早期から離床を促すことである。チルトテーブルを利用し間欠的に立位をとることによって改善していくケースが多い。血圧低下時の対策としては頭を低くし，下肢を挙上，腹式呼吸を促すと改善する。腹帯や下肢に弾性包帯

基礎へのフィードバック

識別性触覚と粗大な触覚

識別性触覚とは，触れられた物体の性状や部位がわかるといった精密な触覚である。粗大な触覚とは，触れられていることはわかるが，その部位やはっきりとした物体の性状はわからない，おおまかな触覚である。

ロンベルグ試験

脊髄後索の障害の有無の評価として用いられる。開眼していれば直立位姿勢を保つことができるが，閉眼では直立位姿勢を保つことができない場合に陽性と判定する。

なども有効である。しっかりと水分摂取や蛋白質摂取を行い、体液量の増加を図る。そのため、飲水量や排尿量のチェックも重要となる。

褥瘡

長期臥床や移乗時のずり応力などにより発生することが多く、常に観察が必要である。初期の場合、表面からではなく骨近傍の軟部組織から損傷が生じる場合があり、Kanno[33]らは超音波Bモードによる評価が早期発見のために重要であると述べている。

下半身の骨突起部に好発し、特に**仙骨部**、**坐骨部**、**大転子部**、**踵部**、**外果部**、**第5中足骨頭部**に多い（**図93**）。急性期の脊髄ショック期に頻発するため、観察やクッション、マットなどの環境調整も重要となる。皮膚の状態をチェックする際はむれ具合なども確認する。血液検査では、白血球数やC反応性蛋白（CRP）値、血清アルブミン値を常に注意しながらリハを進める（**表13**）。食事量などのチェック、噛み合わせや口腔機能についても管理栄養士、歯科医、病棟看護師との連携が重要である。

異所性骨化

解剖学的に本来は骨が存在しない関節周囲の腱、靱帯、関節包、筋膜、筋などに新生骨形成をみるもので、正常な骨組織同様、Havers（ハバース）管や骨髄腔をもち、単なる石灰沈着とは異なるとされる。脊髄損傷患者の約18〜86％にみられると報告されており、大関節に多く発症し、最も現れやすい関節は**股関節**と**膝関節**で、肩、肘と続く。血液検査では**アルカリホスファターゼ（ALP）**、**クレアチンキナーゼ（CPK）**、**血沈**の上昇を認める（**表13**）。関節周囲に炎症所見が認められる。非愛護的なROM練習が発症の要因となることがある。

拘縮

機能的な予後に大きな影響を与えるため、きちんとした介入が必要となる。損傷高位に影響を受けやすいため、ある程度予測しながら日々確認していくことが重要である（**表14**）。

C6B2レベルの頸髄損傷では把持動作にテノデーシスアクションを利用するが、この場合、手指屈曲拘縮が有利に働く場合があり、手指屈筋の強いストレッチにより弛緩してしまうと逆効果となる場合があるので注意が必要である。また、頸髄損傷や胸髄損傷で股関節の屈曲可動域が不十分だと移乗動作に影響するので、SLRは120°以上あることが望ましいが、前述の異所性骨化には十分注意する必要がある。

深部静脈血栓

約90％が受傷後1カ月以内に発症しているとの報告もあり、肺塞栓症へ進展すると致命的となる。そのため空気圧による間欠的圧迫など

図93 褥瘡

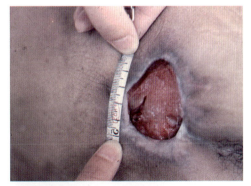

仙骨部褥瘡

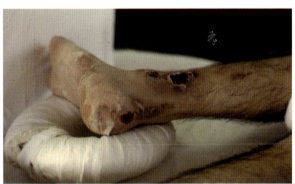

踵部・外果部褥瘡

*CRP：C-reactive protein　*ALP：alkaline phosphatase　*CPK：creatine phosphokinase

の予防策を急性期から講じる。血液検査では**Dダイマー**，**プロトロンビン時間(PT)**など凝固因子系の項目をチェックしておく。下肢静脈エコーなどの所見もあれば確認しておく必要がある。

電気刺激療法

脊髄損傷に対する電気刺激療法の目的

脊髄損傷は，運動機能や感覚機能，自立神経機能などが消失もしくは低下する疾患である。脊髄損傷に対する電気刺激療法では，**機能的電気刺激**(FES)(図94)が用いられる。FESは，損傷レベル下の神経や筋を刺激し神経活動を賦活することで，完全に失われた機能の補填と残存した機能の維持・改善の目的で使用される。

機能補填としての電気刺激療法

損傷レベル下の神経を刺激し，運動機能を促すことで，ADLや生命維持にかかわる機能を補う。その適応は，上肢・下肢・体幹機能，呼吸機能，排尿・排便機能や性機能などである。

■**上肢機能へのFES**(対象：頸髄損傷患者)
- C4レベル以上の頸髄損傷患者の**肩関節の安定性**や**肘関節屈曲や伸展運動**を補う。
- C5～C7レベルの頸髄損傷患者の把持動作を補う。

■**下肢機能へのFES**(対象：胸髄損傷患者)
- T4～T12レベルの胸髄損傷患者の起立，立位，

表13 血液データ正常値

ALP	106～322 IU/L
CPK	男性：59～248 IU/L
	女性：41～153 IU/L
Alb	4.1～5.1 g/dL
WBC	3,300～8,600/μL
CRP	0.3 mg/dL以下
血沈	男性：2～10 mm/時
	女性：3～15 mm/時

表14 関節拘縮

損傷高位	拘縮肢位
C4	肩甲帯挙上位
C5, C6	肩関節外転位，肘関節屈曲位，前腕回外位
C6	肩外旋位，手関節背屈位，手指屈曲位
C7	手指伸展位
下肢	股関節屈曲位，股関節外旋位 膝関節屈曲位 足関節底屈一内反位

(文献34)より引用)

図94 FES

上肢への機能的電気刺激
(NESS-H200®)

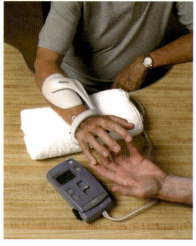

(写真提供：フランスベッド株式会社)

下肢への機能的電気刺激
(walkaide®)

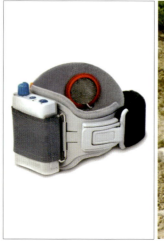
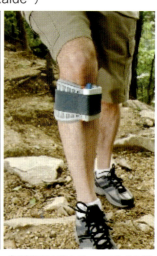

(写真提供：帝人ファーマ株式会社)

*PT：prothrombin time　*Alb：albumin　*WBC：white blood cell　*FES：functional electrical stimulation

移乗，ステッピング，歩行を補う。
- 良好な上部体幹機能があり，立位保持や安全性に歩行器が使用可能な患者に実施する。
- 心肺機能や筋骨格系が動作を行ううえで問題のない患者が対象となる。

■ 体幹機能へのFES（対象：胸髄損傷患者）
- T4〜T12レベルの胸髄損傷患者の脊柱起立筋を刺激し姿勢保持を補助する。
- 腹筋群を刺激し咳嗽（がいそう）を補助する。

■ 呼吸機能へのFES（対象：頸髄損傷患者）
- C4もしくはそれ以上の頸髄損傷患者の横隔神経を刺激し呼吸を補助する。

■ 排尿・排便機能や性機能へのFES
- 脊髄円錐，仙骨神経根，骨盤神経を刺激することで，それぞれの機能を補う。

> **補足**
> FESの実施に際しては，神経学的に安定，下位運動ニューロン障害がない，痙縮が動作を阻害しない，著明な関節拘縮がない，高い意欲がある，家族の支援が期待できることが必要である。

機能維持・改善としての電気刺激療法

各筋の支配神経へのFESは，筋活動を誘発し，運動が可能となるため，筋機能の維持や改善を目的として使用される（**表15**）。また下肢に対するFESと座位でも実施可能な背もたれ付きの自転車エルゴメータの併用は，効率的な運動が可能であり安全性や実用性が高いことから，発症後の不活動による廃用症候群の予防や改善を目的として実施される頻度が多い。一方，上位脊髄損傷患者（T5以上）では自律神経機能障害を有し，心拍数や1回拍出量，心拍出量の増加などにより運動が制限されるため実施に注意が必要である。

装具・自助具の適応

脊髄損傷では，残存機能を把握しつつ失った機能を補う代替療法として，装具や自助具を用いる。損傷時期からの回復が見込める時期は練習用として，症状が固定して社会復帰を狙う場合は更生用となる。以下の装具や歩行補助具を的確に取り入れて目標とする動作や歩行を実現できるようにする。

装具

■ 上肢装具
- **把持装具**：テノデーシスアクションを利用してつまみ動作を行う装具（エンゲン型など）（**図95a**）
- **長対立装具**：手関節を背屈位で固定し母指を他指と対立位に保持することを目的とした装具である（ダイナミック型，ランチョ型など）（**図95b**）
- **短対立装具**：手関節を固定せず母指を他の指と対立位に保持するための装具である（ベネット型，ランチョ型など）（**図95c**）。

■ 下肢装具：骨盤帯付長下肢装具（動作解析のページ参照）
- **長下肢装具**：脳卒中でも用いる早期立位を促す装具である（**図96a**）。
- **短下肢装具**：膝より下，下腿にカフがあり足関節の継ぎ手などをもつ。金属とプラスチック製のものがある（**図96b**）。

表15 機能維持・改善としての電気刺激療法の適応

筋機能	・筋萎縮の防止 ・筋力・筋持久力の維持・改善 ・脂肪増加の抑制 ・糖尿病の予防・改善（インスリン抵抗性の改善）
循環機能	・末梢循環の改善 ・浮腫の予防・改善 ・深部静脈血栓症の予防 ・褥瘡の予防・改善
その他の機能	・骨粗しょう症の予防 ・うつ予防と改善 ・神経傷害に伴う異常な神経可塑性の予防・改善

自助具・介護用具

- 万能カフ：食事動作に用いる（図97a）。
- スプリングバランサー：机上動作全般に用いる（図97b）。
- balanced forearm orthosis（BFO）：肘部を保持するのが特徴である（図97c）。
- スライディングボード：車椅子とベッドをつなぐことでスライドさせて移乗できるようになる。持ち上げることが不要となるため，介助も楽になる（図97d）。
- 排泄自助具：座薬挿入器具，安楽尿器など，手指の機能により選択する（図97e）。

環境制御に用いる機器

- リフター：患者を持ち上げ，ベッドから車椅子やトイレなどへの移乗を行う道具で，広くは家屋改修などで設置するものをいう（図98a）。
- ホイスト：リフターの一種で持ち運びが可能なもの。少ない力でも持ち上げられる電動のものもある（図98b）。

歩行補助具

- 松葉杖：腋窩，手，床面の3点で支持する歩行補助具である（図99a）。
- 歩行器：歩行器そのものが4点の支点をもつ安定性が高い歩行補助具である（図99b）。
- 平行棒：広義で歩行補助具の一種である。押す，引く，左右や上下の安定性もある（図99c）。

車椅子

- リクライニング式：背もたれが倒れる車椅子でフルフラットになるものもある（図100a）。
- ティルト式：背もたれが倒れ座面も傾斜する。殿部の高い免荷が得られる（図100b）。
- 電動式：モーター駆動で，ジョイスティックやチンコントロールによる操作が可能である（図100c）。

図95　上肢装具

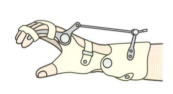

a　把持装具

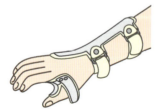

b　長対立装具

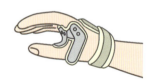

c　短対立装具

図96　下肢装具

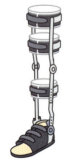

a　長下肢装具

麻痺に対する早期立位の代名詞。先のことを考え，短下肢装具として使えるものもある。

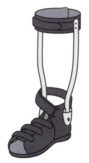

b　短下肢装具

足関節の制動を補う。金属支柱，プラスチック製，足関節軸ありなど患者に合わせて選択される。

図97　自助具・介護用具

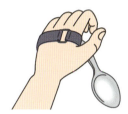

a　万能カフ
さまざまな物が使えて便利である。

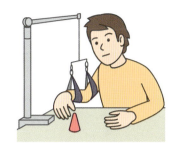

b　スプリングバランサー
腕を空間に持ち上げる動作を補う。スプリングに強度で自動介助運動が可能になる。

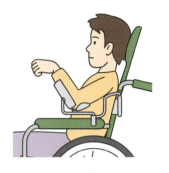

c　BFO
実生活に合わせて用いられる。

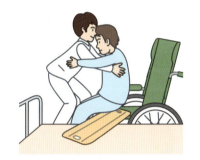

d　スライディングボード
トランスファーボードは基本すべりやすい。介助としてのみでなく，自身で使う患者も少なくない。

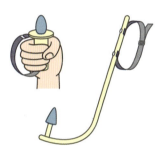

e　排泄自助具
手指の機能によりどちらかの種類が選択される。

図98　環境制御に用いる機器

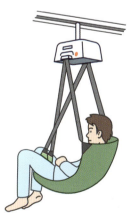

a　リフター
生活動線を基に天井にレールを這わせる。

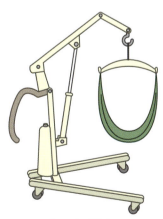

b　ホイスト
リフターのように大きな工事は不要で，目的に合わせて自由に使える。

図99 歩行補助具

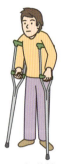

a 松葉杖
両手，片手で使うことができる腋窩支持型のクラッチ。支持基底面拡大と体重免荷に優れている。

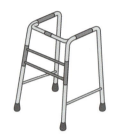

b 歩行器
持ち上げ式と交互式がある。

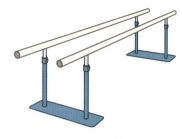

c 平行棒
グリップタイプのものとプラットフォームタイプのものがある。患者の能力と練習の目的に応じて選択される。

図100 車椅子

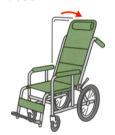

a リクライニング式車椅子
背面が後ろに傾く。下腿部を含めフルフラットになるものもある。

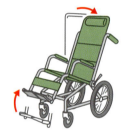

b ティルト式車椅子
背面が傾くのに加え，座面も傾く。

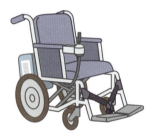

c 電動式車椅子
背部にやや大きめのバッテリーを積む。

臨床に役立つアドバイス

「何が必要か」を考える
　さまざまな道具が臨床で用いられている。1つ1つ覚えるのは大切だが，すべて，何かを補う道具であると考えて覚えるとよい。臨床では患者にどの機能，能力が足りないのかを自分の評価から導き，何を補うのかを丁寧に考えるようにしよう。

まとめ

- 脊髄損傷と脊椎損傷が異なるのはなぜか？（→p.164）[実習][試験]
- 脊髄損傷の障害はどのようなものか？（→p.164）[実習][試験]
- 自律神経障害にはどのようなものがあるか？（→p.165）[実習][試験]
- 中心性頸髄損傷はどのような病態か？（→p.165）[実習][試験]
- 完全損傷と不全損傷の違いはどこか（→p.169）。[実習][試験]
- 脊髄ショックとはどういう状態か（→p.170）。[実習]
- 核上型神経因性膀胱と核・核下型神経因性膀胱の症状はどう違うか（→p.171）。[実習][試験]
- 人工呼吸器が必要な脊髄損傷レベルはどこか（→p.174）。[試験]
- 脊髄損傷者の呼吸障害は，呼吸筋麻痺以外にはどのような要因があるか（→p.174）。[実習][試験]
- 脊髄損傷と脊椎損傷はどのように異なるか？（→p.175）[実習][試験]
- 脊髄損傷のMRIの急性期の所見はどのようなものか？（→p.176）[実習][試験]
- 脊髄損傷のMRIの慢性期の所見はどのようなものか？（→p.176）[実習][試験]
- 脊髄損傷の単純X線所見は何か？（→p.177）[実習][試験]
- 脊髄損傷のMRI所見は何か？（→p.177）[実習][試験]
- 手術が必要な場合はどのような場合か？（→p.179）[実習][試験]
- 脊髄損傷の治療は可能か？（→p.179）[実習][試験]
- 脊椎の手術によって，脊髄損傷は回復するのか？（→p.180）[実習][試験]
- 骨折がない中心性頸髄損傷に対して，手術は必要か？（→p.180）[実習][試験]
- 脊髄損傷の理学療法評価について述べよ（→p.181）。[試験]
- 脊髄損傷の機能障害に対する評価について述べよ（→p.183）。[実習][試験]
- 脊髄損傷のADLの評価について述べよ（→p.187）。[実習][試験]
- ASIAの機能障害評価とはどのようなものか（→p.187）。[実習][試験]
- 完全損傷における神経学的損傷高位とADLについて述べよ（→p.188）。[実習][試験]
- フランケルとザンコリの分類について述べよ（→p.191）。[実習][試験]
- 脊髄損傷の理学療法について述べよ（→p.193）。[試験]
- 急性期に必要な良肢位保持と体位変換について述べよ（→p.194）。[実習][試験]
- 急性期のROM練習，筋力維持・強化について述べよ（→p.199）。[実習][試験]
- 回復期のROM練習，筋力強化練習について述べよ（→p.200）。[実習][試験]
- 回復期の基本動作に対する理学療法について述べよ（→p.202）。[実習][試験]
- 回復期のADLの練習について述べよ（→p.220）。[実習][試験]
- 不全損傷の理学療法について述べよ（→p.227）。[実習][試験]
- 脊髄損傷に対する電気刺激療法について述べよ（→p.230）。[実習][試験]
- 脊髄損傷に対する装具・自助具の適応について述べよ（→p.231）。[実習][試験]

【引用文献】

1) 田島文博，ほか：脊髄損傷者に対するリハビリテーション．脊髄外科，30（1）：58-67，2016．
2) 岩崎　洋，脊髄損傷理学療法マニュアル．p9-28，p51-69，文光堂，2011．
3) 日本リハビリテーション医学会　編：神経筋疾患・脊髄損傷の呼吸リハビリテーションガイドライン，114-117，金原出版，2014．
4) 土岐明子：脊髄損傷の呼吸リハビリテーション．難病と在宅ケア，22（6）：33-37，2016．
5) 尾山陽平，菅野敦哉：頸髄損傷患者の呼吸リハビリテーションプログラム，呼吸器ケア，9（11）：107-111，2011．
6) 辻　哲也，ほか：脳血管障害片麻痺患者における痙縮評価—Modified Ashworth Scale（MAS）の評価者間信頼性の検討—．リハ医学，39（7）：409-415，2002．
7) 竹内伸行，ほか：Modified Ashworth ScaleとModified Tardieu Scaleの関連性の検討—脳血管障害片麻痺患者における足関節底屈筋の評価．総合リハ，34（2）：169-173，2006．
8) 肥塚二美子：理学療法の評価．：脊髄損傷理学療法マニュアル　第2版（岩﨑　洋　編），38-53，文光堂，2014．
9) Bähr M, Frotscher M著，花北順哉　訳：神経局在診断—その解剖，生理，臨床— 改訂第6版，24-26，文光堂，2016．
10) 田崎義昭，斎藤佳雄　著，坂井文彦　改訂：ベッドサイドの神経の診かた　改訂18版，326-331，南山堂，2016．
11) 植村　修：chapter 7 リハビリテーション医学各論 6脊髄損傷・二分脊椎．現代リハビリテーション医学（千野直一　監修，椿原彰夫，ほか　編），金原出版，2017．
12) 池田篤志，徳弘昭博：第4章　疾患とリハビリテーション 5脊髄損傷．最新リハビリテーション医学（江藤文夫，里宇明元　監修，安保雅博，ほか　編），医歯薬出版，2017．
13) 徳弘昭博：脊髄損傷者の社会復帰〈総論1〉．脊髄損傷者の社会参加マニュアル（住田幹男，ほか　編），NPO法人日本せきずい基金，2008．
14) 問川博之，ほか：脊髄損傷者のための新しいADL評価尺度—SCIM．臨床リハ，15（10）：952-957，2006．
15) Catz A, et al.: SCIM- spinal cord independence measure: a new disability scale for patients with spinal cord lesions. Spinal Cord, 35（12）：850-856, 1997.
16) ASIA（http://asia-spinalinjury.org/）（2018年12月末日時点）
17) 千野直一　編：現代リハビリテーション医学　改訂第3版，382，384，金原出版，2009．
18) 米本恭三，ほか　監：JOURNAL OF CLINICAL REHABILITATION 別冊　リハビリテーション診察Decision Making，100，医歯薬出版，2008．
19) Vale FL, et al.: Combined medical and surgical treatment after acute spinal cord injury: results of a prospective pilot study to assess the merits of aggressive medical resuscitation and blood pressure management. J Neurosurg, 87（2）：239-246, 1997.
20) Jackson AB, Groomes TE.: Incidence of respiratory complications following spinal cord injury. Arch Phys Med Rehabil, 75（3）：270-275, 1994.
21) Berney S et al.: The acute respiratory management of cervical spinal cord injury in the first 6 weeks after injury: a systematic review. Spinal Cord, 49（1）：17-29, 2011.
22) 日本リハビリテーション医学会：神経筋疾患・脊髄損傷の呼吸リハビリテーションガイドライン．金原出版，6，2014．
23) 土岐明子：呼吸障害への対応．J Clin Rehabil，26（5）：440-445，2017．
24) 日本集中治療医学会　早期リハビリテーション検討委員会：集中治療室における早期リハビリテーション．～早期離床やベッドサイドからの積極的運動に関する根拠に基づくエキスパートコンセンサス～，2017．
25) Garstang SV, et al.: Patient preference for in-exsufflation for secretion management with spinal cord injury. J Spinal Cord Med, 23: 80-85, 2000.
26) Pillastrini P, et al.: Study of the effectiveness of bronchial clearance in subjects with upper spinal cord injuries: examination of a rehabilitation programme involving mechanical insufflation and exsufflation. Spinal Cord, 44: 614-616, 2006.
27) NPO法人 日本せきずい基金：脊損ヘルスケア・Q&A編，75，2006．
28) 細田多穂，柳澤　健　編：理学療法ハンドブック　改訂第3版　第3巻　疾患別・理学療法プログラム，協同医書出版社，425-426，448，461-472，2000．
29) 水上昌文：頸髄損傷四肢麻痺における機能レベルと移動・移乗能力との関係．理学療法ジャーナル，25（5）：359-364，1991．
30) 安田孝司，ほか：胸・腰髄損傷の動作障害に対する理学療法アプローチ．理学療法，27：130-138，2010．

31) 奈良　勲 編：理学療法のとらえかた，294-301，文光堂，2001．
32) 障害者（特に脊髄損傷者）の自動車免許保有実態の推定（日本せきずい基金ホームページ）（http://www.jscf.org/SIRYOU/KURUMA.htm）（2018年12月3日時点）
33) Kanno N, et al：Low-echoic lesions underneath the skin in subjects with spinal cord injury. Spinal cord, 47（3）：225-229, 2009.
34) 岩﨑　洋 編：脊髄損傷理学療法マニュアル，第2版，31-35，文光堂，2015．

【参考文献】

1. 松村讓兒，ほか：病気がみえるvol.11 運動器・整形外科，第1版，249-253，メディックメディア，2017．
2. 日本排尿学会，日本脊髄損傷医学会 編：脊髄損傷における排尿障害のガイドライン．36，リッチヒルメディカル，2011．
3. 高倉　基，ほか：急性期の診断と全身管理—脊髄ショックと予後予測—．脊椎脊髄ジャーナル，16：328-331，2003．
4. 石田博厚（訳）：胸部理学療法—ICUにおける理論と実際—，231-226，総合医学社，1991．
5. 田島文博，上條義一郎，西村行秀：脊髄損傷者に対するリハビリテーション．脊髄外科，30（1）：58-67，2016．
6. 高橋　功，ほか：急性頸髄損傷に対するMRI診断—T2強調画像の重要性について—．日救急医会誌，10（7）：402-206，1999．
7. 森　英治，ほか：急性期頸髄損傷のMRI所見．整形外科と災害外科，40（1）：161〜164，1991．
8. 鈴木晋介：脊髄・脊椎損傷の急性期治療．Spinal Surgery，25（1）：50-62，2011．
9. 松村讓兒，ほか：病気がみえるvol.11 運動器・整形外科 第1版，249-253，メディックメディア，2017．
10. 武田　功 編：脊髄損傷の理学療法 第2版，医歯薬出版，105-128，2006．
11. 岩﨑　洋 編：脊髄損傷理学療法マニュアル 第2版，文光堂，79-90，2014．
12. 神奈川リハビリテーション病院脊髄損傷マニュアル編集委員会：脊髄損傷マニュアル リハビリテーション・マネジメント，医学書院，116，1996．
13. 武田　功 編：PTマニュアル 脊髄損傷の理学療法　第3版，医歯薬出版，2017．
14. 岩﨑　洋 編：脊髄損傷理学療法マニュアル 第2版，文光堂，2014．
15. 中山恭秀　編：3日間で行う理学療法臨床評価プランニング　第1版，南江堂，2013．
16. 吉尾雅春 編：標準理学療法学 専門分野 運動療法学 各論 第4版，187-189，医学書院，2017．
17. 横山　修：脊髄損傷の合併症．総合リハ，40（5）：551-555，2012．
18. Ragnarsson KT: Functional electrical stimulation after spinal cord injury current use, therapeutic effects and future directions, Spinal Cord, 46（4）：255-274, 2008.
19. Ho CH, et al.: Functional electrical stimulation and spinal cord injury, Phys Med Rehabil Clin N Am, 25（3）：631-654, 2014.
20. Gater DR Jr, et al.: Functional electrical stimulation therapies after spinal cord injury, NeuroRehabilitation, 28（3）：231-248, 2011.

症例集

脳血管障害

■トイレでの下衣脱衣動作において右後方への転倒の危険性が生じ，安全性，安定性の低下を認めた脳梗塞右片麻痺の症例

70歳代後半，女性。脳梗塞を発症し，右片麻痺を呈している。脳梗塞発症後，急性期病棟に入院し，1カ月後に回復期リハ病棟に転棟。入院中のトイレ動作において左上肢で右側の下衣を下ろすことは可能であったが，左側の下衣を下ろす際に右後方への転倒の危険性を認めた。

初回受診時の医師（リハ医）からの処方箋

- 症例は脳梗塞を発症し，右片麻痺を呈した70歳代後半の女性で，脳梗塞発症後，急性期病棟に入院し，1カ月後に回復期リハ病棟に転棟している。
- 主治医からは機能障害の改善，院内における日常生活活動（ADL）の向上および自宅復帰を目標とした運動療法による介入を指示された。

理学療法評価

- 回復期リハ病棟入棟時の状況として，院内移動は車椅子を使用し自立している。身の回り動作は入浴動作，更衣動作，整容動作，トイレ動作において中等度介助を要していた。なかでもトイレ動作では，車椅子から便座への移乗と立位保持は手すりを使用して可能であったが，麻痺側である右上肢の随意性が乏しいため，手すりを離した立位にて左上肢で下衣の脱衣を行う必要があった。しかし左側の下衣を下ろす際に右後方への転倒の危険性を認め，動作の安全性と安定性は低下していた。
- トイレ動作は実施頻度が高く，症例の主訴に「1人でトイレに行けない」との訴えがあったことを踏まえて，左上肢での左側の下衣脱衣動作の安全性，安定性向上をニードとした。また症例は，立位で下衣を殿部下端まで下ろすことができれば座位で下衣をさらに下ろすことが可能なため，立位にて左上肢で下衣を殿部下端まで下ろすことを目標とした。

■下衣脱衣動作の動作観察

- 下衣脱衣動作の開始肢位である立位は，胸腰椎左側屈位，両股関節屈曲位に伴う体幹前傾位であり，右股関節外転位，左股関節内転位，右膝関節屈曲位により骨盤右下制位となり，右股関節内旋位，左股関節外旋位により骨盤右回旋位を呈していた。
- 2台の体重計を用いた立位時の下肢荷重量測定では，右20kg，左30kgと左下肢優位に荷重していた。
- 上記の立位から左上肢にて左側の下衣をつかんで下ろす際に，胸腰椎屈曲，左側屈が乏しく，下衣を殿部下端まで下ろすことができなかった。同時に足底が床についている状態で右足部回内による右下腿外側傾斜，左足部回外による左下腿内側傾斜とともに右股関節内転，左股関節外転を伴う右側方体重移動が生じ，このとき左股関節屈曲に伴う体幹前傾，右股関節内旋，左股関節外旋による骨盤右回旋と右足関節底背屈中間位での右膝関節屈曲の出現とともに右殿部が後方へ変位し，右後方へ転倒の危険性を認めた。

■問題点の予測

開始肢位の立位から左上肢にて下衣の左側をつかみ左胸腰椎側屈を伴って左下方リーチすることで，左側の下衣を殿部下端まで下ろす際には，身体重心を足底の支持基底面内に留めるため右側方への体重移動が必要になると考える。この右側方体重移動の際に右殿部が後方に変位する原因として，右股関節内転を伴う右側方体重移動時に出現する右股関節内旋による骨盤右回旋を制動できていないことから，股関節外旋作用をもつ右大殿筋および右中殿筋後部線維の筋緊張低下，右股関節の深部感覚障害を挙げた。

さらに右股関節屈曲による体幹前傾が生じる要因として，右股関節屈曲を制動できない右大殿筋下部線維，右ハムストリングスの筋緊張低下，右股関節屈曲伸展中間位を保持できない右腸骨筋，右大腰筋および右大腿直筋の筋緊張低下を挙げた．これらの問題により安定した右側方体重移動が困難なことは，左側の下衣を下ろす際に胸腰椎左側屈を伴う左下方リーチが乏しくなる要因になると考えた．また左側の下衣を下ろすための胸腰椎左側屈が乏しくなる要因として，胸腰椎右側屈作用を有する右外腹斜筋縦線維および斜走線維，右腸肋筋の筋緊張低下により胸腰椎左側屈を制動できないことも考えられた．

■理学療法検査
- 筋緊張検査
  低下筋：右外腹斜筋縦線維および斜走線維，右大殿筋下部線維，右中殿筋後部線維
- 感覚検査：右股関節深部感覚は正常
- 胸腰椎左側屈を制動できない右外腹斜筋の筋緊張低下が下衣脱衣動作に及ぼす影響について検討するため，観察肢位である立位ではなく，下肢の機能障害からの影響を少なくした端座位にて左下方リーチ動作を評価した．結果，胸腰椎左側屈を制動できず，左側への転倒の危険性を認めた．同時に右外腹斜筋縦線維および斜走線維の筋収縮が乏しいことを触診にて確認した．
- 検査結果より，症例の下衣脱衣動作の改善には，体幹前傾と右後方への転倒傾向を生じさせる右中殿筋後部線維および右大殿筋下部線維の筋緊張低下を主要問題として改善する必要があると考えた．さらに左側の下衣を下ろす際の胸腰椎左側屈を制動するために，右外腹斜筋縦線維および斜走線維の筋緊張低下も併せて改善する必要があると考えた．

国際生活機能分類(ICF)
図1参照

理学療法プログラム

■立位での右側方への体重移動練習

立位で右大殿筋下部線維の求心性収縮を促し，右股関節屈曲伸展中間位，内旋外旋中間位を求めた後に，右股関節内転を伴う右側方体重移動

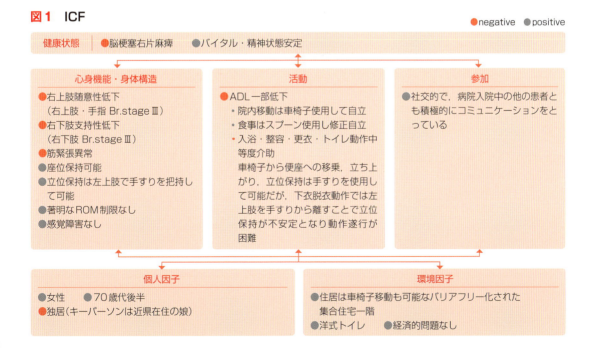

図1 ICF

*ICF : international classification of functioning, disability and health

を誘導し，右中殿筋後部線維の遠心性収縮を促した。

■ 端座位での胸腰椎左側屈を伴った左上肢での左下方リーチ練習

　筋緊張低下を認めた右外腹斜筋縦線維および斜走線維の筋収縮を確認しながら，胸腰椎左側屈を制動するための遠心性収縮を促した。

結果

- 1週間後，静止時筋緊張検査において主要問題であった右外腹斜筋縦線維および斜走線維，右中殿筋後部線維，右大殿筋下部線維の筋緊張に改善を認めた。
- 理学療法後の立位では，両股関節屈曲が軽減し体幹前傾位が改善したことで直立位に近づき，右股関節外転による骨盤右下制と右股関節内旋による骨盤右回旋位が軽減し左右対称の立位に近づき，両下肢の荷重量は右25kg，左25kgと均等になった。
- 左側の下衣脱衣動作では下衣を下ろす際の胸腰椎左側屈が可能となり，下衣を目標であった殿部下端まで下ろすことが可能になった。加えて，右股関節内転を伴う右側方体重移動時に生じていた右股関節内旋による骨盤右回旋，右膝関節屈曲に伴う右殿部の後方変位を制動できたことにより，転倒することなく下衣脱衣動作の遂行が可能になった。

まとめ

- 症例は左側の下衣を下ろす際の胸腰椎左側屈を制動する右外腹斜筋縦線維および斜走線維の働きが不十分であり，同時に左側の下衣を下ろす際の右側方体重移動を制動する右中殿筋後部線維，右大殿筋下部線維の働きが不十分であった。
- 非麻痺側上肢での非麻痺側の下衣脱衣動作では脱衣側への胸腰椎側屈および対側への側方体重移動を制動する麻痺側体幹・下肢の筋活動が必要と考えた。

脳血管障害

■高次脳機能障害を呈し理学療法の介入に工夫が必要であった脳梗塞後左片麻痺の症例

70歳代，男性。脳梗塞および高次脳機能障害と診断された。現在は回復期リハ病棟に入院中である。入院中のADLではおおむね介助が必要な状況である。脳梗塞による左片麻痺に加え，口頭指示が入り難く遂行機能障害も認めるため，理学療法の介入が困難な状況である。

初回受診時の医師（リハ医）からの処方箋

- 病棟のADLでは，起居動作，身の回り動作のいずれも介助を要している。また麻痺側上下肢の活動への参加はほぼみられず，随意運動も不能である。退院へ向けてADLの向上を目標にリハをお願いしたい。

理学療法評価

■経過

- 理学療法中，口頭指示が入らず急に別の動作を行うことや，動作の持続や固執，中止困難などの遂行機能障害を認める。
- 特に理学療法中には「うがいをしたい」という欲求が強く現れ，理学療法の継続が難しいことが多い。
- 本症例のうがい動作の実用性は低く，安全性・安定性が大きく低下しており介助量も多かった。理学療法において，うがい動作を利用した介入を考えた。
- うがい動作の実用性を向上させるためには，うがい動作に必要な姿勢，動作として座位姿勢保持および座位姿勢からの体幹前傾動作（以下，体幹前傾動作）の実用性を向上させることが必要と考えた。
- ニード：座位姿勢保持および体幹前傾動作の実用性向上

■車椅子座位姿勢および体幹前傾動作の観察

座位姿勢は左股関節外転位で屈曲不十分となることで骨盤は左下制，後傾，左回旋位を呈している。そのため，左後方への不安定性により，バックレストに強くもたれている。骨盤左下制，後傾，左回旋位に対して胸腰椎移行部は右側屈，屈曲位となっている。

この状態から体幹前傾動作を誘導するためにバックレストから体幹を離すと，骨盤左下制が増強し，左側への転倒の危険性を認める。

■問題点の予測

上記の姿勢，動作観察より，左股関節の問題が骨盤，体幹の不安定性につながっていると考えた。つまり骨盤が左下制，後傾，左回旋位を呈する現象は，左股関節外転位で屈曲不十分となっていることに起因していると考えた。左股関節が外転位となる要因は左中殿筋後部線維の筋緊張低下であると予測した。また左股関節の屈曲が不十分となる要因として，左腸骨筋，左大殿筋下部線維，左大腿直筋の筋緊張低下，左ハムストリングスの筋緊張亢進，左股関節屈曲ROM制限を予測した。

■理学療法検査

- 筋緊張検査

    低下筋：左中殿筋後部線維，腸骨筋，大殿筋下部線維

    正常域：左大腿直筋，ハムストリングス

- ROM検査：左股関節屈曲120°
- 高次脳機能検査：検査を試みるもPTによる指示が入らず，実施困難

■問題点の整理

検査結果より，主要問題は左中殿筋後部線維，腸骨筋，大殿筋下部線維の筋緊張低下であると判断した。本症例は座位姿勢において，左中殿筋後部線維の筋緊張低下により左股関節外転位，骨盤左下制位となり，左腸骨筋，大殿筋下部線維の筋緊張低下により左股関節の屈曲が不十分

となり，骨盤後傾，左回旋位を呈していると考えた。そのため骨盤および体幹が左後方へ不安定となることで，左後方のバックレストに強くもたれる座位姿勢になっていると考えた。この状態から体幹前傾動作を促すためにバックレストから体幹を離すと，左胸背部の支持面がなくなることで左側方への転倒の危険性が増強すると考えた。

ICF

図1参照

理学療法プログラム

■筋緊張の促通および姿勢動作練習

- 主要問題の改善を目的に，座位にて左股関節を内転方向へ誘導し，骨盤水平位を保持することで，左中殿筋後部線維の活動を促した。
- 左股関節を屈曲方向へ誘導し，後傾，左回旋位であった骨盤を中間位に保持することで，左腸骨筋，大殿筋下部線維の活動を促した。
- 対称的な座位姿勢を保持した状態から，両股関節屈曲による体幹前傾動作を誘導し，左大殿筋下部線維の遠心性収縮を求めた。
- 最終的には立ち上がり動作や移乗動作へと展開した。

■高次脳機能障害への配慮

- 理学療法実施中，欲求や情動に対する抑制が利かない状態であり，保続や固執，行為の中止困難などがみられ「うがいをしたい」という欲求が現れた場合に，実際のうがい動作を利用することで介入を継続した。
- 家族（妻）の指示は比較的入りやすいことから，家族の見守りや声かけ，介助の補助を適宜行ってもらった。

結果

- 3週間後，主要問題であった左中殿筋後部線維，腸骨筋，大殿筋下部線維の筋緊張低下に改善を認めた。
- 座位姿勢保持はバックレストのない状況でも対称的な座位姿勢を約5分間保持できるようになり，実用性が向上した。
- うがい動作時の体幹前傾動作においても対称的な体幹前傾が可能となり，左側への転倒の危険性が改善し実用性が向上した。
- うがい動作以外でも身の回り動作の介助量を軽減させることにつながった。整容動作，食事動作，更衣動作，トイレ動作，入浴動作中の座位姿勢保持や，移動・移乗動作に必要な

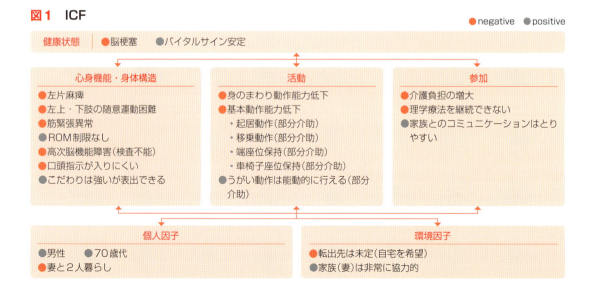

図1 ICF

立ち上がり動作の屈曲相における体幹前傾動作において，それぞれ介助量の軽減がみられた。

まとめ

- うがい動作に必要な姿勢，動作を分析し，主要問題を明確にしたうえで理学療法を実施した。
- 座位姿勢保持と体幹前傾動作の実用性の向上は，うがい動作以外の身の回り動作や立ち上がり動作，移乗動作の改善にもつながった。
- 高次脳機能障害の影響で理学療法の介入が困難であったが，症例の欲求や情動に合わせた理学療法の展開と家族の協力を得ることで，円滑な理学療法の介入につながった。

頭部外傷

■高所からの転落で頭部を強打したことによる脳挫傷の症例

50歳代，男性。高所での作業中に誤って転落し，頭部を強打。病院へ救急搬送され，CTにて左側頭葉から前頭葉にかけて脳挫傷が認められた。

初回受診時の医師（リハ医）からの処方箋

- 主訴：1人で歩いてトイレに行きたい，仕事に戻りたい
- ニード：トイレ動作の自立，職場復帰
- 職業：庭師
- 性格：頑固
- ADL：寝返り・起き上がりは自立，立ち上がりは動作が性急なときがあり，見守りが必要であった。できるADLとしての移動は，歩行は歩行器を使用して可能であったが，トイレや食堂からの帰室の際に，部屋がわからなくなることがあった。しているADLとしての移動は車椅子であったが，ときにブレーキの閉め忘れがあり，注意を要していた。トイレ動作は移乗動作時にブレーキの閉め忘れがあること，帰室時に部屋を忘れることがあるため，見守りが必要であった。ときに意欲の低下も認め，リハを拒否することもあった。

理学療法評価

- 長谷川簡易式知能評価スケール：15点
- Wechsler（ウェクスラー）記憶検査（WMS-R）：拒否のため実施できず
- Rivermead（リバーミード）行動記憶検査（RBMT）：標準プロフィール9点（最高24点），スクリーニング4点（最高12点）
- 機能的自立度評価表（FIM）：運動項目46点，認知項目19点
- 筋緊張：右内腹斜筋横線維に低下，右腸肋筋に亢進
- 問題点：運動機能面の問題として，歩行では右内腹斜筋横線維の筋緊張低下により，右立脚初期から右股関節内転に伴う骨盤左傾斜が生じ，側方への不安定性を認めていた。この側方への不安定性に対し，右腸肋筋の筋緊張を亢進させ胸腰椎右側屈させる代償運動を認めていた。高次脳機能面の問題として，生活場面において自身の部屋がわからなくなる，車椅子のブレーキを閉め忘れる，病院職員の名前が覚えられないなどの問題が生じていた。性格は職人肌で頑固な性格から，歩いてトイレに行きたいとの希望が強くあり，理学療法は歩行器歩行の安定性向上とトイレ動作の自立を短期目標として，職場復帰を長期目標として進めることとした。

ICF

図1参照

理学療法プログラム

- 庭師であることから，高い枝を剪定するための脚立への昇段を想定し，階段昇段練習のなかで右下肢へ体重移動練習を行い，右内腹斜筋横線維の筋緊張改善を図った。
- 歩行練習は治療者が後方より介助をするなかで，自室からトイレまでの道順に合わせて実施した。

理学療法のなかでは，意欲的にリハに取り組んでもらえるように，主訴である「1人で歩いてトイレに行きたい」，「仕事に戻りたい」といった要素を組み込んで実施した。高次脳機能障害である記憶障害に対しては，部屋からトイレへの道順に目印をつけたこと，実際の道順を患者の視点で動画撮影を行い視聴させたこと，立ち止まって考えそうになる場面では声掛けを行うなど，視覚的および聴覚的な手掛かりを与えていった。

＊CT：computed tomography　＊WMS-R：Wechsler memory scale-reviced
＊RBMT：the Rivermead behavioral memory test　＊FIM：functional independence measure

結果

- 長谷川簡易式知能評価スケール：20点
- WMS-R：拒否のため実施できず
- RBMT：標準プロフィール12点（最高24点），スクリーニング5点（最高12点）
- FIM：運動項目59点，認知項目23点
- 筋緊張，右内腹斜筋横線維，右腸肋筋ともに正常域

歩行は右内腹斜筋の筋緊張改善により，右立脚初期に認めていた右股関節内転に伴う骨盤左傾斜は軽減し，安定性は向上した．トイレ動作は，移動手段が車椅子から歩行器に変更になり，帰室時に部屋を忘れることは減少し，しているADLとして修正自立に至った．しかしながら，自室とトイレの目印は，失敗体験を繰り返さないために継続して行うこととなった．

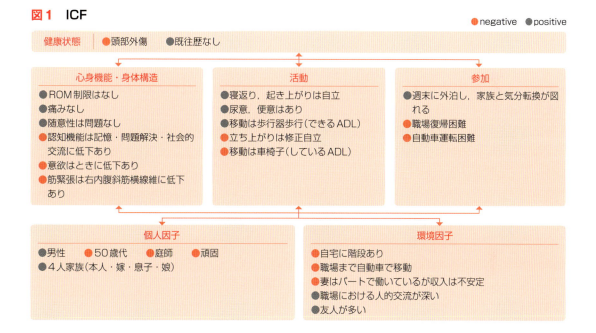

図1　ICF

頭部外傷

■ 歩行中にバイクと接触，転倒したことによる外傷性くも膜下出血と第2腰椎椎体骨折の症例

80歳代，男性。屋外杖歩行中に原付バイクと接触し，転倒した際に左前頭部と腰部を強打した。当院へ搬入時のバイタルサインは血圧：139/75，SpO_2：97％，心拍数：68回，体温：36.8℃であり，外傷性くも膜下出血と第2腰椎椎体骨折と診断された。

初回受診時の医師（リハ医）からの処方箋

- 主訴：1人でトイレに行けない
- ニード：ベッドと車椅子間での移乗動作の自立，屋外T字歩行の自立
- 既往歴：右変形性股関節症の診断を受けており，半年前に全人工股関節置換術を施行した。
- 家族歴：妻が他界してからは独居での生活であり，キーパーソンは近くに住んでいる息子である。
- 入院前のADL：ADL，IADLともにすべて自立しており，屋内は独歩であり，屋外はT字杖歩行で移動していた。
- 趣味：詩吟（月3回ほど詩吟の教室にも通っていた）
- 目標設定：院内ADLの自立（短期目標），在宅復帰（長期目標）

理学療法評価（入院時評価）

- 意識レベル：リハ介入時の意識レベルについては，JCSがⅠ-1で大きな問題はなく，見当識は保たれていた。コミュニケーションは可能で指示理解も良好であったが，多弁であり検査に集中できず関係のないことをすぐに話そうとする様子がうかがえた。また，常に周りを気にしており注意が散漫となっていた。
- 入院当初のADL：FIMが45点（運動項目：23点，認知項目：22点）であった。第2腰椎椎体骨折の影響で体動時には腰部に疼痛を認め，起居動作は中等度介助，車椅子移乗は重度介助であり病棟内は車椅子移動であった。また，食事動作はベッド上でセッティングに介助を必要とするが，スプーン操作や経口摂取は問題なく行えていた。トイレ動作はおむつを使用しており，衣服の上げ下げやお尻の清拭は全介助であった。
- 認知機能：MMSEが22/30点であり，TMT-Aは152秒であった。以上より，軽度の注意機能障害を認め，特に持続性，選択性に問題が生じている可能性が考えられた。
- 運動機能：BRSが上肢・下肢・手指ともにⅥであり運動麻痺は認めなかった。関節可動域測定は，体幹伸展−20°，右股関節は屈曲100°，伸展0°，内旋15°であり，足関節背屈は両側5°であった。徒手筋力検査（MMT）では右股関節屈曲・伸展・外転が段階3と右股関節周囲筋に筋力低下を認めた。

ICF

図1参照

理学療法プログラム

　右股関節屈曲・伸展・外転の筋力強化練習や腰部の疼痛軽減を目的にリラクゼーションを行った。また，ADL練習として，まずはベッドと車椅子間での移乗練習を実施した。フットプレートやブレーキを無視して移乗しようとするため，「ブレーキをかける」「フットプレートを上げる」など動作を細分化し，段階的に指導した。さらに，繰り返し練習することで運動学習を促進し，日常生活への汎化を目指した。また，高次脳機能練習として数字抹消テストやシートカバーを付けての図形抹消テストなど注意機能に対する直接的なアプローチも実施した。その際，周囲からの刺激を必要最低限とし，集中できるように個室を治療場所として選択した。しかし，

＊IADL：instrumental activities of daily living　＊JCS：Japan coma scale
＊MMSE：mini mental state examination　＊TMT-A：trail making test part A　＊BRS：Brunnstrom stage

上記のアプローチ方法には興味を示さず集中して取り組むことができなかった。そこで，発症前より趣味としていた詩吟をアプローチの1つとして取り入れた。自主的に漢詩や和歌を集中して吟じることで注意機能の改善を図った。これらのリハプログラムを約2週間継続して実施した。

結果

リハを開始してから約2週間後，運動機能については，MMTは右股関節屈曲・伸展・外転が段階4へ向上した。さらに，体動時に生じていた腰部の疼痛も消失した。認知機能についてはTMT-Aは128秒へ向上し注意機能の改善を認めた。またADL状況は，FIMが76点（運動項目：50点，認知項目：26点）となり，起居動作が自立，ベッドと車椅子間での移乗においても危険な行動はみられなくなり，車椅子を使用して病棟トイレへ1人で行けるようになった。さらに，リハでは，T字杖歩行が見守りレベルで行えるようになった。

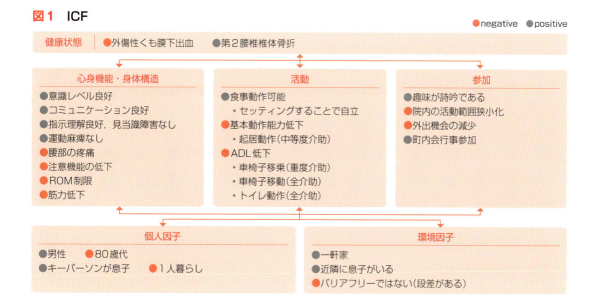

図1 ICF

脊髄損傷

■受傷から4年経過した現在も歩行能力向上を目指す腰髄不全損傷患者の症例

20歳代，男性，会社員．4年前に腰髄損傷を受傷後，急性期病院と回復期病院でのリハ期間を経て受傷から約半年後に自宅退院となった．この時期には両側にプラスチック型短下肢装具を使用した平行棒内歩行が可能となり，その後当院での外来リハにて両Lofstrand（ロフストランド）杖を使用した歩行練習を開始した．また同時期には元の会社へと復職し，1人暮らしも始めた．受傷から約1年後には障がい者スポーツの活動参加も開始し，車椅子競技を専門に活躍の場を広げている．現在は仕事と週5回の競技トレーニングを両立し，週1回の外来リハを継続している．短下肢装具と両ロフストランド杖を使用した歩行による自宅内の移動が自立し，車椅子や手動運転補助装置を装備した自動車での移動を中心に幅広い社会参加を果たしている．

初回受診時の医師（リハ医）からの処方箋

- 半年前スノーボード中に受傷した腰髄損傷患者（損傷高位L1レベル）．T12/L1の脱臼骨折，L1破裂骨折があり，受傷同日にA病院にてT11からL2後方固定術，L1椎体形成術を施行した．
- A病院入院期間を経て，ADL自立を目的にB回復期リハ病院でのリハを継続し，先月自宅退院となった．
- 受傷直後はASIA機能障害尺度：Aレベルの完全損傷を認めたが現在は肛門括約筋の収縮向上と肛門周囲の感覚向上を認め，ASIA：Cレベルの不全損傷まで回復している．
- ADLは自立しており，近日中に復職と1人暮らしを開始する予定である．歩行能力は平行棒内レベルで，歩行器歩行は短距離であれば可能である．若年でありリハを継続する必要性は大きい．
- 今後の歩行能力の向上を目標に週1回の外来リハを実施してほしい．自宅内の両ロフストランド杖歩行自立がhopeである．

理学療法評価

■初診時の理学療法評価

- バイタルサイン：異常なし
- 疼痛：なし
- 周径（右cm/左cm）：大腿周径（膝蓋上縁35.0/35.0，膝蓋上縁〜5cm 34.0/33.0，膝蓋上縁〜10cm 38.0/34.5），下腿周径（下腿最大25.5/25.0，下腿最小21.0/21.0）
- 深部腱反射：両下肢とも膝蓋腱反射亢進，アキレス腱反射消失
- 感覚：触覚，温痛覚ともにT12レベル以上は正常．L1〜3レベルで軽度鈍麻．L4〜5レベルで中等度鈍麻．S1レベル以下で重度鈍麻〜脱失．左右差あり（左＞右）．深部感覚は両下肢とも軽度鈍麻を認める．
- 筋力
  MMT（右/左）：上肢5，体幹5，股関節屈曲（4/4）伸展（1/1）外転（1/1）内転（2/2），膝関節屈曲（2−/2−）伸展（4/2），足関節背屈（1/0）底屈（1/1），足趾（0/0）
  握力（50.0/47.0kg）
- ASIA脊髄損傷神経学的検査：運動スコア（67/100），知覚スコア（94/112）
- ROM：著明な制限なし，SLR90°可能
- MAS（右/左）：股関節，膝関節，足関節ともに（0/0）
- Frankelの分類：C
- 基本動作・姿勢保持
  寝返り-自立，起き上がり-自立，座位保持-端座位・長座位ともに自立，起立-修正自立，立位保持-修正自立，移乗-ベッド上から車椅子・床上から車椅子ともに修正自立
  ABMS：28/30点
- バランス：車椅子座位-床からの物拾いや，前輪挙上での車椅子駆動，段差昇降が可能，長座位・端座位-重心移動や立ち直りが可能だがダイナミックな動作では不安定性あり，プッ

＊ASIA：American Spinal Injury Association　＊MAS：modified Ashworth scale
＊SLR：straight leg raising　＊ABMS：ability for basic movement scale

シュアップ保持5秒間可能，立位-両SHB着用で平行棒内1分間可能。両ロフストランド杖では保持困難
- 歩行能力:両SHB着用し平行棒内1往復を4動作歩行自立，キャスター付ピックアップ型歩行器で5m程度可能，両ロフストランド杖歩行困難
- BI:80/100点(移動は車椅子，階段昇降困難のため減点)
- FIM:115/126点(排泄，移乗，階段項目で減点)

ICF

(図1)参照

理学療法プログラム

- 外来リハの目標として両ロフストランド杖，SHB使用での室内歩行自立を設定。そのために優先的なプランを
- 歩行動作能力の向上
- 立位バランスの向上
- 耐久性の向上
- 残存筋力の維持・向上
- ROM，柔軟性の維持・向上

として理学療法を開始。
- プログラム
①体幹・下肢ストレッチ
②体幹筋トレーニング(ボールエクササイズ，プッシュアップ)
③下肢筋力トレーニング(徒手抵抗，自動介助)
④マシントレーニング(脚伸展運動)
⑤両ロフストランド杖で立位保持・介助歩行トレーニング(平行棒・歩行器)
⑥BWSTT:免荷30%，〜速度1.0km/時

結果

BWSTTでは症例の歩行速度や耐久性の変化に合わせて設定の速度や免荷量を操作した。歩行のステッピング促通を目的に歩行速度は増大させ，立脚時の下肢筋活動増大，そして実際の抗重力位に近づけた環境での歩行耐久性向上を

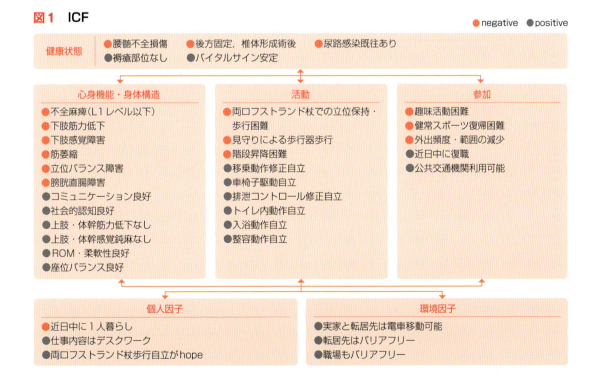

図1 ICF

* SHB : shoe horn brace * BI : Barthel index
* BWSTT : body weight supported treadmill training

目的に免荷量は漸減させた．3年半が経過し，最終的には免荷なしでのトレッドミル歩行が可能となった．ロフストランド杖歩行は介助下で立位をとることから開始し，徐々に介助下での歩行が可能となった．外来開始から約1年には見守り下で10m程度歩行可能となり，この時期から短距離であれば自宅での実施が可能となった．

両ロフストランド杖と両SHBを使用した歩行能力とBWSTT設定の変化を(図2)に示す．

外来リハ開始から3年半後の理学療法評価

車椅子を主な移動手段とした生活は自立しており，公共交通機関を利用した通勤や外出，車椅子競技の活動参加や自動車運転など幅広い社会参加が可能となっている．週1回の外来リハを継続しており，現在のhopeは自宅内における両ロフストランド杖歩行の安定性向上である．

- バイタルサイン：異常なし
- 疼痛：なし
- 周径（右cm/左cm）：大腿周径（膝蓋上縁 35.0/35.0，膝蓋上縁〜5cm 35.0/33.0，膝蓋上縁〜10cm 39.0/35.0），下腿周径（下腿最大 25.5/25.0，下腿最小 21.0/21.0）
- 深部腱反射：両下肢とも膝蓋腱反射亢進，アキレス腱反射消失
- 感覚：麻痺の程度に明らかな変化はない．本人の主観的な感覚ではわずかに左右差が拡大
- 筋力
  MMT（右/左）上肢5，体幹5，股関節屈曲（5/5）伸展（1/1）外転（2−/2−）内転（2/2），膝関節屈曲（2/2）伸展（5/4），足関節背屈（1/0）底屈（1/1），足趾（0/0）
  握力（55.0/50.0 kg）
- ASIA脊髄損傷神経学的検査：運動スコア（72/100），知覚スコア（94/112）

図2　歩行能力とBWSTT設定の変化

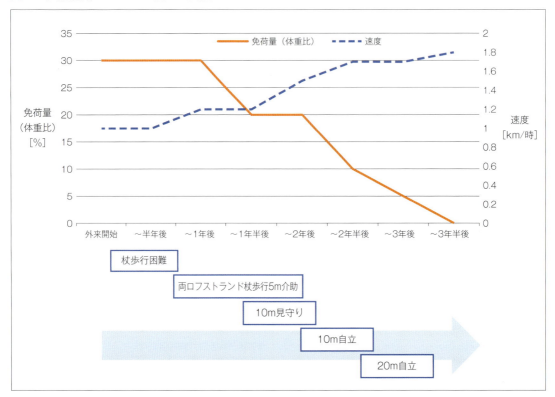

- ROM（右°/左°）：足関節背屈制限（10/10），SLR90°可能
- MAS（右/左）：股関節屈筋群，内転筋群（1/0）
- Frankelの分類：C
- 基本動作・姿勢保持
  寝返り—自立，起き上がり—自立，座位保持—端座位・長座位ともに自立，起立—修正自立，立位保持—修正自立，移乗—ベッド上から車椅子・床上から車椅子ともに修正自立
  ABMS：28/30点
- バランス：長座位・端座位での動的バランス改善，プッシュアップ保持60秒間可能，立位-両SHB着用で平行棒内3分以上分間可能。両ロフストランド杖では1分間可能
- 歩行能力
  両SHB着用し平行棒内5往復を2動作歩行自立，キャスター付ピックアップ型歩行器で30m程度可能，両ロフストランド杖使用2動作歩行20m自立（それ以降見守り）
  5m歩行：13歩/18.3秒（歩行速度0.27m/秒）
- BI：85/100点（移動項目で改善あり，自宅内の両ロフストランド杖歩行が自立）
- FIM：115/126点（変化項目なし）

現在の理学療法プログラム

室内短距離の両ロフストランド杖歩行は自立したが，歩行時の不安定性は残存している。現在はさらなる歩行安定性の向上と歩行距離の増大を目標と設定して外来理学療法を継続している。

そのために現在は
- 歩行動作能力の向上（特に左下肢立脚支持の安定，左右ステップ位置の安定）
- 耐久性の向上
- 残存筋力の維持・向上（特に殿筋群，ハムストリングスを中心に）
- ROM，柔軟性の維持・向上

をねらいとしたプログラムを実施している。

- プログラム
  ①体幹・下肢ストレッチ
  ②体幹筋トレーニング（背臥位でのボールエクササイズ中心に）
  ③下肢筋力トレーニング（徒手抵抗，自動介助）
  ④マシントレーニング
  ⑤免荷装置なしでのトレッドミル歩行トレーニング：1.8km/時で3分間×7セット
  ※両ロフストランド杖を使用した歩行機会は自宅生活を中心に設けており，歩行能力は定期評価で確認している。また外来リハ時のプログラムについては週5日実施している車椅子競技のトレーニング内容とのバランスを考慮しつつ設定している。

今後の展開

- 受傷から約4年の経過のなかで復職や車椅子競技への参加など活動範囲が拡大した背景には，本人の障害受容や性格と優れた身体機能，社会背景が影響したと考える。
- 外来リハの実施は週1回の実施のみであったが，自宅内での両ロフストランド杖歩行が自立レベルにまで達した。不全損傷患者に対するBWSTTを使用した歩行トレーニングが有効であるとの報告は多いが，対象となる損傷レベルや病期などを含めそのエビデンスは確立されているとはいえない。しかし今回の症例では低頻度で長期間にわたるBWSTTの実施により両ロフストランド杖歩行の介助量は漸減した。この症例にとってBWSTTを中心とした歩行トレーニングや今回の速度，免荷量の設定がどの程度有用であったかは明らかにできないが，本人の歩行に対するモチベーションの維持などに少なからず好影響をもたらしていたと考える。
- 一方でロフストランド杖での歩行能力が自宅内自立レベルにまで達したとはいえ，安全面や下肢装具着用の手間，移動効率など実用性

の低さから車椅子が主な移動手段となっており，歩行頻度は1日に数回と少ない。また歩行能力の向上に伴い症例のhopeも変化している。さらなる歩行の安定性向上により歩行頻度は増す可能性もあるが，どの程度の安定性を望むのか，最終的に実用的な移動手段としての歩行動作獲得を目指していくのか，現実的な目標や達成時期を再度細かく設定していかなければならない。経過を踏まえても外来リハ開始から現在までの回復は緩やかであり，今後も歩行能力を向上させることは容易ではない。限られたリハ機会のなかで目標とする歩行能力の獲得が難しいとすれば，これに対する医師の判断材料としてわれわれ理学療法士が客観的な理学療法評価とその解釈を共有していく必要がある。しかし長期間にわたる介入を継続している以上，週1回の外来リハにおける歩行トレーニングが身体機能や活動能力の維持に必要であり，歩行トレーニングという機会や習慣自体が症例の活動や社会参加を左右する1つの環境因子となっている可能性もある。これらを考慮しながら，第一に症例本人の意思を尊重し，今後のプランニングを行うことが望まれる。

索　引

あ

アームレスト	211
アイススレッジホッケー	226
アクセルブレーキ操作	225
足関節底屈モーメント	112
足関節の促通法	121
アシュワーススケール（変法）	49
アテローム血栓症	27
アテローム血栓性脳梗塞	35
誤りなし学習	150
誤りを経験する学習	150
アルカリホスファターゼ	229
安楽尿器	232

い

胃液分泌亢進	182
胃潰瘍	182
意識障害	84, 142
意識状態	89
維持性リハの有用性	96
石原視力表	59
異所性骨化	200, 201, 229
椅子によるすべての動作	192
胃穿孔	182
痛み	93
一次運動野	8
一次性脳損傷	132
1回換気量	183
一過性脳虚血発作	27
1本杖歩行	193
遺伝子組み換え組織プラスミノゲン・アクティベータ	38
移動能力	101
イメージ連想法	150
医療関連機器圧迫創傷	195
咽頭（嘔吐）反射	63

う

ヴァインランド適応行動尺度	148
ウィーニング	174
ウェクスラー記憶検査	144
ウェルニッケ失語	56
うつ状態	42
うつ病	124
運動応答	144
運動学習理論	122
運動関連領野	2
運動機能スケール	53
運動機能評価	52
運動機能評価スケール	52
運動失調	17
運動出力	8
運動障害	29, 166
運動遂行の障害	52
運動性失語	55
運動線維	12
運動前野	8
運動調整の障害	52
運動の分割	17
運動皮質	8
運動麻痺	29, 93
運動野	33
運動療法時のリスク管理	83

え

エピソード記憶	149, 150
エラーレス学習	120
エレベートバス	223
嚥下障害	41
延髄	2

お

横隔膜	179
横隔神経	165
大振り歩行	218
起き上がり	203, 206
起き上がり動作	91, 109
頤反射	62
音韻性錯語	55
温痛覚	227

か

下位運動ニューロン	181
介護保険サービス	96, 104
介護老人保健施設	99
介在ニューロン	9, 19
外傷性くも膜下出血	134
外傷性脳損傷	132
回数効果	115
咳嗽	196, 231
外側運動制御系	8
外側皮質脊髄路	9
階段昇降の動作	97
下衣着脱	222
改訂水飲みテスト	46
外転神経	60
外部観察	117
回復期	92
海綿状血管腫	39
下顎偏位	62
踵膝試験	64
核・核下型神経因性膀胱	171
拡散強調画像	32
学習された不使用（learned non-use）	93, 124
学習の転移	122
核上型神経因性膀胱	171
覚醒レベル	147
荷重応答期	116
荷重受容器	20
課題指向型アプローチ	93
課題難易度	115
肩関節亜脱臼の改善のためのTES	120
肩関節外旋位	201
滑車神経	60
合併症に対する治療	41
寡動	15
下頭頂小葉	6
過敏帯	186
川平法	120
感覚機能スコア	189
感覚障害	164, 167
感覚検査	51
間隔伸張法	150
感覚性失語	56
感覚線維	12
感覚的結果	17
感覚麻痺	30
感覚野	6, 33
換気血流比不均衡	196
眼球運動検査	61
環境設定	101
間欠的空気圧迫療法	37
換語困難	55
観察学習	8
眼振	17
関節拘縮	200, 230
関節損傷	200
関節対光反射・反応	60
関節トルク	183
完全側臥位	197
完全損傷	165, 169, 179, 184, 187
観念運動失行	56
観念失行	56
間脳	4
顔面紅潮	183
顔面神経	62

き

奇異性呼吸	196
キーパーソン	183
記憶障害	58, 134, 144
——のADL指導	152
——の機能改善	149
——の基本動作練習	151
記憶の分類	150
機械による咳介助	199
気管内分泌物	196
企図振戦	17
稀突起膠細胞	2
機能残存高位	189
機能的電気刺激	90, 219, 230
機能的自立度評価表	187

255

気分安定薬	141	経皮的膀胱瘻	172	呼吸障害	165, 179
基本動作	43	痙攣	83	呼吸数	84
――練習	90, 97, 108	血圧	84, 89	口すぼめ呼吸	174
脚橋被蓋核	15	――上昇	183	国際生活機能分類	75, 104
キャスター上げ	214	――測定	84	国際ボバース講習会講師会	114
逆向健忘	135	――のモニタリング	87	黒質	13
逆行性記憶障害	58	血液データ	230	苔状線維	15
ギャッチアップ座位	207	血管内治療	38	誤差信号	17
ギャンブリング課題	149	減圧開頭術	140	骨粗鬆症	42
球海綿体筋反射	170	健康関連QOL	79	骨盤底筋運動	103
嗅覚検査	59	肩甲骨挙上位	200	小振り歩行	218
嗅神経	59	言語性記憶	144		
急性期T1強調画像	176	腱固定作用	220	**さ**	
急性期合併症	182	言語野の見つけ方	34	最下位皮膚髄節	189
急性硬膜外血腫	133, 136, 139	腱反射亢進	184	最高酸素摂取量	46
急性硬膜下血腫	133, 136, 139			最終共通路	19
橋	2, 9	**こ**		最大酸素摂取量	46
胸郭コンプライアンス	196	コイル塞栓術	28, 40	在宅復帰	104
教師あり学習	122	降圧薬の副作用	45	座位バランス	206
教師なし学習	122	更衣	221	細胞体	2
協調運動障害	63	高位頸髄損傷	179	座位練習	87
虚血性心疾患	83	更衣動作	98	坂道	98
起立性低血圧	179, 192, 207, 217, 228	抗うつ薬	141	作動記憶	111
筋緊張検査	48	構音障害	17	座薬挿入器具	223, 232
筋緊張亢進	52	高血圧性脳出血	39	三角筋	203
筋緊張低下	52	抗血小板療法	38	三角筋前部線維	208, 214
筋力維持・向上	120	高次運動野	2	ザンコリ分類	184, 191
筋力強化	200	高次視覚野（V4）	6	三叉神経	61
筋力検査	48	高次脳機能障害	30, 110, 124, 134	残存高位	187
筋力低下	93	――に対する薬物療法	140		
		――の評価	55	**し**	
く		高次脳機能低下	93	シーソー呼吸	174
くも膜下出血	28, 35, 83, 134	拘縮	229	シーティング	101
――の治療	39	抗精神病薬	141	弛緩性運動麻痺	170
グラスゴーコーマスケール	132	拘束性換気障害	198	視蓋脊髄路	9
グリア	2	叩打排尿	172	視覚情報	6
グリオーシス	37	交通事故	164	――の処理過程	155
クリッピング（手）術	28, 39	抗てんかん薬	141	視覚性記憶	144
車椅子移乗	192	行動の発現と制御	7	弛緩性麻痺	164, 181, 227
車椅子カーリング	226	口頭法	52	識別性触覚	227
車椅子駆動	214	後頭葉	2	軸索	2
車椅子テニス	226	後頭連合野	2	自己導尿	171
車椅子バスケットボール	226	高頻度rTMS	124	自己導尿器	223
車椅子への移乗	88	硬膜外血腫	1, 136, 139	自殺企図	182
車椅子マラソン	225	硬膜下血腫	133, 136, 139	四肢麻痺	164
車椅子ラグビー	226	硬膜動静脈瘻	39	自主トレーニングの指導	107
車椅子クレーン搭載自動車	224	肛門括約筋収縮不能	187	自主練習	101
クレアチンキナーゼ	229	肛門周囲知覚脱失	187	視床	4
		肛門反射	170	視床下核	13
け		高齢者リハのイメージ	96	歯状核	17
痙縮	93, 184, 213	交連線維	4	視床の区分	5
経頭蓋磁気刺激	123	交連ニューロン	19	視神経	59
痙性萎縮膀胱	173	誤嚥性肺炎	90	自然呼吸	45
痙性麻痺	181	股関節伸展	112	持続性注意	152
経皮的動脈血酸素飽和度	89	呼吸器感染	46	下オリーブ核	17
		呼吸筋麻痺	174, 179		

索引

自宅内の環境 107	自律神経障害 164	**せ**
市中肺炎 46	心筋梗塞 27	生活期 96
失語 30, 55	神経筋接合部 42	静止座位バランス 208
失行 30, 56	神経膠細胞 2	静止時筋緊張検査 49
室頂核 17	神経細胞 2	正常圧水頭症 83
失認 56	──の構造と機能 2	正常眼球運動 61
自動化段階 122	神経終末 2	星状膠細胞 2
自動車運転 192, 224	神経ネットワーク 111	正常呼吸 174
シナプス結合 2	神経モニタリング 139	整容動作 99
社会的行動障害 134, 148, 158	心原性脳塞栓症 38	脊髄障害自立度評価法 187
──に対するADL練習 160	人工呼吸 45	脊髄小脳 17
──に対する基本動作練習 160	人工呼吸器関連肺炎 198	脊髄ショック 164, 193, 227
──に対するリハ 159	人工呼吸器装着患者 45	脊髄中枢パターン発生器 218
視野検査 60	伸張反射 50	脊髄反射消失 193
ジャックナイフ練習 217	緊張性伸張反射 184	脊髄機能不全 164
シャワー車椅子 223	浸透圧療法 140	脊柱伸展位 200
重症頸髄損傷 179	心拍数 84, 200	脊椎インストゥルメンテーション 180
修正ボルグスケール 46, 84	深部感覚 227	脊椎不安定性圧迫病変 180
手指屈筋群 214	深部感覚検査 52	舌咽神経 63
手指の促通法 121	深部腱反射 49, 50	舌下神経 63
樹状突起 2	深部静脈血栓(症) 37, 229	接触面積 194
出血性梗塞 83		切迫するD 139
循環障害 168, 179	**す**	セルフコントロール 160
除圧動作 207	随意運動介助型電気刺激装置 125	前鋸筋 208
上位運動ニューロン 181	随意的眼球運動 17	前脛骨筋 113
上衣着脱 222	遂行機能 156	前向健忘 135
上衣膠細胞 2	遂行機能障害 56, 134, 141, 147, 156	前向性記憶障害(記銘障害) 58
障がい者スポーツ 225	──検出のコツ 148	仙骨座り 88
障害受容 182	──と注意障害の違い 156	栓状核 17
消化管出血 83	──に対するADL練習 157	線条体 13
消化器障害 179	──に対する基本動作練習 157	線条体投射ニューロン 14
松果体 2	──に対する問題解決練習 156	選択性注意 152
昇降移乗動作 212	錐体細胞 8	──障害 153
小膠細胞 2	錐体路 30, 33	剪断力 132
冗長性 19	──障害 227	前庭小脳 17
上頭頂小葉 6	垂直移乗動作 212	前庭神経核 7
情動のコントロール障害 160	水頭症 29	前庭脊髄路 9
小脳 15	──の治療 41	前庭皮質 7
小脳失語 64	髄内出血 176	前頭前野 2
小脳半球 15	頭蓋内圧亢進 138	前頭葉 2
小脳皮質 15	──に対するstepwise protocol 140	前頭葉眼窩皮質 2
静脈血栓 182	頭蓋内圧モニタリング 139	前頭連合野 2
上腕三頭筋 203, 214	頭蓋内コンプライアンス 140	全般性注意 145
上腕三頭筋麻痺 192	スケジュールノート 157	──障害 152
上腕二頭筋 214	頭痛 183, 228	前皮質脊髄路 9
初期ABCD評価 138	ストークマンデビル方式 207	線分二等分テスト 59
職業復帰 183	ストリオソーム 14	線分抹消テスト 59
食事 101	ストループ課題 147	前輪上げ 214
食事動作 99	スプリングバランサー 232	
褥瘡 46, 90, 101, 229	ズボン着脱 222	**そ**
──予防 194, 207	スライディングボード 232	想起障害 58
触覚 189		早期離床 87, 193
ショック期 184		早期リハ 193
徐脈 228		装具療法 112
消化器障害 168		相反性抑制 119
自律神経過緊張反射 228		
自律神経過反射 193, 217		

た

足趾手指試験	64
促通反復療法	120
測定障害	17
側頭葉	2
側頭連合野	2
続発性正常圧水頭症	40
側方移乗	211
粗大触覚	227
損傷髄節別動作分析項目	191
損傷レベル	191
体圧分散クッション	194
体圧分散マットレス	194
体位変換	92, 194
大胸筋	203, 214
体重免荷式トレッドミル	218
帯状回運動野	8
体性感覚情報	6
大脳基底核	13
大脳髄質	2, 5
大脳の機能局在	4
大脳の領域	2
大脳半球	2
大脳皮質	2
──の領域	3
大脳皮質─大脳基底核回路	14
大脳辺縁系	7, 158
体部位支配領域	12
対麻痺	165, 192
多職種連携	92
立ち上がり動作	109, 192
──介助	106
脱臼骨折	164
他動運動による筋緊張検査	49
段差を乗り越える動作	192
短下肢装具	95, 112, 193, 231
端座位練習	88
段差昇降	215
淡蒼球	13
短対立装具	231

ち

地域包括ケアシステム	100
──の推進	99
チェアスキー	226
遅延再生	144
遅発性脳虚血	40
遅発性脳血管攣縮	40
注意障害	134, 141, 152
──に対する基本動作練習	154
──に対する日常生活活動（ADL）練習	154
注意障害の評価	146
中間脊髄路	9

中心溝の見つけ方	33
中心性頚髄損傷	164, 219
中枢性疼痛	41
中脳	2
中脳歩行誘発野	15
長下肢装具	90, 231
腸骨大腿靱帯	217
長座位	201, 207, 208
長対立装具	231
直接対光反射・反応	60
直角移乗	209
治療的電気刺激	119

つ

痛覚	189
通所リハ	104

て

低栄養	93
デイケア	104
低血圧	179
低頻度rTMS	124
ティルト式車椅子	194, 232
ティルトテーブル	194
手関節固定装具	220
手関節背屈筋	220
テノデーシスアクション	220
手指のデルマトーム	190
デルマトーム	190
デロームの漸増抵抗運動	200
てんかん	37, 124
転換性注意	152
電気刺激療法	119, 230
転職	183
転倒	46, 112, 164
電動(式)車椅子	191, 232
展望性記憶	144

と

トイレ移乗	223
トイレ動作	105
頭蓋内圧亢進	134, 138
──に対するstepwise protocol	140
頭蓋内圧モニタリング	139
頭蓋内コンプライアンス	140
頭蓋内占拠性病変	132
動眼神経	60
動作分析	80
投射線維	4
登上線維	17
橈側手根屈筋	214
頭頂葉	2
頭頂連合野	2, 6

動的座位バランス	208
トゥドラッグ	113
頭部外傷	132
──の急性期治療	139
──の好発部位	144
──の初期診療	138
動脈血酸素分圧	84
時計描画テスト	59
徒手による咳介助	199
トップダウン過程の評価	43
トランスファーボード	209, 224
鳥肌	183, 228
努力性呼気	168
鈍麻帯	186

な

内耳神経	62
内側運動制御系	9
内側前頭前野	2
内部観察	117
軟部組織過伸張	200

に

二次性脳損傷	132, 193
日常観察における注意スケール	147
二点歩行	218
入浴	105, 223
──動作	98
ニューロモデレーション	37
ニューロンの種類	19
尿失禁	173
尿道留置カテーテル	172
尿路感染	46, 83
尿路・性器感染症	173
尿路結石	173
認知課題の提示	117
認知機能の柔軟性	147
認知症	101, 110
認知障害	134
認知神経リハビリテーション	116
認知段階	122

ね

寝返り	204
寝返り動作	108, 191, 203

の

脳炎	110
脳下垂体	2
脳幹	2
──の圧迫	135
脳血管性認知症	26
脳血管攣縮による脳梗塞	28

索引

脳血流量の自動調節能の破綻 …… 87
脳梗塞 …………………… 35, 83
　　──の治療 ……………… 38
　　──の発症リスク ……… 28
　　──の分類 ……………… 26
　　──薬物療法 …………… 38
脳挫傷 …………………… 136, 139
脳室ドレナージ ……………… 140
脳出血 ………… 28, 34, 83, 183, 228
　　──の治療 ……………… 38
脳腫瘍 ………………………… 110
脳循環改善薬 ………………… 141
脳神経の検査 ………………… 59
脳脊髄液の循環 ……………… 29
脳卒中機能評価法 …………… 45
脳卒中ケアユニット ………… 37
脳卒中後運動麻痺 …………… 124
脳卒中に対するFES ………… 120
脳低温療法 …………………… 140
脳動静脈奇形 ………………… 39
脳内出血 ……………………… 139
脳の可塑性 …………………… 124
脳の区分 ……………………… 3
脳の構造 ……………………… 2
脳浮腫 …………………… 83, 133

は

パーキンソン病 ……………… 124
肺炎 ……………………… 83, 183
肺活量 ………………………… 183
排泄 …………………… 101, 223
排泄自助具 …………………… 232
排泄動作 ……………………… 99
背側運動前野 ………………… 8
背側経路(where経路) ……… 6
肺塞栓(症) ……………… 37, 182
排痰障害 ……………………… 174
バイタルサイン ……………… 183
排痰介助 ……………………… 198
排尿筋-外尿道括約筋協調不全 … 172
排尿障害 ………………… 41, 168
ハイパー直接路 ……………… 14
配分性注意 …………………… 152
排便障害 ……………………… 168
廃用症候群 …………………… 85
把持装具 ……………………… 231
発汗 …………………… 183, 228
鼻づまり ……………………… 183
ハノイの塔 …………………… 148
馬尾損傷 ……………………… 165
歯磨き動作 …………………… 191
パラリンピック ……………… 226
バルビツレート療法 ………… 140
破裂骨折 ……………………… 164
半構造化面接 ………………… 148

反射性交感神経性ジストロフィー
　………………………………… 181
反射性排尿 …………………… 171
半側空間失認 ………………… 135
半側空間無視 ……… 7, 58, 152
半側身体失認 ………………… 56
ハンドル回旋操作 …………… 225
万能カフ ………………… 223, 232
反復性経頭蓋磁気刺激 ……… 123
反復唾液嚥下テスト ………… 46
反復練習 ……………………… 151

ひ

被殻 …………………………… 13
被殻出血 ……………………… 35
引きずり歩行 ………………… 218
膝打ち試験 …………………… 64
膝関節伸展 …………………… 112
肘関節伸展位固定 …………… 201
皮質小脳 ……………………… 17
皮質脊髄路 …………………… 9, 19
尾状核 ………………………… 13
非心原性脳梗塞 ……………… 38
非侵襲的圧換気 ……………… 195
ピックアップ歩行器 ………… 217
皮膚書字覚 …………………… 52
皮膚節 ………………………… 185
鼻閉 …………………………… 228
びまん性軸索損傷 …………… 136
びまん性脳腫脹 ……………… 134
びまん性脳損傷 ……………… 134
表在感覚検査 ………………… 51
表在反射 ……………………… 50
標準意欲評価法 ……………… 149
標準失語症検査 ……………… 56
標準注意検査法 ……………… 146
病態失認 ……………………… 57
病的共同運動 ………………… 53
病的反射 ……………………… 51
非骨傷性頸髄損傷 …………… 164

ふ

フィードバック ……………… 115
フィードバック誤差学習 …… 18
腹臥位 ………………………… 197
腹臥位on elbows …………… 208
副交感神経優位 ……………… 182
副神経 ………………………… 63
腹側運動前野 ………………… 8
腹側経路 ……………………… 6
腹部膨満 ……………………… 179
腹膜炎 ………………………… 182
浮腫 …………………………… 183
不随意運動 …………………… 15
防ぎうる外傷死 ……………… 138

不全損傷 …… 165, 169, 179, 184, 227
普通車椅子 …………………… 194
プッシュアップ台 …………… 209
プッシュアップ動作 … 200, 207, 223
フューゲルマイヤーアセスメント … 48
ブラウンセカール症候群 … 171, 227
フランケル分類 …………… 181, 189
プリガターノの能力判定表 … 149
プルキンエ細胞 ……………… 15
ブルンストローム回復ステージ … 48
ブローカ失語 ………………… 55
プロトロンビン時間 ………… 230
分枝粥腫型梗塞 ……………… 27

へ

平衡感覚受容器 ……………… 7
平衡障害 ……………………… 17
平行線維 ……………………… 15
平行棒 ………………………… 232
米国脊髄損傷協会 …………… 187
閉鎖運動連鎖 ………………… 207
ベンダー・ゲシュタルトの配置 … 148
ベントン視覚記銘検査 ……… 144

ほ

ホイスト ……………………… 232
方向性注意 …………………… 145
方向性注意障害 ……………… 152
膀胱直腸障害 ………………… 170
傍辺縁系連合野 ……………… 7
訪問リハ ……………………… 96
歩行 …………………… 112, 192
歩行器 ………………………… 232
歩行支援ロボット …………… 219
歩行障害質問票 ……………… 70
歩行動作 ……………………… 109
歩行練習 ………………… 90, 116
ポジショニング ……………… 101
補装具療法 …………………… 108
補足運動野 …………………… 8
発作性高血圧 ………………… 228
ボツリヌス毒素療法 ………… 42
ボトムアップ過程の評価 …… 43
ボバース概念に基づくアプローチ … 113
ボバース臨床実践モデル …… 114
ボバース臨床実践ワークシート … 114
ボルグスケール ……… 46, 84, 200

ま

またぐ動作 …………………… 98
末梢動脈疾患 ………………… 27
松葉杖 ………………………… 232
麻痺性イレウス …… 164, 168, 179
慢性硬膜下血腫 ……………… 136

259

み

脈拍 …………………………………………… 89
三宅式記銘力検査 ………………………… 144
ミラーニューロン ……………………………… 8

む

無気肺 ………………………………… 183, 196

め

迷走神経 ……………………………………… 63

も

網様体脊髄路 ………………………………… 10
文字抹消テスト ……………………………… 59
模倣 …………………………………………… 81
模倣法 ………………………………………… 52

ゆ

有棘細胞 ……………………………………… 14
指鼻指試験 …………………………………… 64

よ

用手排尿 …………………………………… 223
抑うつ症状 ………………………………… 141
四点歩行 …………………………………… 218

ら

ラクナ脳梗塞 …………………………… 26, 33

り

理学療法評価 ……………………………… 181
　　——の流れ …………………………… 44
リクライニング式車椅子 ………… 194, 232
リスク管理 …………………………… 83, 108
立位保持 …………………………………… 192
立位練習 …………………………………… 87
立脚終期 …………………………………… 116
立体認知覚 ………………………………… 52
立毛 ………………………………………… 228
リバースアクション …………………… 203, 206
リバーミード行動記憶検査 ……………… 144
リハロボット ……………………………… 115
リフター …………………………… 223, 232
流暢性検査 ………………………………… 148
良肢位保持 ………………………………… 92

れ

連合線維 ……………………………………… 4
連合段階 …………………………………… 122
連合反応 …………………………………… 53
連想学習 ……………………………………… 8

ろ

労働災害 …………………………………… 164
肋間筋麻痺 ………………………………… 179
ロフストランド杖 ………………………… 217
ロボット療法 ……………………………… 125
ロボットを用いたトレーニング ………… 115
ロンベルグ試験 …………………………… 227

わ

ワーキングメモリー ………………… 111, 145

A

ADL指導 …………………………… 98, 110
ADLの想定 ……………………………… 107
ADL練習 ………………………………… 90
alkaline phosphatase(ALP) …… 229
Alzheimer病 ……………………………… 110
Anderson基準の土肥変法 ……………… 84
ankle foot orthosis(AFO) …………… 112
anterio inferotemporal(AIT) ………… 6
apathy ……………………………………… 141
American Spinal Injury Association
　(ASIA) impairment scale ……… 189
associate learning ……………………… 8
atherothrombosis(ATIS) ………… 26, 27
attention process training(APT)
………………………………………………… 153

B

Babinski反射 ……………………………… 51
balanced forearm orthosis(BFO)
………………………………………… 220, 232
Barthel index(BI) …………… 67, 76, 187
　　——の評価基準 ……………………… 77
behavioural assessment of the
　dysexecutive syndrome(BADS)
………………………………………………… 56
Bender-Gestalt testの配置 ………… 148
Benton視覚記銘検査 …………………… 144
Berg balance scale(BBS) …………… 66
body weight-supported treadmill
　training(BWSTT) …………………… 218
bradykinesia ……………………………… 15
branch atheromatous disease
　(BAD) ………………………………… 26, 27
Brodmann領野 …………………………… 2

Brown-Séquard型損傷 ………………… 171
Brunnstrom recovery stage(BRS)
………………………………………………… 48
Brunnstrom stage ……………………… 53
Burke lateropulsion scale(BLS) 69

C

C ……………………………………………… 217
C4レベル …………………………………… 220
C5レベル …………………………… 214, 220
C5残存レベル …………………………… 202
C6・C7残存レベル ……………………… 202
C6レベル …………………………… 214, 220
C6残存レベル …………………………… 224
C7レベル ………………………… 209, 214, 221
C7残存レベル …………………………… 224
C8レベル …………………………… 214, 221
central inferotemporal(CIT) ………… 6
central pattern generator(CPG)
……………………………………………… 19, 218
centromedian nucleus(CM) ………… 5
cerebellar cognitive affective
　syndrome(CCAS) …………………… 18
cerebral perfusion pressure(CPP)
………………………………………………… 140
CHADS$_2$スコア ………………………… 28
Chedoke-McMaster stroke
　assessment …………………………… 53
constraint-induced movement
　(CI療法) ………………………………… 124
climbing fiber …………………………… 17
clinical assessment for attention
　(CAT) …………………………………… 146
clinical assessment for
　spontaneity(CAS) …………………… 149
clinical assessment scale for
　contraversive pushing(SCP)
………………………………………………… 67
computed tomography(CT)
…………………………………………… 31, 55
continuous performance task
　(CPT) …………………………………… 146
creatine phosphokinase(CPK)
………………………………………………… 229
critical time window …………………… 86
crossed cerebellar diaschisis
　(CCD) …………………………………… 19
crossed cerebello-cerebral
　diaschisis(CCCD) …………………… 19
Cushing現象 …………………………… 139
C音叉 ………………………………………… 62

D

Delomeの漸増抵抗運動 ……………… 200
deoxyhemoglobin ……………………… 176

索引

dermatome ………………………… 185
diffusion weighted image(DWI)
　……………………………………… 32
direct oral anticoagulants(DOAC)
　……………………………………… 38
dopamin(DA) ……………………… 13
dorsal premotor area ……………… 8
Dダイマー ………………………… 230

E

Emory functional ambulation
　profile(E-FAP) ………………… 70
Emory機能的歩行能力評価(E-FAP)
　……………………………………… 70
enkephalin(ENK) ………………… 13
errorful learning ………………… 150
errorless learning ……………… 150
extensor half center(EHC) …… 20

F

final common pathway ………… 19
flexor half center(FHC) ………… 20
fluid-attenuated inversion recovery
　(FLAIR) ………………………… 32
forward model …………………… 17
Frankel分類 ……………… 181, 189
Fugl-Meyer assessment(FMA)
　……………………………………… 48
functional electrical stimulation
　(FES) …………………… 119, 230
functional independence measure
　(FIM) ……………………… 66, 76
functional reach test(FRT) …… 69

G

Gerstmann症候群 ……………… 34
Glasgow coma scale(GCS)
　…………………………… 40, 132, 142

H

Hanoiの塔 ……………………… 148
heart rate(HR) …………………… 46
Hoffmann反射 …………………… 51
Hunt and Kosnik分類 …………… 28

I

inferio parieta lobule(IPL) ……… 6
inferior temporal ………………… 6
instrumental activities of daily
　living(IADL) …………………… 75

integrated volitional control
　electrical stimulator(IVES)
　……………………………………… 125
International Bobath Instructors
　Training Association(IBITA)
　……………………………………… 114
international classification of
　functioning, disability and health
　(ICF) …………………… 75, 104
international normalized ratio
　(INR) …………………………… 38
interphalangeal(IP) …………… 124
intracranial pressure(ICP) …… 140

J

Japan coma scale(JCS) ……… 142
Japan stroke scale(JSS) ……… 72

K

key muscle …………………… 189
knee ankle foot orthosis(KAFO)
　……………………………………… 113

L

L-Pシャント術 …………… 29, 41
Landolt環 ………………………… 59
lateral dorsal nucleus(LD) ……… 5
learned non-use ……………… 124
light touch ……………………… 189
Lofstrand杖 …………………… 217
Lokomat ……………………… 115
long term depression(LTD) …… 15
lumbo-peritoneal shunt ………… 41

M

magnetic resonance angiography
　(MRA) ………………………… 32
magnetic resonance imaging
　(MRI) ……………… 31, 55, 124
manual muscle testing(MMT) … 183
manually assissted coughing
　(MAC) ………………………… 199
maximal oxygen consumption
　($\dot{V}O_2$ max) ………………… 46
mechanical innsufflation-
　exsufflation(MI-E) …………… 199
metatarsophalangeal(MP) …… 121
metatarsophalangeal(MTP) … 113
midbrain locomotor region(MLR)
　……………………………………… 15
middle temporal ………………… 6
mirror neuron …………………… 8

model of Bobath clinical practice
　(MBCP) ……………………… 114
modified Ashworth scale(MAS)
　……………………………………… 49
modified attention process
　training(MAPT) ……………… 153
modified motor assessment scale
　(MMAS) ……………………… 52
modified Rankin Scale(mRS) … 76
modified water swallowing test
　(MWST) ……………………… 46
moss attention rating scale
　(MARS) ……………………… 146
motor assessment scale(MAS)
　……………………………………… 52
motor status scale(MSS) ……… 53
motricity index(MI) …………… 55
multimodality monitoring …… 139
myocardial infarction (MI) …… 27

N

National Institutes of Health
　Stroke Scale(NIHSS) …… 40, 72

O

observation learning …………… 8

P

paced auditory serial addition
　(PASAT) ……………………… 146
Papez回路 ……………………… 58
Parkinson症候群 ………………… 26
Parkinson病 …………………… 110
pedunculopontine tegmental
　nucleus(PPN) ………………… 15
peripheral arterial disease(PAD)
　……………………………………… 26
pin prick ……………………… 189
postural assessment scale for
　stroke patients(PASS) ……… 66
PQRST法 ……………………… 150
premotor cortex ………………… 8
preventable trauma death(PTD)
　……………………………………… 138
Prigatanoの能力判定表 ……… 149
pusher syndrome ……………… 68
pyramidal cell …………………… 8
P物質 …………………………… 14

Q

QOLの評価 …………………… 79

261

索引

R

recombinant tissue plasminogen activator(rt-PA) …… 38
repetitive saliva swallowing test (RSST) …… 46
repetitive transcranial magnetic stimulation(rTMS) …… 123
Rinne試験 …… 62
Rivermead behavioral memory test (RBMT) …… 144
Romberg試験 …… 62, 227
ROM測定 …… 48
ROM練習 …… 92, 199

S

S-M社会生活能力検査 …… 148
saturation of percutaneous oxygen(SpO$_2$) …… 89
sensory consequence(SC) …… 17
SF-36® …… 80
shearing injury …… 132
sinking skin flap症候群(SSFS) …… 140
spaced retrieval …… 150
spinal shock …… 227
standard language test of aphasia (SLTA) …… 56
Stoke Mandeville方式 …… 207
stroke impairment assessment set(SIAS) …… 45
stretch reflex …… 50
stroke care unit(SCU) …… 37
stroke impact scale(SIS) …… 75
Stroop課題 …… 147
substance P(SP) …… 13
superior parietal lobule(SPL) …… 6
supplementary motor area …… 8
symbol digit modalities test (SDMT) …… 146

T

T1強調画像 …… 176
T1強調低信号領域 …… 177
T2強調画像 …… 176
T5レベル …… 207
talk and deteriorate …… 132
task-oriented approach …… 124
The American Spinal Injury Assciation(ASIA) …… 181, 187
therapeutic electrical stimulation (TES) …… 119
thinking therapist …… 115
time pressure management(TPM) …… 153
timed "up & go"test(TUG) …… 70
toe drag …… 113
tonically active neurons(TANs) …… 14
trail making test(TMT) …… 146
transfer package …… 124
transient ischemic attack(TIA) …… 27, 38
traumatic brain injury(TBI) …… 132
Tromner反射 …… 51

U

use-dependent plasticity …… 124

V

V-Pシャント術 …… 29, 41
ventilator-associated pneumonia (VAP) …… 198
ventra intraparieta area(VIP) …… 7
ventral anterior nucleus(VA) …… 5
ventral intermediate nucleus(VI) …… 5
ventral posterolateral nucleus (VPL) …… 5
ventral posteromedial nucleus (VPM) …… 5
ventral premotor area …… 8
ventriculo-peritoneal shunt …… 41
Vineland-II適応行動尺度 …… 148

W

WAIS-Rの積み木 …… 148
walking impairment questionnaire (WIQ) …… 70
Wartenberg反射 …… 51
Weber試験 …… 62
Wechsler adult intelligence scale (WAIS) …… 148
——の類似問題 …… 148
Wechsler intelligence scale for children(WISC) …… 148
Wechsler intelligence scale for childrenの迷路 …… 148
Wechsler memory scale-revisted …… 144
WeeFIM …… 77
weight support treadmill (WST) …… 115
Wernicke-Mann肢位 …… 81
western aphasia battery(WAB)失語症検査 …… 56
what経路 …… 6
Wisconsincard sorting test (WCST) …… 147

Z

Zancolli分類 …… 171, 184, 191

その他

10m歩行テスト …… 71
2点識別覚 …… 52
α運動ニューロン …… 19, 183
γ-aminobutyric acid(BA) …… 13
γアミノ酪酸作動性 …… 13

Crosslink 理学療法学テキスト
神経障害理学療法学Ⅰ 脳血管障害，頭部外傷，脊髄損傷

2019年2月10日　第1版第1刷発行
2023年2月20日　　　　第4刷発行

- 編　集　鈴木俊明　すずき　としあき
　　　　　中山恭秀　なかやま　やすひで

- 発行者　吉田富生

- 発行所　株式会社メジカルビュー社
　　　　　〒162-0845 東京都新宿区市谷本村町2-30
　　　　　電話　03(5228)2050(代表)
　　　　　ホームページ　https://www.medicalview.co.jp

　　　　　営業部　FAX 03(5228)2059
　　　　　　　　　E-mail　eigyo@medicalview.co.jp

　　　　　編集部　FAX 03(5228)2062
　　　　　　　　　E-mail　ed@medicalview.co.jp

- 印刷所　シナノ印刷株式会社

ISBN 978-4-7583-2002-3　C3347

©MEDICAL VIEW, 2019. Printed in Japan

- 本書に掲載された著作物の複写・複製・転載・翻訳・データベースへの取り込みおよび送信（送信可能化権を含む）・上映・譲渡に関する許諾権は，(株)メジカルビュー社が保有しています．
- JCOPY〈出版者著作権管理機構 委託出版物〉
本書の無断複製は著作権法上での例外を除き禁じられています．複製される場合は，そのつど事前に，出版者著作権管理機構（電話 03-5244-5088，FAX 03-5244-5089，e-mail：info@jcopy.or.jp）の許諾を得てください．
- 本書をコピー，スキャン，デジタルデータ化するなどの複製を無許諾で行う行為は，著作権法上での限られた例外（「私的使用のための複製」など）を除き禁じられています．大学，病院，企業などにおいて，研究活動，診察を含み業務上使用する目的で上記の行為を行うことは私的使用には該当せず違法です．また私的使用のためであっても，代行業者等の第三者に依頼して上記の行為を行うことは違法となります．

基礎科目の知識と **結びつけながら** 専門科目を学習し
臨床に必要な知識を **リンク** させて理解を深め
臨床現場へと **橋渡し** する
広く長く活用できる新しいテキスト

Crosslink ［クロスリンク］
理学療法学テキスト

理学療法学専門科目に対応し，国家試験合格を最終目標とするだけではなく，
臨床実習またはその先の臨床の場でも活用できる内容で，
広く長く使えるテキストシリーズです。

> 単なる丸暗記するための知識ではなく，なぜその評価法・
> 治療法を選ぶのか，もしくは選んではいけないのか（禁忌）など
> 根拠を示しながら，臨床につなげられるよう具体的に解説．

- さまざまな角度からの情報を盛り込んだ囲み記事が充実！
  本文の内容とリンクさせて学ぶことができ，
  深く正しい理解につなげます。
- オールカラーで，視覚的にも理解しやすい紙面構成．
  文字だけの解説ではなく，対応したイラストや写真・図表を豊富に掲載．
- 巻末付録として「症例集」をまとめて掲載．臨床実習の際に活用できます．

シリーズの構成

理学療法評価学
編集 中山 恭秀　東京慈恵会医科大学医学部医学科
リハビリテーション医学講座准教授／技師長
定価5,500円（本体5,000円＋税10%） B5判・432頁・写真220点，イラスト250点

運動器障害理学療法学
編集 加藤 浩　山形県立保健医療大学大学院保健医療学研究科教授
定価7,150円（本体6,500円＋税10%） B5判・692頁・写真1,300点，イラスト600点

神経障害理学療法学Ⅰ
脳血管障害，頭部外傷，脊髄損傷
編集 鈴木 俊明　関西医療大学大学院保健医療学研究科研究科長／教授
　　　中山 恭秀　東京慈恵会医科大学医学部医学科
リハビリテーション医学講座准教授／技師長
定価4,400円（本体4,000円＋税10%） B5判・280頁・写真100点，イラスト200点

神経障害理学療法学Ⅱ　神経筋障害
編集 中山 恭秀　東京慈恵会医科大学医学部医学科
リハビリテーション医学講座准教授／技師長
　　　鈴木 俊明　関西医療大学大学院保健医療学研究科研究科長／教授
定価4,400円（本体4,000円＋税10%） B5判・220頁・写真100点，イラスト150点

内部障害理学療法学
編集 解良 武士　高崎健康福祉大学保健医療学部理学療法学科教授
　　　椿 淳裕　新潟医療福祉大学リハビリテーション学部理学療法学科教授
定価5,280円（本体4,800円＋税10%） B5判・376頁・写真100点，イラスト200点

運動療法学
編集 対馬 栄輝　弘前大学大学院保健学研究科
総合リハビリテーション科学領域教授
定価5,720円（本体5,200円＋税10%） B5判・516頁・写真300点，イラスト250点

物理療法学
編集 吉田 英樹　弘前大学大学院保健学研究科
総合リハビリテーション科学領域准教授
定価5,280円（本体4,800円＋税10%） B5判・376頁・写真270点，イラスト130点

小児理学療法学
編集 藪中 良彦　大阪保健医療大学保健医療学部リハビリテーション学科教授
　　　木元 稔　秋田大学大学院医学系研究科保健学専攻理学療法学講座
　　　坂本 仁　元 秋田県立医療療育センター センター長
定価5,280円（本体4,800円＋税10%） B5判・488頁・写真150点，イラスト400点

高齢者理学療法学
編集 池添 冬芽　京都大学大学院医学研究科
人間健康科学系専攻理学療法学講座准教授
定価5,280円（本体4,800円＋税10%） B5判・404頁・写真90点，イラスト200点

日常生活活動学
編集 臼田 滋　群馬大学大学院保健学研究科
リハビリテーション学講座理学療法学教授
定価5,280円（本体4,800円＋税10%） B5判・384頁・写真250点，イラスト200点

地域理学療法学
編集 浅川 康吉　首都大学東京健康福祉学部理学療法学科教授
定価4,950円（本体4,500円＋税10%） B5判・320頁・写真100点，イラスト100点

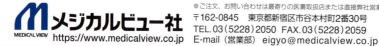

メジカルビュー社
MEDICAL VIEW
https://www.medicalview.co.jp

※ご注文，お問い合わせは最寄りの医書取扱店または直接弊社営業部まで．
〒162-0845　東京都新宿区市谷本村町2番30号
TEL. 03（5228）2050　FAX. 03（5228）2059
E-mail（営業部）eigyo@medicalview.co.jp

スマートフォンで
書籍の内容紹介や目次が
ご覧いただけます．